Kilo Cardio

Design graphique : Christine Hébert
Mise en page : Christine Hébert, François Daxhelet
   et Ann-Sophie Caouette
Infographie : Johanne Lemay
Traitement des images : Mélanie Sabourin
Révision : Brigitte Lépine
Correction : Sylvie Tremblay

Maquilleuses : Dannie Cournoyer,
   Marie-Josée Galibert et Sandra Trimarco

DISTRIBUTEUR EXCLUSIF :

Pour le Canada et les États-Unis :
MESSAGERIES ADP*
2315, rue de la Province
Longueuil, Québec J4G 1G4
Tél. : 450 640-1237
Télécopieur : 450 674-6237
Internet : www.messageries-adp.com
* filiale du Groupe Sogides inc.,
  filiale de Québecor Média inc.

**Catalogage avant publication de Bibliothèque
et Archives nationales du Québec et Bibliothèque
et Archives Canada**

Huot, Isabelle

  Kilo cardio

  L'ouvrage complet comprendra 2 v.
  Comprend des réf. bibliogr.

  ISBN 978-2-7619-2977-6 (v. 1)

  1. Perte de poids. 2. Régimes amaigrissants. 3. Exercices
amaigrissants. I. Lavigueur, Josée. II. Bourgeois, Guy. III. Titre.

RM222.2.H86 2010   613.7'12   C2010-941578-7

Suivez-nous sur le Web

Consultez nos sites Internet et inscrivez-vous à l'infolettre pour rester informé en tout temps
de nos publications et de nos concours en ligne. Et croisez aussi vos auteurs préférés et
notre équipe sur nos blogues !

EDITIONS-HOMME.COM
EDITIONS-PETITHOMME.COM
EDITIONS-LAGRIFFE.COM
EDITIONS-JOUR.COM

Imprimé au Canada

11-12

Dépôt légal : 2008
Bibliothèque et Archives nationales du Québec

ISBN 978-2-7619-2977-6

Gouvernement du Québec – Programme de crédit
d'impôt pour l'édition de livres – Gestion SODEC –
www.sodec.gouv.qc.ca

L'Éditeur bénéficie du soutien de la Société de développement des entreprises culturelles du Québec pour
son programme d'édition.

 Conseil des Arts   Canada Council
du Canada   for the Arts

Nous remercions le Conseil des Arts du Canada de
l'aide accordée à notre programme de publication.

Nous reconnaissons l'aide financière du gouvernement
du Canada par l'entremise du Fonds du livre du Canada
pour nos activités d'édition.

Isabelle Huot

Josée Lavigueur

Guy Bourgeois

Kilo Cardio

**Alimentation,
exercice
et motivation**
pour atteindre
votre poids santé

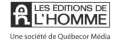

Une société de Québecor Média

En route vers votre poids santé

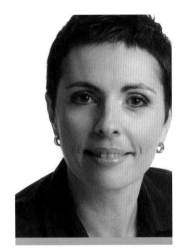

Tout le monde sait que pour perdre du poids, il faut être motivé, manger mieux et bouger plus. C'est plus facile à dire qu'à faire ? Certainement... mais vous détenez maintenant un allié de taille : un programme complet écrit par trois experts qui vous accompagneront vers votre réussite.

Le programme Kilo Cardio a été développé en 1989 par Énergie Cardio, pour ses clients qui désiraient atteindre leur poids santé de façon saine et équilibrée. Kilo Cardio, c'est un menu composé de recettes simples, jumelé à un programme d'entraînement (trois fois par semaine) sous la supervision d'un entraîneur personnel. Le programme a permis à des centaines de milliers de nos membres d'atteindre leur but.

Au cours des années, j'ai observé que les clients qui se présentaient au départ avec le seul objectif de perdre du poids, réalisaient après les huit semaines du programme qu'ils étaient non seulement heureux de leur nouvelle silhouette, mais aussi et surtout de leur nouvelle forme physique. Ils se réjouissaient de leur énergie retrouvée et du plaisir qu'ils prenaient dorénavant dans la pratique d'activités auparavant pénibles.

Isabelle, Josée et Guy ont cru en ce programme et se sont associés dans l'écriture de ce précieux livre afin de rendre Kilo Cardio accessible au plus grand nombre de gens possible. Isabelle vous fera découvrir des recettes santé savoureuses, Josée vous apprendra que bouger peut devenir une partie de plaisir et Guy vous fera prendre conscience que vous avez en vous-même la force pour atteindre vos objectifs.

Je vous souhaite de connaître vous aussi le bonheur d'être en forme pour jouir au maximum de la vie que vous méritez, celle que vous souhaitez !

JUDITH FLEURANT, kinésiologue
Vice-présidente Énergie Cardio

Offrez-vous la santé !

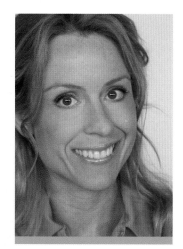

C'est avec beaucoup de plaisir que je m'associe à Josée Lavigueur et Guy Bourgeois, deux personnes talentueuses, au sein de cet ouvrage qui se veut un outil pratique pour atteindre vos objectifs.

Pendant 12 ans, j'ai vu des milliers de patients en clinique privée qui souhaitaient maigrir. Que ce soit pour perdre 5 ou 100 livres (2 ou 45 kilos), ils me demandaient souvent des menus préétablis pour leur faciliter la vie. Ainsi, au lieu de se demander chaque jour quoi manger, ils avaient un guide à leur portée qui était gage de succès. Ces menus suivent les recommandations de Santé Canada, ils sont équilibrés, nutritifs et savoureux, ce qui est primordial, parce que si le goût n'est pas de la partie, vous n'aurez pas de plaisir à suivre ce régime et vous finirez par lâcher... le succès à long terme se mesure par des stratégies efficaces qui incluent une bonne dose de plaisir !

Déjà élaboré pour Énergie Cardio, ce programme est offert pour la première fois au grand public afin que tous puissent profiter d'une recette gagnante. Grâce à ses menus calculés et aux conseils de Josée, vous perdrez du poids tout en améliorant votre profil de santé, et puisque la motivation fait souvent défaut aux gens qui font des régimes amaigrissants, les trucs de Guy vous seront des plus utiles. Si vous êtes suffisamment motivé, vous atteindrez votre objectif *et* vous maintiendrez aussi votre nouveau poids à long terme.

Les menus sont suffisamment flexibles pour combler les différents besoins énergétiques et les recettes sont simples et se réalisent rapidement. En effet, avec le rythme effréné de la vie d'aujourd'hui, nous nous sommes assurés qu'elles se préparent en moins de 30 minutes, pour vous offrir un programme facile à suivre seul ou en famille. Il encourage l'adoption de saines habitudes alimentaires et la pratique régulière d'activité physique, un duo qui ne peut qu'améliorer votre santé. Ainsi, non seulement vous maigrirez, mais vous aurez aussi plus d'énergie, un meilleur moral et en prime, vous vous offrirez le plus beau des cadeaux, **VOTRE SANTÉ** !

Bon succès et bonne santé !
ISABELLE HUOT

Cette fois, c'est vrai !

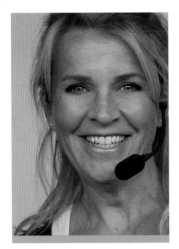

Quel plaisir de savoir que vous avez choisi ce livre, que vous êtes maintenant bien décidé et que vous vous dites : « Cette fois-ci, c'est la bonne… je me prends en main et je retrouve la forme. » Même si vous n'en êtes pas à votre première tentative, et que les autres vous ont un brin découragé, il est toujours temps d'essayer… il n'est jamais trop tard pour renouer avec la santé.

Vous devrez ajuster vos objectifs… **Nous mettons trop souvent l'accent sur le poids à perdre… mais qu'a-t-on à gagner ?** Perdre du poids a une connotation négative : il faut manger *moins* de calories ; *réduire* les portions, *diminuer* le plaisir de manger ; faire *descendre* le nombre sur le pèse-personne, et on associe assurément le nouveau style de vie à une *baisse* d'énergie…

En fait on a tout à gagner, et si on se concentrait sur les **aspects positifs et immédiats** de l'exercice régulier, la motivation serait beaucoup plus facile à trouver et à conserver.

L'activité physique vous apportera une indéniable et formidable sensation de bien-être, qui se manifestera rapidement, c'est garanti ! Cette constatation de l'effort accompli est extrêmement valorisante, et vous voudrez la répéter.

Tout cela peut vous sembler un peu trop abstrait, mais la recherche scientifique a bel et bien démontré que l'augmentation de sérotonine dans le sang est un phénomène directement relié à l'activité physique quelle qu'elle soit… Ses effets ? Une sensation de bien-être ; l'augmentation de l'estime de soi ; une plus grande capacité de détente et… la bonne humeur !

Je vous propose donc en ce « vrai et nouveau début » de modifier vos objectifs et de remarquer les effets si agréables qu'auront sur vous (et sur vos proches) l'activité physique. Ce plaisir qu'on vous recommande tellement d'avoir dans votre exercice régulier, trouvez-le dans cette sensation de bien-être. Ainsi, vous resterez motivé, vous maintiendrez vos nouvelles bonnes habitudes et sans doute, le « glaçage sur le gâteau », au fil des semaines, votre corps vous remerciera et votre silhouette se transformera… mais ça, ce sera un bonus.

Bonne lecture et surtout… bon commencement.
SANTÉ !
JOSÉE LAVIGUEUR

Pour que votre démarche « marche »

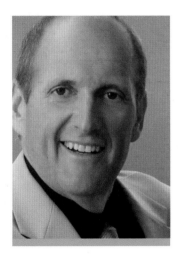

Bravo ! En vous procurant ce livre, vous venez de faire un premier pas vers votre poids santé par une saine alimentation et une mise en forme physique.

Cependant, pour que votre démarche réussisse, je vous propose de l'appuyer par l'élément « motivation ». Par expérience, je suis profondément convaincu qu'il faut perdre nos kilos dans la tête avant de les perdre sur le pèse-personne. C'est là que tout débute. La motivation, c'est l'étincelle qui embrase votre désir de « changer », le mortier qui retient tous les éléments nécessaires à votre succès et le moteur qui vous permet de continuer dans les périodes un peu plus difficiles. Elle est essentielle à toute personne qui désire vraiment se mettre en forme.

Votre démarche sera sûrement ponctuée de doutes, de peurs, d'excuses, de remises en question et il vous arrivera d'avoir envie d'abandonner. Cela fait partie de la route qui mène au succès de tout projet. C'est à ces moments-là qu'il me fera plaisir de vous accompagner, tout au long de ce livre, par mes témoignages, suggestions et textes d'inspiration.

Avec sincérité et émotion, je vais vous partager, au fil des pages, mon expérience personnelle. En 2006, après avoir tenté plusieurs fois de maigrir, et avoir repris chaque fois le poids perdu, j'ai finalement éliminé pour de bon les 34 kg (75 lb) en trop que je voulais faire disparaître depuis mon adolescence et qui ont marqué ma vie et l'ont handicapée autant du point de vue personnel que professionnel. D'ailleurs, je vous raconterai quelques anecdotes à ce sujet un peu plus loin dans le livre. Depuis 2006, je goûte au plaisir exaltant d'avoir vaincu mon obésité. Quelle joie !

Maintenant que j'ai atteint mon poids santé, que je le maintiens et que je suis en excellente forme physique, je peux vous certifier que la motivation, une saine alimentation et un entraînement physique adéquat sont assurément vos gages de succès.

Je souhaite que votre démarche « marche » pour de bon et pourquoi pas, qu'elle « coure » pour de bon.

Bon succès !
GUY BOURGEOIS

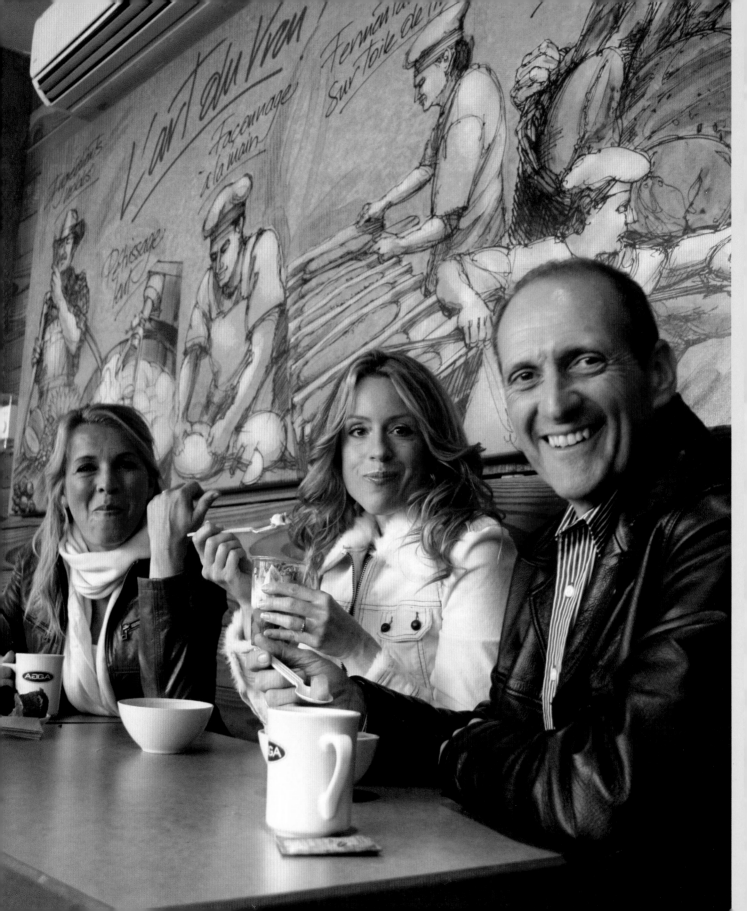

Table des matières

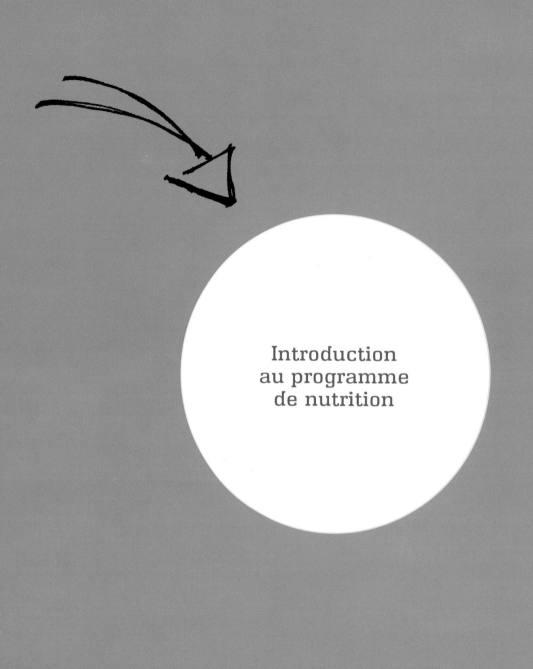

Introduction
au programme
de nutrition

Le programme Kilo Cardio

Votre adhésion au programme Kilo Cardio démontre votre volonté de perdre du poids sainement. En vous entraînant régulièrement et en adoptant des menus plus faibles en calories, vous perdrez de 0,5 à 1 kg (1 à 2 lb) par semaine. Contrairement à certains régimes sévères, le programme Kilo Cardio vous fera perdre un maximum de masse grasse tout en protégeant vos muscles. Perdre du poids n'est pas qu'une question d'apparence. Un excès de poids est associé à plusieurs problèmes de santé tels que le diabète, l'hypertension, l'hypercholestérolémie et augmente le risque de certains types de cancer.

Le saviez-vous ?

Pour perdre 0,5 kg (1 lb) par semaine, vous devez créer un déficit de 500 Calories au quotidien. Ainsi, si vos besoins énergétiques sont estimés à 2000 Calories, un régime à 1500 Calories apportera le déficit nécessaire pour créer une perte hebdomadaire de 0,5 kg (1 lb). Puisque vous ajouterez une bonne dose d'activité physique, la perte de poids sera encore plus importante.

Avez-vous un poids santé ?

L'indice de masse corporelle (IMC) permet d'évaluer si vous avez un poids santé. Il s'agit d'un rapport entre votre poids et votre taille qui devient un indicateur du risque pour la santé associé à une insuffisance ou à un excès de poids. Il est utilisé pour les adultes de plus de 18 ans et ne s'applique pas aux femmes enceintes. Enfin, comme il ne considère pas la composition corporelle, les personnes avec une bonne masse musculaire, comme les athlètes, peuvent afficher un IMC élevé sans excès de masse adipeuse.

Grâce à un calcul tout simple, on peut savoir si notre poids se situe dans une fourchette acceptable, appelée « poids santé » (entre 18,5 et 24,9).

Pour calculer votre IMC, vous pouvez aussi utiliser la formule suivante :

$$IMC = poids\ (kg) \div taille\ (m)^2$$

Pour obtenir votre poids en kilos, il suffit de diviser votre poids en livres par 2,2.
▶ Par exemple : 150 lb ÷ 2,2 = 68,2 kg

Pour obtenir votre taille en mètre, il suffit de multiplier votre taille en pouces par 2,54.
▶ Par exemple : 5 pi 5 po = 65 po x 2,54 = 1,65 m

Exemple du calcul de l'IMC* pour une personne de 68,2 kg mesurant 1,65 m.
▶ 68,2 ÷ $1,65^2$ = 25,07

Classification du risque pour la santé en fonction de l'indice de masse corporelle (IMC)

Classification	Catégorie de l'IMC (kg/m²)	Risque de développer des problèmes de santé
Poids insuffisant	moins de 18,5	Accru
Poids normal	entre 18,5 et 24,9	Moindre
Excès de poids	entre 25,0 et 29,9	Accru
Obésité, classe I	entre 30,0 et 34,9	Élevé
Obésité, classe II	entre 35,0 et 39,9	Très élevé
Obésité, classe III	plus de 40,0	Extrêmement élevé

Le tour de taille

Le tour de taille est souvent un meilleur indicateur des problèmes de santé qui peuvent découler d'un excès de poids que l'IMC. Les graisses abdominales étant associées à un risque accru de diabète, d'hypertension, de cholestérol et de triglycérides élevés. Lorsque le tour de taille dépasse 80 cm (31 ½ po) chez la femme et 94 cm (37 po) chez l'homme, on parle d'embonpoint abdominal. L'obésité abdominale, quant à elle, est définie par un tour de taille supérieur à 88 cm (34 ⅝ po) chez les femmes et à 102 cm (40 po) chez les hommes. Outre la balance, le ruban à mesurer devient un outil indispensable dans un programme de perte de poids.

---

* On peut aussi calculer son IMC simplement en utilisant l'outil disponible sur les sites : **www.conseilsnutrition.tv** ou **www.energiecardio.com**

Les émotions et la nourriture

Mangez-vous parce que vous souffrez de solitude ou encore parce que vous êtes anxieux ou stressé ? Plusieurs personnes contrôlent mal leur apport alimentaire parce qu'elles répondent de façon inadéquate à certaines émotions. Si vous vous ennuyez, deux bols de crème glacée ne sauront que vous apporter un réconfort temporaire, vite remplacé par un sentiment de culpabilité qui ne pourra qu'affecter votre estime de vous. La compulsion alimentaire, définie comme une fringale sans appétit pour des aliments habituellement avalés en un court laps de temps et dans des proportions anormales, demande un traitement conjoint entre un diététiste et un psychologue spécialisé. Si vous souffrez d'anorexie, de boulimie ou de compulsion alimentaire, un régime seul n'est pas la solution.

Le programme : une solution efficace pour perdre du poids

Malgré les nombreuses théories qui circulent sur la perte de poids, manger moins de calories qu'on en dépense reste la seule façon efficace et saine de perdre ses kilos superflus. Avant d'entreprendre le programme, fixez-vous un objectif de perte de poids qui soit réaliste. Vous avez eu plusieurs enfants, êtes ménopausée ? Rien ne sert alors de viser le poids que vous aviez à l'âge de 25 ans. Un objectif un peu plus adapté à votre situation vous aide à rester bien motivée.

Le programme Kilo Cardio propose une approche équilibrée basée sur le *Guide alimentaire canadien*. Tous les groupes alimentaires y sont représentés et la répartition énergétique est calculée en fonction des recommandations de Santé Canada (45 à 65 % de glucides, 20 à 35 % de lipides et 15 à 30 % de protéines).

Trois menus sont proposés. Le premier, conçu pour les personnes qui ont des besoins énergétiques moins grands, apporte 1200 Calories, le deuxième 1500 Calories et le troisième 1800 Calories. Les personnes qui ont des besoins plus élevés ajouteront quelques aliments pour rencontrer l'apport calorique souhaitable. Si vous pratiquez une activité physique particulièrement intense une journée par semaine, n'hésitez pas à opter pour un menu plus calorique pour cette journée ou encore à piger dans la liste des collations à 100 ou à 200 Calories pour enrichir votre menu.

Enfin, une fois les huit semaines de menus terminées, deux options s'offrent à vous si vous désirez toujours perdre du poids :

▶ recommencer le cycle de huit semaines ;
▶ composer vos propres menus hypocaloriques en suivant les menus types présentés dans la section « De la flexibilité au menu ».

Quand vous aurez atteint le poids souhaité, un nutritionniste saura vous établir un plan de maintien. Vous pouvez aussi refaire le calcul de vos besoins énergétiques quotidiens avec la formule présentée à la page qui suit sans soustraire le 500 ou 1000 Calories comme vous l'avez fait lors du programme de perte de poids. Vous n'avez ensuite qu'à choisir le menu qui s'approche le plus de vos nouveaux besoins. S'il le faut, vous pouvez ajouter des collations. N'oubliez pas qu'au maintien, l'activité physique est aussi primordiale.

L'écoute des signaux de satiété, un facteur essentiel dans le contrôle du poids à long terme, est un apprentissage clé qu'il faut faire pour perdre et maintenir son poids. Vous apprendrez ainsi qu'il n'est pas essentiel de terminer son assiette si on se sent rassasié plus tôt. Les calories ainsi épargnées seront gages d'un maintien de poids. Éliminez les tentations de votre environnement. Vous serez moins porté à grignoter si vous éliminez le problème à la source... Il n'est pas facile de respecter les menus si votre garde-manger regorge de croustilles, de biscuits et de chocolat. Aidez-vous en n'en achetant pas, ou si vous en achetez pour les autres membres de la famille, mettez-les hors de votre vue.

Choisir son programme

Le menu sélectionné correspond à vos besoins énergétiques moins le nombre de calories nécessaire pour perdre du poids (500 à 1000 Calories). Pour évaluer vos besoins, vous devez calculer votre métabolisme de base. Il correspond à la quantité d'énergie (Calories) utilisée par les besoins vitaux, soit la respiration, la circulation sanguine, les battements cardiaques, le fonctionnement des organes et le maintien de la température corporelle. Le métabolisme de base est responsable de 60 à 75 % de la dépense énergétique quotidienne. La composition corporelle (masse grasse et masse maigre), le sexe, l'âge et l'hérédité comptent parmi les facteurs qui l'influencent. À ce métabolisme s'ajoute la thermogénèse (calories utilisées pour digérer les aliments que l'on consomme) et la dépense induite par l'activité physique. Celle-ci est responsable de 15 à 30 % de la consommation énergétique quotidienne et est le résultat de toutes les actions posées au cours de la journée, soit marcher, cuisiner, ouvrir une porte, faire du vélo, etc.

Estimation des besoins énergétiques quotidiens

La formule présentée permet de calculer le besoin approximatif en énergie. Les variations du poids corporel (gain, maintien ou perte de poids) demeurent les meilleurs indicateurs de l'équilibre énergétique ou de son déséquilibre.

En premier lieu, il est important de connaître votre dépense énergétique provenant de l'activité physique. Elle est de...

- 20 % si vous êtes totalement sédentaire;
- 40 % si vous avez un travail sédentaire, mais que vous marchez au cours de votre journée;
- 60 % si vous avez un travail actif et que vous marchez au cours de votre journée;
- 80 % si vous avez un travail actif et qu'en plus vous faites un entraînement vigoureux dans la journée.

Formule:

$A =$ Votre poids en lb x 4,3
$B =$ Votre grandeur en po x 4,7
$C =$ A + B + 655
$D =$ Votre âge x 4,7
$E =$ C – D

$F =$ E x votre dépense énergétique qui provient de l'activité physique (%)
$G =$ E + F
$H =$ G – 500 ou 1000 Calories nécessaires à la perte de poids
$E =$ est votre métabolisme de base. Il s'agit du nombre de calories que vous brûlez chaque jour au repos.
$H =$ est votre résultat le plus près du menu à choisir.

▶ **Exemple:**

Si nous faisons le calcul pour une femme de 35 ans qui mesure 66 po et qui pèse 140 lb, voici le résultat:

$A =$ 140 x 4,3 = 602
$B =$ 66 x 4,7 = 310
$C =$ 602 + 310 + 655 = 1567
$D =$ 35 x 4,7 = 164,5
$E =$ 1567 – 164,5 = Métabolisme de base égal à 1402,5 Calories par jour
$F =$ 1402,5 Calories x 40 % = 561 Calories
$G =$ 1402,5 Calories + 561 Calories = 1963,5 Calories
$H =$ 1963,5 Calories – 500 Calories = 1463,5 Calories

Pour perdre au minimum 0,5 kg (1 lb) par semaine, cette femme soustraira 500 Calories de ses besoins quotidiens. Elle optera donc pour le menu de 1500 Calories.

Votre calcul

Sachez que votre entraîneur personnel ou votre nutritionniste peut vous aider dans le calcul de vos besoins énergétiques.

A = _____ lb x 4,3 = _____
B = _____ po x 4,7 = _____
C = _____ + _____ + 655 = _____
D = _____ ans x 4,7 = _____
E = _____ – _____ = _____
F = _____ x _____ % = _____
G = _____ + _____ = _____
H = _____ – 500 ou 1000 Calories nécessaires à la perte de poids = _____ *

*Optez pour le menu le plus près de votre résultat.

Marche à suivre

Pour vous aider dans votre démarche de perte de poids*, nous vous suggérons de suivre les menus proposés pendant huit semaines. Les menus misent sur des aliments particulièrement nutritifs et riches en fibres. Selon vos besoins énergétiques (que vous aurez à calculer par la méthode décrite précédemment), vous opterez pour le menu à 1200, 1500 ou 1800 Calories. Les collations prévues peuvent être prises au moment de son choix au cours de la journée! Si, au bout de quelques semaines, votre poids est stable pour au moins deux semaines consécutives, vous pourrez changer pour un menu moins calorique. Les personnes qui suivent déjà le menu le plus faible en calories ne pourront diminuer davantage l'apport calorique mais, pour redémarrer leur perte de poids, pourront augmenter l'intensité ou la fréquence de leur entraînement.

À chaque début de semaine, une liste d'épicerie est proposée. La liste tient compte de tous les repas et collations de la semaine pour une personne. Les achats en vrac, au comptoir fromager ou à celui du boucher permettent d'acheter les portions réelles qui seront utilisées dans la semaine. Bien que nous ayons tenté de maximiser l'emploi des aliments achetés, il est possible, dans certains cas, qu'il y ait quelques restes. Les autres membres de la famille pourront alors en profiter. Dans le cas du pain tranché et des bagels, on conseille de les conserver au congélateur et de sortir les unités requises chaque jour. Lorsqu'on a besoin d'un demi-pita pour un sandwich par exemple, on peut congeler l'autre moitié et l'utiliser dans une semaine ultérieure. Les fruits et légumes offerts congelés (comme le maïs ou les framboises) permettent aussi d'utiliser la juste quantité chaque fois et d'éviter les pertes. Somme toute, avant de faire l'épicerie, vérifiez ce que vous avez sous la main (riz, pâte, pain, beurre, aromates, etc.) afin d'éviter de faire des achats en double. Une liste d'aliments et de condiments de base est présentée à la fin de chaque liste d'épicerie hebdomadaire. En prime, assurez-vous d'avoir dans votre garde-manger les aliments non périssables présentés dans l'encadré ci-contre, qui reviennent plusieurs fois dans les menus.

Aliments non périssables à avoir en tout temps au frigo ou au garde-manger

Beurre d'amande	Fécule de maïs	Pâtes courtes de blé entier
Beurre d'arachide léger	Linguinis de blé entier	Persil séché
Bicarbonate de soude	Feuilles de laurier séchées	Piment fort en flocons
Bouillon de bœuf réduit en sel	Flocons d'avoine	Poivre
Bouillon de poulet réduit en sel	Germe de blé	Riz blanc
Cacao en poudre	Graines de lin moulues	Sauce soya
Café ou thé	Graines de sésame	Sauce Worcestershire
Cannelle moulue	Gruau nature	Sel
Cardamome moulue	Herbes de Provence séchées	Sel d'ail
Cari moulu	Huile de canola	Sirop d'érable
Cassonade	Huile de sésame	Spaghettis de blé entier
Cayenne moulu	Huile d'olive	Sucre
Céréales de blé filamenté	Levure chimique (poudre à pâte)	Tabasco
Céréales de son	Miel	Thym séché
Céréales de type granola légères	Moutarde de Dijon	Vanille
Chapelure de pain	Muscade moulue	Vinaigre balsamique
Couscous	Nouilles de riz	Vinaigre blanc
Croûtons de blé entier	Orge	Vinaigre de riz
Farine de blé entier	Origan séché	Vinaigre de vin blanc
Farine tout usage	Paprika	Vinaigre de vin rouge

---

* Pour vous encourager dans votre programme de perte de poids, ne manquez pas les conférences publiques d'Isabelle et de Guy. Pour connaître la programmation de la Tournée Motivation Poids Santé, visitez le **www.motivationpoidssante.ca**.

Pour chaque membre de la famille supplémentaire qui suit le programme, vous n'avez qu'à ajuster les recettes et augmenter la liste d'épicerie en conséquence. Les portions qui restent peuvent être congelées, elles seront réutilisées dans les semaines qui suivront. Prenez soin de lire vos recettes à l'avance afin de prévoir la période de décongélation et le temps requis pour certaines marinades. En annexe, les recettes sont classées en fonction de leur apport énergétique. Ainsi, toutes les recettes peuvent être remplacées par leurs équivalents, en termes caloriques. Un tableau rapportant le nombre de calories dans plusieurs fruits et légumes permet aussi de faire des changements au menu en fonction de vos préférences personnelles. Les recettes peuvent être aromatisées avec des ingrédients qui n'ajoutent pas de calories (ail, gingembre, fines herbes, épices, etc.). Pour faciliter l'application des menus, il n'y a qu'une recette par jour de semaine, alors que le week-end se veut un moment où on peut se consacrer un peu plus à la planification et à la réalisation de recettes (comme les soupes, les muffins et les desserts maison).

Les desserts prévus peuvent être mangés en collation si vous êtes suffisamment rassasié après le repas principal. Le lait peut être bu ou ajouté aux céréales, au gruau, dans le café, etc. Si le lait est permis dans le café, on évitera le sucre et la crème. En tout temps, le lait peut être remplacé par une boisson de soya nature, en autant qu'elle est enrichie en calcium et en vitamine D (idéalement elle apportera moins de 110 Calories par portion de 250 ml – 1 tasse). Si vous n'aimez pas le yogourt, vous pouvez le remplacer par 125 ml (½ tasse) de lait ou de boisson de soya enrichie en calcium. Le beurre ou la margarine peuvent tous les deux être utilisés, au goût, mais si on opte pour la margarine, il faut prendre soin d'en choisir une non hydrogénée. Dans les cas de recettes où aucun gras n'est indiqué, utilisez de préférence des enduits en vaporisateur afin d'éviter d'ajouter des calories supplémentaires.

Les équivalents, en termes de groupe alimentaire, sont présentés pour chacune des recettes. Ainsi, les personnes qui suivent des régimes calculés établis par leur diététiste peuvent continuer à faire les recettes de leur choix. Le suivi des menus types permet aussi de piger à sa guise dans les recettes du livre.

Légende	
VS :	Viandes et substituts ayant une valeur énergétique équivalente.
LÉG :	Légumes ayant une valeur énergétique équivalente.
FR :	Fruits ayant une valeur énergétique équivalente.
PC :	Produits céréaliers ayant une valeur énergétique équivalente.
LS :	Lait et substituts ayant une valeur énergétique équivalente.
Gras :	Matières grasses ayant une valeur énergétique équivalente.

On conseille de boire 1 ml d'eau par calorie consommée. Par exemple, si vous optez pour le menu à 1200 Calories, vous devrez boire 1,2 l d'eau ou de liquide (autre que le café, le thé ou l'alcool) par jour. La prise d'eau sera augmentée en fonction des périodes d'activité physique. Les week-ends, vous pouvez ajouter une consommation alcoolisée par jour. Une consommation équivaut à un verre de vin (150 ml), une bière (341 ml) ou (1 ½ oz) de spiritueux. Ces boissons apportent entre 100 et 150 Calories par jour (lesquelles s'ajoutent inévitablement aux calories des menus). Les bières légères et réduites en glucides sont à privilégier. Si la perte de poids s'arrête, vous pouvez retirer l'alcool pour la redémarrer. Le café et le thé sans sucre, quant à eux, peuvent être consommés librement, mais le thé possède plus de vertus salutaires.

La flexibilité du menu

Puisque nous avons tous une vie sociale active, quelques écarts au menu sont possibles et loin d'être dramatiques. Un souper chez des amis ou au resto n'entrave pas tout le régime, il suffit de retomber dans son plan alimentaire dès le lendemain et d'ajuster la liste d'épicerie en conséquence. Au restaurant, on peut par contre opter pour des choix plus sains et éviter les desserts. À ce propos, lisez attentivement mes conseils pour la 1re semaine.

Voilà ! Vous avez maintenant tout en main pour commencer votre programme alimentaire. Bon succès !

ISABELLE HUOT,
docteure en nutrition

Introduction
au programme
d'entraînement

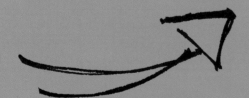

Un mode de vie actif : bouger à tous les jours

Pour qu'une démarche de perte de poids soit saine, l'intégration d'un mode de vie actif à votre quotidien est essentielle. L'entraînement en salle de conditionnement physique est une excellente façon d'y parvenir. Vous serez surpris de constater que plusieurs centres de conditionnement physique offrent une ambiance agréable et accueillante. Vous y trouverez des clients qui, comme vous, amorcent leur démarche pour atteindre leur poids santé et plusieurs en sont à leur première expérience dans un « gym ».

Le programme proposé dans ce livre vous fera bouger grâce à trois séances d'entraînement par semaine. Les instances telles que Santé Canada[1] et Kino Québec[2] vous recommandent de bouger tous les jours. Il est donc important d'ajouter la pratique d'une activité physique complémentaire de votre choix lors des journées où vous n'avez pas planifié d'aller au centre d'entraînement.

Conseil

Ajustez l'intensité et la durée de vos activités physiques complémentaires afin d'en retirer un maximum de bénéfices santé et de plaisir. Il est préférable de commencer lentement et de progresser graduellement plutôt que de commencer au-delà de vos capacités et d'abandonner. Vous pouvez donc entreprendre votre démarche avec vos trois séances d'entraînement par semaine et ajouter graduellement des activités complémentaires à votre horaire.

Santé Canada répertorie plusieurs bénéfices, autres que la perte de poids, associés à la pratique régulière d'activité physique. Voici les principaux :

▶ meilleure santé ;
▶ meilleure condition physique ;
▶ amélioration de la posture et de l'équilibre ;
▶ meilleure estime de soi ;
▶ contrôle du poids ;
▶ renforcement des muscles et des os ;
▶ regain d'énergie ;
▶ détente et contrôle du stress ;
▶ plus d'autonomie pour les personnes du troisième âge.

Il est donc important de pratiquer une activité physique quotidiennement afin d'en retirer un maximum de bénéfices pour votre santé. La marche, le patin à roues alignées, le vélo, le soccer et la baignade sont des activités estivales simples, efficaces et amusantes, alors que le patin sur glace, les randonnées à raquettes ou en ski de fond, et les glissades avec les enfants s'avèrent d'excellentes activités physiques hivernales.

Les cours en groupe, tels que l'aérobie, le tae boxe et le cardio latino, sont des activités plaisantes et efficaces favorisant la dépense calorique. Renseignez-vous auprès des centres de conditionnement physique et demandez à faire l'essai de l'un de leurs cours. Choisissez-en un qui vous procurera du plaisir et qui respectera votre condition physique.

En plus d'améliorer votre condition physique, le cumul de vos entraînements et de toutes vos activités complémentaires augmentera votre dépense calorique, vous menant ainsi plus rapidement vers l'atteinte de votre objectif de perte de poids.

À la fin de la semaine, vos trois séances d'entraînement vous auront permis de cumuler une dépense calorique d'environ 1500 Calories. Ajoutez à cela la dépense énergétique provenant de vos activités complémentaires et vous augmenterez grandement votre dépense calorique hebdomadaire. Bien entendu, votre alimentation doit respecter le plan alimentaire proposé dans ce livre. L'**alimentation** et l'**exercice** appropriés sont le **duo gagnant** de votre démarche de perte de poids.

Saviez-vous que… 0,5 kg (1 lb) de gras renferme environ 3500 Calories ?

Une séance d'entraînement d'une heure d'une intensité modérée à élevée vous fera dépenser environ 500 Calories. Au début, il vous faudra environ sept entraînements pour dépenser 0,5 kg (1 lb) de gras. Cependant, plus votre condition physique s'améliorera, plus vous dépenserez de calories par entraînement. Ajoutez-y les activités complémentaires et votre dépense calorique hebdomadaire sera grandement augmentée. Persévérez et vous progresserez !

---

1. http://www.hc-sc.gc.ca/hl-vs/index_fra.php
2. http://www.kino-quebec.qc.ca

Avant d'entreprendre votre programme d'entraînement

Il est important que votre programme d'entraînement tienne compte de votre condition et de votre capacité physique initiale. Commencez tranquillement et laissez votre corps s'adapter à votre nouveau mode de vie. Augmentez ensuite régulièrement l'intensité de votre entraînement afin de poursuivre votre progression vers l'atteinte de vos objectifs.

Avant d'entreprendre une activité physique, il est préférable de connaître sa condition physique initiale. Nous vous recommandons donc de faire évaluer votre condition physique par un kinésiologue[3]. Cependant, afin que vous puissiez passer à l'action dès maintenant et pour vous aider à démarrer du bon pied, nous vous invitons à remplir le questionnaire ci-dessous avant de débuter. Vos réponses détermineront, de façon générale, votre aptitude à l'activité physique. Si vous répondez oui à l'une des sept questions du questionnaire, vous devrez consulter un médecin avant d'amorcer l'entraînement.

Questionnaire d'aptitude à l'activité physique (Q-AAP)[4]

Oui	Non	
		1. Votre médecin vous a-t-il déjà dit que vous souffrez d'un problème cardiaque et que vous ne devez participer qu'aux activités physiques prescrites et approuvées par un médecin ?
		2. Ressentez-vous une douleur à la poitrine lorsque vous faites de l'activité physique ?
		3. Au cours du dernier mois, avez-vous ressenti des douleurs à la poitrine lors de périodes autres que celles où vous participiez à une activité physique ?
		4. Éprouvez-vous des problèmes d'équilibre reliés à un étourdissement ou vous arrive-t-il de perdre connaissance ?
		5. Avez-vous des problèmes osseux ou articulaires qui pourraient s'aggraver par une modification de votre niveau de participation à une activité physique ?
		6. Des médicaments vous sont-ils actuellement prescrits pour contrôler votre tension artérielle ou un problème cardiaque (par exemple, des diurétiques) ?
		7. Connaissez-vous une autre raison pour laquelle vous ne devriez pas faire de l'activité physique ?

3. Le kinésiologue est le professionnel de la santé, spécialiste de l'activité physique, qui utilise le mouvement à des fins de prévention, de traitement et de performance.

4. Société canadienne de physiologie de l'exercice.

Le programme d'entraînement

L'entraînement dans un **centre de conditionnement physique** tel que les centres Énergie Cardio est une option motivante afin d'atteindre votre objectif de perte de poids. Le personnel compétent vous accompagnera dès votre premier rendez-vous. Les entraîneurs vous aideront à bien intégrer la technique de vos exercices, créeront une ambiance qui vous donnera envie de revenir vous entraîner et vous expliqueront comment utiliser l'équipement. Notez que vous pouvez maximiser vos résultats d'entraînement et de perte de poids en faisant appel aux services d'un entraîneur personnel.

Nous vous conseillons un programme d'entraînement à faire en salle de conditionnement physique. Vous trouverez également des exercices de remplacement pouvant être faits à la **maison** si vous ne pouvez pas vous rendre dans un centre de conditionnement physique. Lorsque l'entraînement à la maison diffère de celui en salle, vous trouverez une explication de l'exercice ainsi qu'une photo.

La durée totale de chacune de vos séances d'entraînement est de **60 minutes** ; des entraînements plus longs réduiraient votre motivation. Après 60 minutes d'entraînement, une fatigue générale s'accumule et vous devenez moins efficace. Il s'agit donc de dépenser un maximum de calories au cours de cette heure d'entraînement.

La fréquence d'entraînement recommandée est de **3 fois par semaine** tout au plus. Comme nous l'avons mentionné précédemment, trop de séances d'entraînement pour une personne débutante au cours d'une même semaine auront pour effet de vous épuiser plutôt que de vous procurer l'effet énergisant recherché.

La **progression** est un principe incontournable en entraînement. En effet, afin d'améliorer votre condition physique, il est essentiel d'augmenter l'intensité des exercices, forçant ainsi le corps à s'adapter et à s'améliorer. Voici comment l'intensité sera augmentée tout au long de votre programme :

▶ La vitesse ou la cadence, la résistance, l'inclinaison ou la pente, ainsi que l'amplitude de mouvement représentent toutes des sources de progression d'intensité cardiovasculaire. Augmentez légèrement l'une de ces sources toutes les semaines et vous améliorerez votre condition physique ainsi que votre dépense calorique.

▶ La charge, c'est-à-dire le poids soulevé à chacun des exercices avec un appareil ou un haltère, est la meilleure façon d'améliorer votre force musculaire ainsi que votre dépense calorique. Augmentez votre charge toutes les semaines pour chacun de vos exercices.

▶ Quatre exercices musculaires seront modifiés lors de la 12e séance d'entraînement, augmentant ainsi la difficulté technique de vos exercices.

Déterminer les zones d'entraînement cardiovasculaire

Plusieurs méthodes peuvent être utilisées afin de déterminer l'intensité de l'entraînement cardiovasculaire. Une façon simple et efficace de le faire est la formule du pourcentage de la fréquence cardiaque maximale.

Voici la formule :
(220 – votre âge) x l'intensité désirée = la fréquence cardiaque cible

L'intensité de vos entraînements est déterminée par trois zones. Utilisez les formules suivantes et vous obtiendrez vos zones d'entraînement.

1re zone : échauffement, récupération et retour au calme
(220 – âge _____) x 50 % = _____

2e zone : intensité de la 1re phase
(220 – âge _____) x 80 % = _____

3e zone : intensité de la 2e phase
(220 – âge _____) x 85 % = _____

▶ **Exemple :**
(220 – 30 ans) x 50 % = 95 battements par minute (1re zone)

Il est important, une fois les zones déterminées, que vous preniez votre fréquence cardiaque au moins deux fois lors de l'entraînement, c'est-à-dire lors de l'une de vos périodes d'effort (2e et 3e zones) et de l'une de vos périodes de récupération (1re zone).

▶ Lorsque vous vous situez dans la 1re **zone,** vous ressentez un léger essoufflement. L'exercice est **facile.**
▶ Lorsque vous vous situez dans la 2e ou la 3e **zone,** vous ressentez un essoufflement marquant. L'exercice est **difficile.**

La prise de la fréquence cardiaque au repos et à l'effort

Maintenant que vous avez déterminé vos zones d'entraînement, il vous suffit de prendre votre fréquence cardiaque à l'effort. Exercez-vous au repos ; l'apprentissage sera plus simple. Ensuite, la prise de votre fréquence cardiaque à l'effort sera plus facile.

Placez votre index et votre majeur sur l'artère radiale ou carotidienne (voir les photos ci-dessous) immédiatement après votre effort ; vous ressentirez une pulsation. Calculez, à l'aide d'une montre, le nombre de battements sur une période de 10 secondes, puis notez le résultat dans la formule suivante.

Nombre de battements/10 secondes _____ x 6 = _____ battements/minute

▶ **Exemple :**
25 battements/10 secondes x 6 = 150 battements/minute

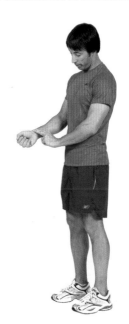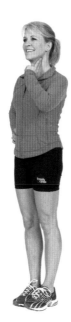

Conseil
Vous avez de la difficulté à prendre votre fréquence cardiaque au repos et à l'effort ? Munissez-vous d'un cardiofréquencemètre. Il s'agit d'une montre munie d'un dispositif vous donnant vos fréquences cardiaques tout au long de votre entraînement. Certaines de ces montres vous donneront également votre dépense calorique.

Voici un petit test que vous pouvez faire à la maison. Celui-ci vous permettra de constater objectivement l'amélioration de votre condition cardiovasculaire.

Après une période de repos de cinq minutes (assis), prenez en note votre fréquence cardiaque. Ensuite, après vos huit semaines d'entraînement, reprenez votre fréquence cardiaque au repos et voyez l'amélioration. Essayez de faire vos deux tests à la même période de la journée et dans le même contexte. Idéalement sans stress ni caféine.

Date : _____
Fréquence cardiaque au repos : _____

Date : _____
Fréquence cardiaque au repos : _____

Amélioration : _____

Deux outils pour maintenir votre motivation

1. La fiche d'entraînement

La fiche d'entraînement est un outil incontournable, puisqu'elle vous permet de noter votre progression, l'augmentation de vos charges d'entraînement, les modifications de vos exercices et votre assiduité à l'entraînement. Notez tout sur votre fiche ; après quelques entraînements, vous serez heureux de constater votre progression.

La fiche d'entraînement proposée dans ce livre comporte trois sections, soit la section cardiovasculaire, la section musculaire et la section flexibilité. Vous y trouverez également un espace pour indiquer votre poids corporel. Remplissez-la assidûment ; vous serez surpris de son pouvoir motivationnel.

Chacune des sections de la fiche d'entraînement vous fournit des informations essentielles à votre réussite :

▶ La section cardiovasculaire indique la méthode, la durée et l'intensité de l'entraînement cardiovasculaire.
▶ La section musculaire énumère les exercices à effectuer, l'ordre dans lequel les effectuer, ainsi que le nombre de séries et de répétitions à faire.
▶ La section flexibilité énumère les exercices à effectuer.

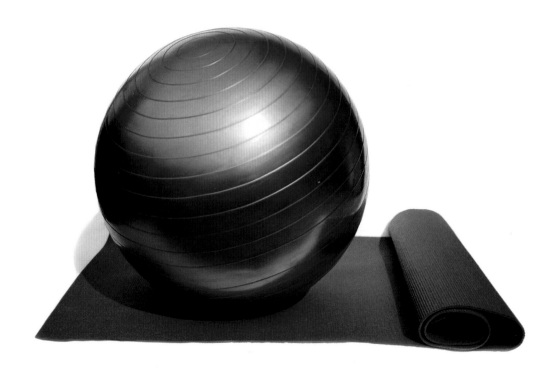

Modèle de fiche d'entraînement

Utilisez les fiches détachables à la fin du livre. Un outil pratique !

FICHE D'ENTRAÎNEMENT - PHASE 1											
Séance d'entraînement n°	1	2	3	4	5	6	7	8	9	10	
Date	21/07										
Mon poids	70kg										
▶ Échauffement (5 minutes)											
Appareil ou activité (p. 29 à 31)	Vélo stationnaire										
Fréquence cardiaque (zone 1)	110										
▶ Entraînement cardiovasculaire (8 intervalles : 1 minute à l'effort, 2 minutes en récupération)											
Appareil ou activité (p. 29 à 31)	Escaladeur										
Intensité de l'intervalle d'effort Fréquence cardiaque (zone 2)	140										
Intensité de l'intervalle de récupération Fréquence cardiaque (zone 1)	115										
▶ Entraînement musculaire (2 séries de 12 répétitions) Vitesse d'exécution : 3 sec. - 0 sec. - 3 sec. Récupération: 1 minute											
1 • Squat (p. 32)	5kg										
2 • Extension de la hanche au sol (p. 33)	✓										
3 • Développé assis (p. 33-34)	20kg										
4 • Adduction de l'épaule (p. 35)	40kg										
5 • Abduction de l'épaule (p. 36)	7,5kg										
6 • Redressement assis (p. 36)	✓										
7 • Extension du tronc (p. 37)	✓										
▶ Entraînement de la flexibilité (1 minute par exercice)											
1 • Étirement des ischio-jambiers (p. 38)	✓										
2 • Étirement des quadriceps (p. 38)	✓										
3 • Étirement des pectoraux (p. 39)	✓										
4 • Étirement des rhomboïdes (p. 39)	✓										

A Inscrire la date et votre poids.

B Inscrire le nom de l'appareil utilisé ou de l'activité exécutée.

C Inscrire le nom de l'appareil : référez-vous aux descriptions du livre afin de bien exécuter les mouvements.

D L'intensité : votre zone d'entraînement cardiovasculaire. Inscrivez votre fréquence cardiaque d'effort la plus élevée et la plus basse.

E Les exercices musculaires : référez-vous aux descriptions du livre afin de bien exécuter les mouvements.

F Les séries représentent le nombre de fois que vous devez effectuer l'exercice. Les répétitions représentent le nombre de fois que vous devez répéter le mouvement.

G La vitesse d'exécution : la vitesse à laquelle vous devez déplacer la charge. Dans ce cas-ci, il faut trois secondes pour soulever la charge et trois secondes pour la redescendre.

H Le temps de récupération représente le temps de pause que vous devez prendre entre chacune des séries.

I Les charges : le poids que vous soulevez pour chacun des exercices.

J Exercices de flexibilité : référez-vous aux descriptions du livre afin de bien exécuter les mouvements.

2. Le tableau des activités physiques quotidiennes

Ce tableau est le deuxième outil que nous vous recommandons de remplir assidûment chaque jour. Après quelques semaines d'utilisation, il vous démontrera vos progrès et vous motivera à atteindre votre objectif.

	Pratique d'une activité physique			Durée			Intensité*			Total
Lundi	Oui	○	4	plus de 60 min	○	3	Élevée	○	3	/10
	Non	○	0	entre 31 et 59 min	○	2	Moyenne	○	2	
				30 min	○	1	Faible	○	1	
Mardi	Oui	○	4	plus de 60 min	○	3	Élevée	○	3	/10
	Non	○	0	entre 31 et 59 min	○	2	Moyenne	○	2	
				30 min	○	1	Faible	○	1	
Mercredi	Oui	○	4	plus de 60 min	○	3	Élevée	○	3	/10
	Non	○	0	entre 31 et 59 min	○	2	Moyenne	○	2	
				30 min	○	1	Faible	○	1	
Jeudi	Oui	○	4	plus de 60 min	○	3	Élevée	○	3	/10
	Non	○	0	entre 31 et 59 min	○	2	Moyenne	○	2	
				30 min	○	1	Faible	○	1	
Vendredi	Oui	○	4	plus de 60 min	○	3	Élevée	○	3	
	Non	○	0	entre 31 et 59 min	○	2	Moyenne	○	2	
				30 min	○	1	Faible	○		
Samedi	Oui	○	4	plus de 60 min	○	3	Élevée	○		
	Non	○	0	entre 31 et 59 min	○	2	Moyenne	○		
				30 min	○	1	Faible	○	1	
Dimanche	Oui	○	4	plus de 60 min	○	3	Élevée	○	3	/10
	Non	○	0	entre 31 et 59 min	○	2	Moyenne	○	2	
				30 min	○	1	Faible	○	1	

Utilisez les fiches détachables à la fin du livre. Un outil pratique !

Interprétation :
9-10 = Excellent
7-8 = Très bien
6 = Bien
0 à 6 = Vous pouvez faire mieux

*Niveaux d'intensité :

Faible :
activité physique d'une intensité similaire à la marche.

Moyenne :
activité physique d'une intensité similaire à une marche rapide ou en pente.

Élevée :
activité physique d'une intensité similaire à un « jogging ».

Note : Vos séances d'entraînement comptent pour un total de 10 points.

Comment dépenser 500, 1000 ou 1500 kcal/semaine

Afin de vous aider à estimer votre dépense énergétique, en calories, générée par vos activités physiques, vous trouverez ci-dessous un tableau provenant de Kino-Québec.

Celui-ci indique plusieurs activités physiques populaires et la dépense calorique qui leur est associée.

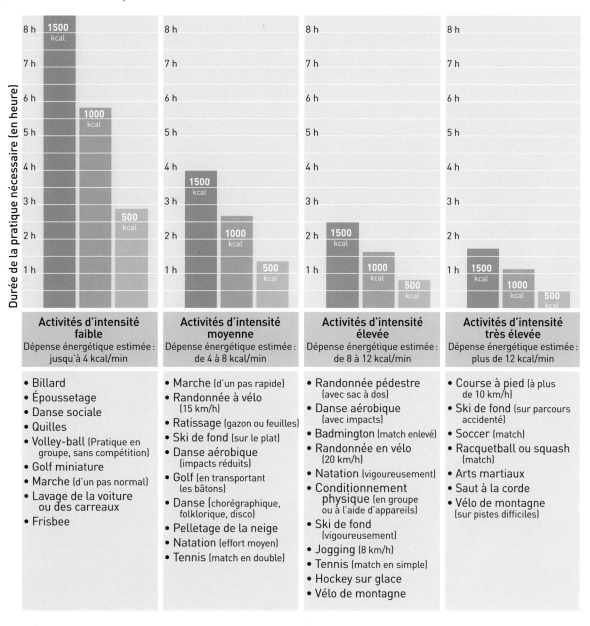

Activités d'intensité faible
Dépense énergétique estimée : jusqu'à 4 kcal/min

- Billard
- Époussetage
- Danse sociale
- Quilles
- Volley-ball (Pratique en groupe, sans compétition)
- Golf miniature
- Marche (d'un pas normal)
- Lavage de la voiture ou des carreaux
- Frisbee

Activités d'intensité moyenne
Dépense énergétique estimée : de 4 à 8 kcal/min

- Marche (d'un pas rapide)
- Randonnée à vélo (15 km/h)
- Ratissage (gazon ou feuilles)
- Ski de fond (sur le plat)
- Danse aérobique (impacts réduits)
- Golf (en transportant les bâtons)
- Danse (chorégraphique, folklorique, disco)
- Pelletage de la neige
- Natation (effort moyen)
- Tennis (match en double)

Activités d'intensité élevée
Dépense énergétique estimée : de 8 à 12 kcal/min

- Randonnée pédestre (avec sac à dos)
- Danse aérobique (avec impacts)
- Badminton (match enlevé)
- Randonnée en vélo (20 km/h)
- Natation (vigoureusement)
- Conditionnement physique (en groupe ou à l'aide d'appareils)
- Ski de fond (vigoureusement)
- Jogging (8 km/h)
- Tennis (match en simple)
- Hockey sur glace
- Vélo de montagne

Activités d'intensité très élevée
Dépense énergétique estimée : plus de 12 kcal/min

- Course à pied (à plus de 10 km/h)
- Ski de fond (sur parcours accidenté)
- Soccer (match)
- Racquetball ou squash (match)
- Arts martiaux
- Saut à la corde
- Vélo de montagne (sur pistes difficiles)

Source : Comité scientifique de Kino-Québec (CSKQ,1999b), *Quantité d'activité physique requise pour en retirer des bénéfices pour la santé. Synthèse de l'avis du comité scientifique de Kino-Québec et applications.* Québec, Direction des sports et de l'activité physique, ministère de l'Éducation du Loisir et du Sport, 16 pages.

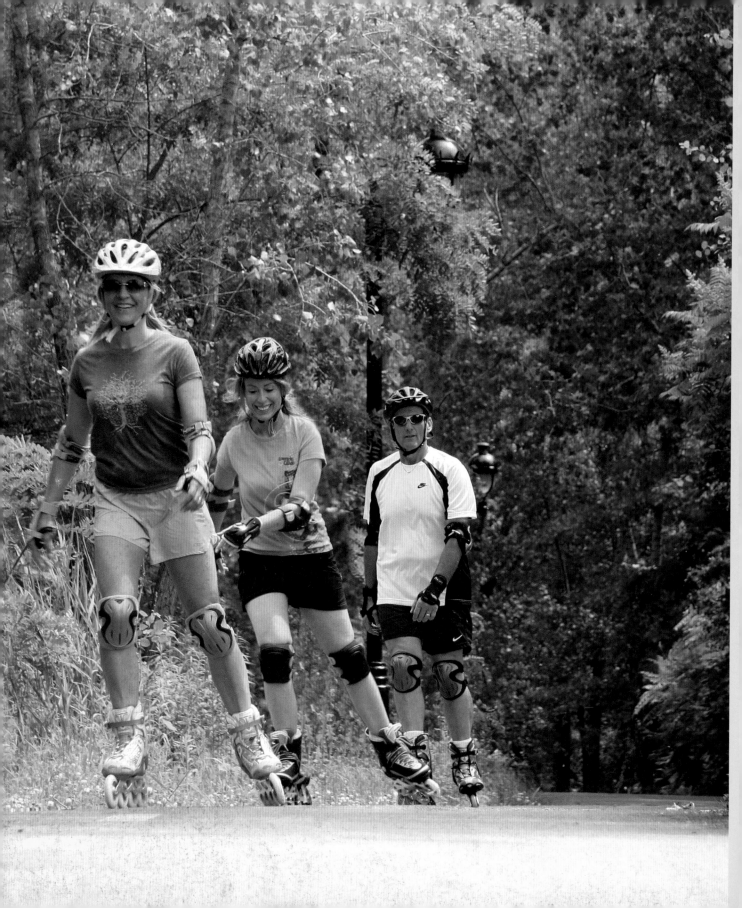

Le programme
de mise en forme
et de nutrition
semaines 1 à 4

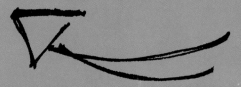

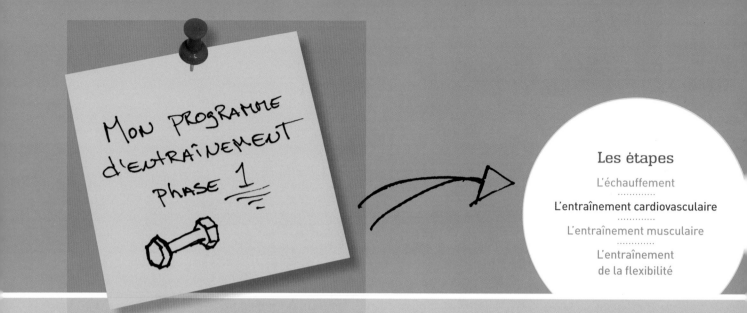

Les étapes

L'échauffement

L'entraînement cardiovasculaire

L'entraînement musculaire

L'entraînement
de la flexibilité

Programme d'entraînement

L'entraînement joue un rôle de premier plan dans une saine démarche de perte de poids. L'entraînement cardiovasculaire favorise la dépense calorique et celle-ci est essentielle lors d'une perte de poids. L'entraînement musculaire à l'aide d'appareils, de poids et d'haltères favorisera quant à lui le maintien de la masse musculaire, ce qui vous permettra d'éviter «l'effet yo-yo», c'est-à-dire une perte de poids suivie rapidement d'une reprise de poids, puis d'une autre perte de poids, etc. L'entraînement de la flexibilité, pour sa part, améliorera, avec le temps, votre posture et préviendra certaines blessures.

Vos séances d'entraînement hebdomadaires seront divisées de la façon suivante :

- ▶ échauffement ;
- ▶ entraînement cardiovasculaire ;
- ▶ entraînement musculaire ;
- ▶ entraînement de la flexibilité.

Après vos premiers entraînements, il est probable que vous ressentiez des douleurs musculaires, appelées courbatures. Bien que douloureuses, les courbatures ne sont que temporaires. Persévérez...

L'échauffement

L'échauffement vous permettra de préparer adéquatement votre corps pour l'entraînement à venir. Il s'agit de vous activer durant 5 minutes à basse intensité sur un vélo, un tapis roulant ou autre appareil de votre choix. Vous devez percevoir un léger essoufflement. Vous êtes alors dans la 1re zone d'intensité.

Une façon simple de vous échauffer préalablement à votre entraînement ou activité sportive est de l'entreprendre doucement et de progresser vers la zone d'intensité désirée.

L'entraînement cardiovasculaire

D'une durée de 35 minutes (incluant l'échauffement et le retour au calme), il vous permettra de dépenser des calories et d'améliorer votre condition cardiovasculaire.

Les exercices cardiovasculaires

Faites votre choix d'exercice cardiovasculaire parmi ceux décrits ci-après. Ce doit être, dans un premier temps, un appareil ou une activité qui vous motivera à vous dépasser à chacun de vos entraînements. Vous trouverez dans cette liste des activités que vous pouvez effectuer dans votre centre de conditionnement physique ainsi qu'à la maison.

Phase 1

1. LA MARCHE ET LA COURSE

Ce sont d'excellents moyens de dépenser des calories. Ils s'adressent aux personnes qui désirent reproduire une activité de tous les jours. Il est à noter que ces exercices favorisent les impacts.

Principaux muscles sollicités :
Psoas-iliaques, quadriceps, jambiers antérieurs, jumeaux, soléaires, ischio-jambiers et fessiers.

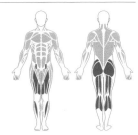

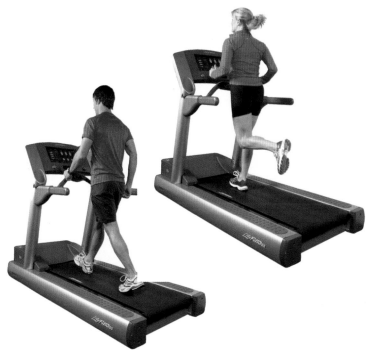

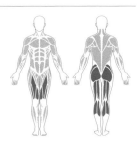

2. LE CYCLISME

C'est un exercice très motivant. Il s'adresse aux personnes qui désirent travailler principalement leurs jambes et n'engendre aucun impact.

Principaux muscles sollicités :
Quadriceps, ischio-jambiers, fessiers, jumeaux et soléaires.

3. L'ESCALADEUR

Il simule l'ascension d'escaliers, sollicite efficacement le système cardiovasculaire et les impacts sur les différentes articulations sont réduits.

Principaux muscles sollicités :
Psoas-iliaques, jumeaux, soléaires, fessiers et quadriceps.

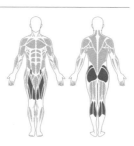

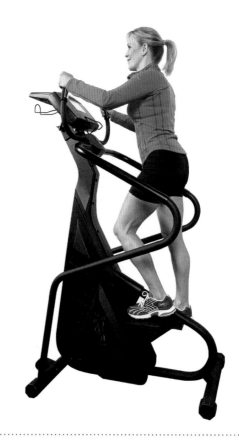

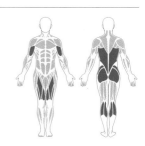

4. L'AMT (ADAPTATIVE MOTION TRAINER), L'ELLIPTIQUE OU SKI DE FOND À L'EXTÉRIEUR

Cet exercice s'adresse aux personnes qui désirent une activité complète en raison de l'implication d'un grand nombre de muscles. De plus, il favorise une dépense calorique efficace et n'engendre aucun impact.

Principaux muscles sollicités :
Quadriceps, fessiers, jumeaux, soléaires, dorsaux et biceps.

5. LE RAMEUR

Cet exercice est un excellent moyen de dépenser des calories. Il s'adresse aux personnes qui veulent un entraînement cardiovasculaire intense et complet, et n'engendre aucun impact.

Principaux muscles sollicités :
Quadriceps, jumeaux, soléaires, fessiers, dorsaux, trapèzes, deltoïdes et biceps.

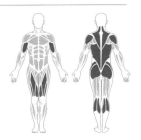

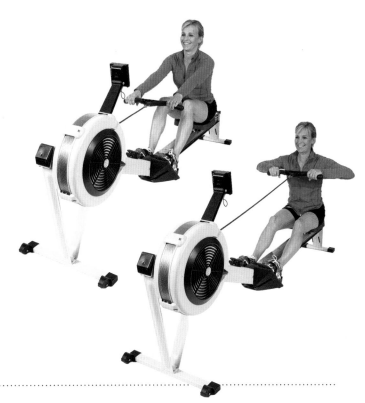

La méthode d'entraînement cardiovasculaire

Voici la méthode d'entraînement cardiovasculaire à adopter pour chacune de vos séances de la 1re phase de votre programme.

1. Débutez par 5 minutes d'échauffement à une cadence confortable vous amenant à la 1re zone.
2. Augmentez l'effort (la vitesse ou la résistance) jusqu'à l'intensité de la 2e zone, c'est-à-dire 80 % de votre fréquence cardiaque maximale (voir p. 21). Maintenez cet effort pendant 1 minute.
3. Réduisez l'effort afin d'atteindre à nouveau la 1re zone et maintenez-le pendant 2 minutes.
4. Répétez les étapes 2 et 3 huit fois.
5. Terminez par 6 minutes dans la 1re zone.

À la fin de chacun de vos entraînements cardiovasculaires, n'oubliez pas d'inscrire votre fréquence cardiaque à l'effort et votre fréquence cardiaque de récupération sur votre fiche. Prenez votre fréquence cardiaque à l'effort au moins deux fois durant l'entraînement.

Si vous n'êtes pas en mesure de compléter votre entraînement cardiovasculaire, ne vous en faites pas et restez motivé. Effectuez le maximum de minutes que vous pouvez aux intensités mentionnées, notez la durée et progressez d'un intervalle d'effort par semaine jusqu'à ce que vous atteigniez le nombre d'intervalles prescrits.

L'entraînement prescrit est constitué de pointes d'effort suivies de temps de récupération, communément appelé entraînement par intervalles. Voici un résumé de votre entraînement cardiovasculaire pour la 1re phase de votre programme.

Échauffement	5 minutes	(1re zone)
Intervalle d'effort	1 minute	(2e zone)
Intervalle de récupération	2 minutes	(1re zone)
Intervalle d'effort	1 minute	(2e zone)
Intervalle de récupération	2 minutes	(1re zone)
Intervalle d'effort	1 minute	(2e zone)
Intervalle de récupération	2 minutes	(1re zone)
Intervalle d'effort	1 minute	(2e zone)
Intervalle de récupération	2 minutes	(1re zone)
Intervalle d'effort	1 minute	(2e zone)
Intervalle de récupération	2 minutes	(1re zone)
Intervalle d'effort	1 minute	(2e zone)
Intervalle de récupération	2 minutes	(1re zone)
Intervalle d'effort	1 minute	(2e zone)
Intervalle de récupération	2 minutes	(1re zone)
Intervalle d'effort	1 minute	(2e zone)
Intervalle de récupération	2 minutes	(1re zone)
Retour au calme	6 minutes	(1re zone)

Les exercices musculaires

L'entraînement musculaire vous permettra de développer la force et l'endurance musculaire nécessaires à la vie quotidienne. De plus, cette partie de l'entraînement vous aidera à maintenir un métabolisme de base élevé durant les quelques heures suivant l'entraînement.

Les lignes qui suivent décrivent la prescription d'entraînement (d'environ 20 minutes) ainsi que les exercices essentiels à votre réussite. Référez-vous à votre fiche d'entraînement afin de connaître la méthode d'entraînement.

Vous êtes incertain de la technique des exercices à faire ? Informez-vous auprès d'un kinésiologue ou d'un entraîneur certifié afin de les exécuter adéquatement.

La progression des charges

Si, au fil des entraînements vous percevez que la charge utilisée devient facile (lorsque vous pouvez compléter deux répétitions supplémentaires), augmentez la charge.

Exemple : vous êtes en mesure de compléter 15 répétitions d'un exercice avec une charge de 10 kg (22 lb), alors progressez à 12 kg (26 lb) lors de votre prochain entraînement. Lors d'une augmentation de la charge, il est probable que vous ne serez pas en mesure de compléter les 12 répétitions. Vous pourrez donc réduire de quelques répétitions et vous donner l'objectif de progresser à 12 répétitions.

1. SQUAT

Position de départ : Placez les deux pieds parallèles écartés à la largeur des hanches et stabilisez le tronc en contractant les abdominaux.

Action : Descendez lentement jusqu'à ce que les genoux atteignent un angle d'environ 90°. Attention : gardez les genoux au-dessus des orteils. Retournez ensuite à la position initiale. Maintenez le dos droit en contractant les abdominaux.

Progression : Saisissez des haltères ou des boîtes de conserve dans chacune des mains.

Principaux muscles sollicités :
Quadriceps, fessiers, adducteurs de la hanche et extenseurs lombaires.

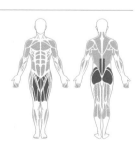

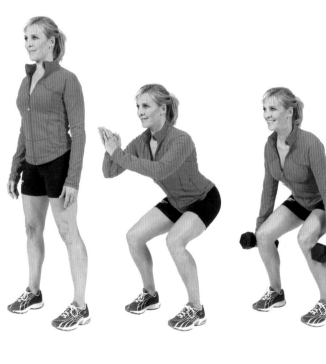

2. EXTENSION DE LA HANCHE AU SOL

Position de départ : Allongé sur le dos, placez les pieds au sol, les genoux à 45° et allongez les bras de chaque côté de votre corps.

Action : Soulevez les hanches vers le haut, entre 15 et 20 cm (6 et 8 po) et redescendez tranquillement sans que les fesses touchent au sol.

Progression : De la même position de départ, soulevez une jambe et les hanches à l'aide d'une jambe seulement.

Principaux muscles sollicités :
Ischio-jambiers, fessiers et extenseurs lombaires.

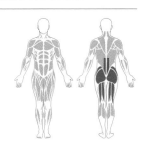

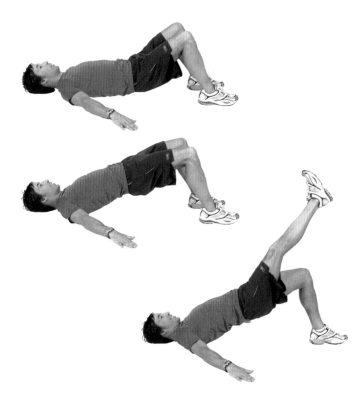

3. DÉVELOPPÉ ASSIS

Position de départ : Assis, en appui sur un banc, placez les pieds à plat au sol, en gardant les genoux fléchis à 90°, et saisissez les poignées.

Action : Poussez la barre vers l'avant. Attention : maintenez une légère flexion du coude à la fin du mouvement.

Principaux muscles sollicités :
Pectoraux, deltoïdes et triceps.

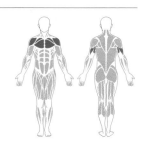

Exercice de remplacement
à faire à la maison : push-up

Position de départ : Debout face à un mur, appuyez les mains sur celui-ci directement en avant des épaules. Stabilisez le tronc en contractant les abdominaux.

Action : Laissez-vous descendre vers le mur, jusqu'à ce que l'angle du coude atteigne 90°. Contractez les muscles afin de revenir à la position de départ. Attention : ne bloquez pas les coudes à la fin du mouvement.

Principaux muscles sollicités :
Pectoraux, deltoïdes et triceps.

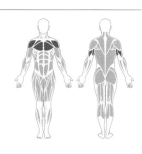

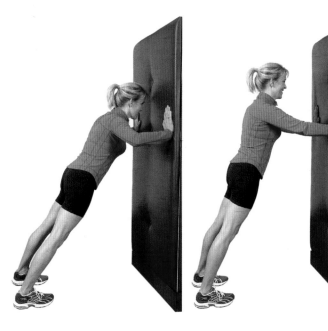

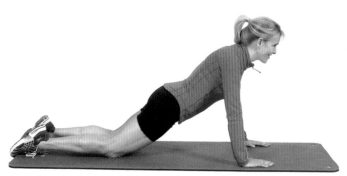

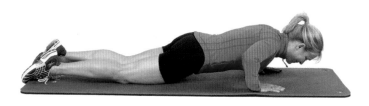

Push-up (progression)

Position de départ : Placez les mains au sol directement sous les épaules et les genoux au sol. Stabilisez le tronc en contractant les abdominaux.

Action : Laissez-vous descendre vers le sol, jusqu'à ce que l'angle du coude atteigne 90°. Contractez les muscles afin de revenir à la position de départ. Attention : ne bloquez pas les coudes à la fin du mouvement.

Principaux muscles sollicités :
Pectoraux, deltoïdes et triceps.

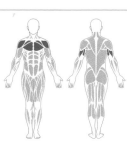

4. GRAVITRON/ADDUCTION DE L'ÉPAULE ET FLEXION DU COUDE, PRISE LARGE

Position de départ : Face à l'appareil, les genoux sur les appuis, maintenez le tronc droit. Les mains sont en position de pronation légèrement plus large que les épaules sur la barre haute.

Action : Tirez jusqu'à ce que la barre arrive au menton.

Principaux muscles sollicités :
Dorsaux, biceps et trapèzes.

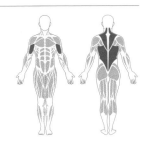

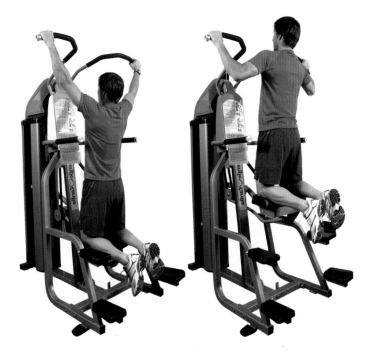

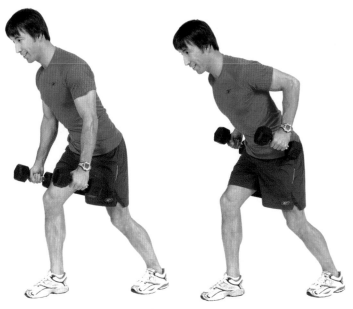

Exercice de remplacement à faire à la maison : rameur tronc incliné

Position de départ : Placez les pieds l'un devant l'autre, écartés à la largeur des hanches. Fléchissez les genoux et inclinez le tronc à 45°. Agrippez un haltère ou une boîte de conserve dans chaque main. Contractez les abdominaux.

Action : Tirez les haltères ou les boîtes de conserve jusqu'à votre poitrine tout en gardant les coudes le long du corps. Revenez à la position de départ, sans relâcher complètement.

Principaux muscles sollicités :
Dorsaux, biceps, rhomboïdes et deltoïdes.

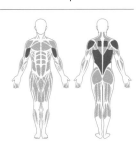

5. ABDUCTION DE L'ÉPAULE AVEC DES HALTÈRES COURTS

Position de départ : Placez les pieds l'un devant l'autre écartés à la largeur des hanches et fléchissez légèrement les genoux. Fléchissez ensuite légèrement les coudes. Il est important d'incliner le tronc d'environ 15° vers l'avant.

Action : Effectuez une abduction de l'épaule en soulevant les mains, jusqu'à ce qu'elles soient à la hauteur des épaules.

Principaux muscles sollicités :
Deltoïdes.

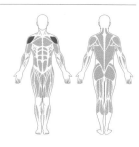

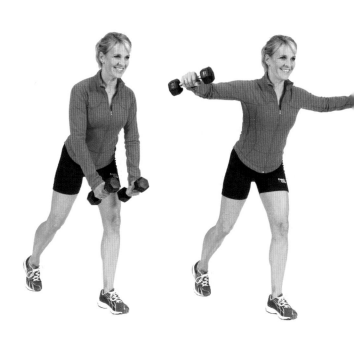

Note : Si vous n'avez pas d'haltère, vous pouvez faire l'exercice d'abduction de l'épaule avec des boîtes de conserve.

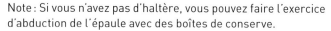

6. REDRESSEMENT ASSIS

Position de départ : Allongé sur le dos au sol, fléchissez les genoux à 90°. Placez les mains de chaque côté de la tête.

Action : Soulevez le haut du tronc, jusqu'à ce que vous sentiez une bonne tension. Attention : ne fléchissez pas la hanche.

Principaux muscles sollicités :
Grand droit de l'abdomen et obliques.

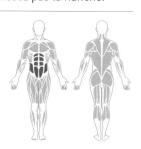

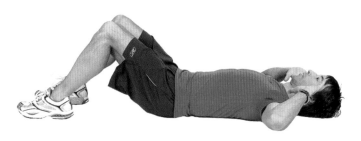

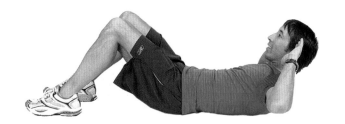

7. EXTENSION DU TRONC

Position de départ : Allongé au sol sur le ventre, placez les mains de chaque côté de la tête.

Action : Effectuez une extension du tronc en soulevant la tête et la cage thoracique vers le haut.

Principaux muscles sollicités :
Extenseurs lombaires.

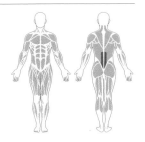

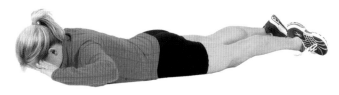

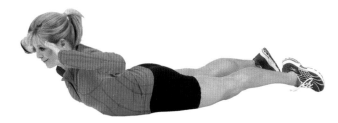

L'entraînement de la flexibilité

L'entraînement de la flexibilité s'est précisé dans les dernières années. Les exercices de flexibilité ont plusieurs rôles, entre autres, la réadaptation, le retour au calme et l'augmentation de l'amplitude articulaire. Le moment, la méthode et le type d'étirement dicteront les effets sur le corps.

Les exercices de flexibilité, dans ce programme, ont pour objectif d'améliorer légèrement l'amplitude articulaire, amenant ainsi, avec le temps, une réduction des risques de blessure causée par un déséquilibre musculaire. De plus, ils favoriseront le retour au calme. Il est donc recommandé de les effectuer à la fin de l'entraînement.

Méthode d'entraînement

Étirez le muscle jusqu'à ce que vous ressentiez une légère tension. Ensuite, maintenez la position pour une période de **60 secondes ou plus.**

Quatre exercices de flexibilité sont à effectuer au centre de conditionnement physique ainsi qu'à la maison. Il est à noter que les exercices ainsi que la méthode d'entraînement ne seront pas modifiés au cours du programme.

1. ÉTIREMENT DES ISCHIO-JAMBIERS

Position de départ : Placé au sol sur le dos avec une jambe au sol et l'autre soulevée, agrippez la jambe soulevée à la hauteur du mollet.

Action : Tendez et tirez progressivement la jambe vers le tronc. Maintenez la position lorsque vous ressentez une légère tension.

Principaux muscles sollicités :
Ischio-jambiers.

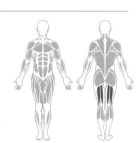

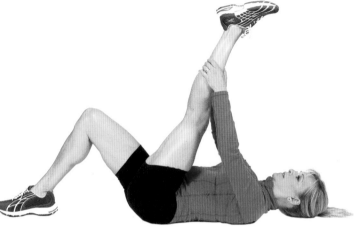

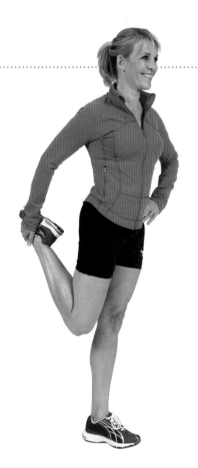

2. ÉTIREMENT DES QUADRICEPS

Position de départ : Debout, agrippez une cheville avec votre main. Maintenez le dos droit.

Action : Tirez légèrement la cheville vers l'arrière et serrez les muscles fessiers.

Principaux muscles sollicités :
Quadriceps.

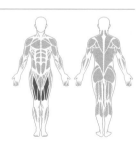

3. ÉTIREMENT DES PECTORAUX

Position de départ : Debout à côté du mur, les pieds écartés à la largeur des épaules, fléchissez les genoux. Appuyez le coude et l'avant-bras sur le mur.

Action : Effectuez une rotation externe du tronc.

Principaux muscles sollicités :
Pectoraux.

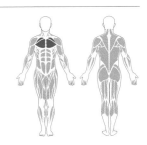

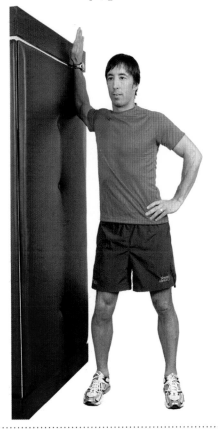

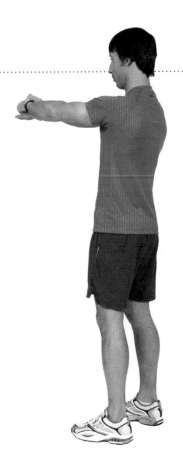

4. ÉTIREMENT DES RHOMBOÏDES

Position de départ : Debout, les pieds écartés à la largeur des épaules, gardez le tronc droit et fléchissez les genoux. Mettez les mains à la hauteur des épaules.

Action : Poussez vers l'avant afin que vos omoplates se déplacent vers les côtés de votre corps.

Principaux muscles sollicités :
Rhomboïdes et trapèzes.

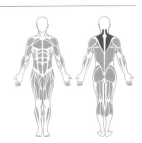

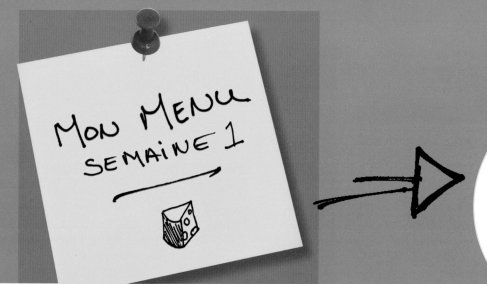

MON MENU SEMAINE 1

1200, 1500, 1800 Calories?

Menu de base à 1200 Calories.
....
Menu à 1500 Calories, ajouter ces aliments au menu de base.
....
Menu à 1800 Calories, ajouter ces aliments au menu de base ainsi qu'au menu à 1500 Calories.

	Déjeuner	Dîner	Souper	Collations
lundi • jour 1	125 ml (½ tasse) de jus d'orange 250 ml (1 tasse) de céréales de son 250 ml (1 tasse) de lait 1 % Café ou thé 125 ml (½ tasse) de céréales de son 125 ml (½ tasse) de lait 1 %	Salade La grecque (p. 191) 1 pain pita de blé entier 125 ml (½ tasse) d'ananas 250 ml (1 tasse) de jus de légumes	★ Filet de poisson bordelais (p. 43) 125 ml (½ tasse) de riz 250 ml (1 tasse) de courgettes cuites 125 ml (½ tasse) de riz 125 ml (½ tasse) de lait 1 % 1 clémentine	125 ml (½ tasse) de fraises 30 ml (2 c. à soupe) d'amandes 1 clémentine 25 g (1 oz) de fromage partiellement écrémé
mardi • jour 2	125 ml (½ tasse) de fraises 2 tranches de pain de blé entier 15 ml (1 c. à soupe) de beurre d'arachide léger 250 ml (1 tasse) de lait 1 % Café ou thé 1 kiwi	Salade L'œuf en folie (p. 191) 4 biscottes de type Melba 1 clémentine 1 petit yogourt à faible teneur en gras (100 g - 3 ½ oz) 25 g (1 oz) de fromage partiellement écrémé	★ Soupe-repas aux lentilles (p. 44) 25 g (1 oz) de fromage partiellement écrémé ½ pain pita de blé entier 125 ml (½ tasse) de concombre 125 ml (½ tasse) de lait 1 % 125 ml (½ tasse) de lanières de poivrons 125 ml (½ tasse) de salade de fruits 125 ml (½ tasse) de lait 1 %	125 ml (½ tasse) de cantaloup 30 ml (2 c. à soupe) de graines de tournesol 30 ml (2 c. à soupe) de graines de tournesol
mercredi • jour 3	½ poire 1 œuf ½ bagel de son ou de blé entier + 5 ml (1 c. à thé) de beurre ou de margarine 250 ml (1 tasse) de lait Café ou thé 1 œuf ½ bagel moyen +5 ml (1 c. à thé) de beurre ou de margarine	Sandwich Le sucré-salé (p. 193) 250 ml (1 tasse) de jus de légumes 125 ml (½ tasse) de concombre 1 petit yogourt à faible teneur en gras (100 g - 3 ½ oz) 250 ml (1 tasse) de tomates cerises 1 pêche 125 ml (½ tasse) de brocoli 250 ml (1 tasse) de carottes +30 ml (2 c. à soupe) de trempette légère	★ Spaghetti à la sauce primavera (p. 45) 30 ml (2 c. à soupe) de parmesan râpé 250 ml (1 tasse) de cantaloup 250 ml (1 tasse) de lait 1 % 125 ml (½ tasse) d'ananas	30 ml (2 c. à soupe) d'amandes 1 clémentine 15 ml (1 c. à soupe) d'amandes

	Déjeuner	Dîner	Souper	Collations
jeudi • jour 4	125 ml (½ tasse) de fraises ½ muffin anglais de blé entier 125 ml (½ tasse) de fromage cottage 1 % 250 ml (1 tasse) de lait 1 % Café ou thé ½ muffin anglais de blé entier 1 banane	Spaghetti à la sauce primavera (p. 45) 2e portion préparée mercredi soir 125 ml (½ tasse) de concombre 125 ml (½ tasse) de cantaloup 30 ml (2 c. à soupe) de parmesan 1 petit yogourt à faible teneur en gras (100 g - 3 ½ oz)	★ Côtelette de porc braisée (p. 46) 250 ml (1 tasse) de couscous 125 ml (½ tasse) de poivrons sautés 125 ml (½ tasse) de lait 1 % 125 ml (½ tasse) de brocoli cuit 125 ml (½ tasse) d'ananas 125 ml (½ tasse) de lait 1 %	45 ml (3 c. à soupe) de graines de tournesol 25 g (1 oz) de fromage partiellement écrémé 2 biscottes de type Melba
vendredi • jour 5	½ pamplemousse Conserver l'autre moitié pour samedi matin. 1 tranche de pain de blé entier 10 ml (2 c. à thé) de beurre d'amande ou d'arachide 250 ml (1 tasse) de lait 1 tranche de pain de blé entier +10 ml (2 c. à thé) de beurre d'amande	Sandwich L'italien (p. 193) 125 ml (½ tasse) de jus de légumes 125 ml (½ tasse) de céleri 125 ml (½ tasse) de poivrons 1 petit yogourt à faible teneur en gras (100 g - 3 ½ oz) 1 kiwi	★ Pétoncles grillés au citron et au thym (p. 47) 125 ml (½ tasse) de riz 250 ml (1 tasse) de brocoli cuit 1 pêche 125 ml (½ tasse) de riz 125 ml (½ tasse) de lait 1 %	4 biscottes de type Melba 25 g (1 oz) de fromage partiellement écrémé 30 ml (2 c. à soupe) d'amandes
samedi • jour 6	½ pamplemousse 175 ml (¾ tasse) de gruau nature préparé 10 ml (2 c. à thé) de sirop d'érable 250 ml (1 tasse) de lait 1 % 1 tranche de pain de blé entier +5 ml (1 c. à thé) de beurre ou de margarine	2 tranches de pain doré* 175 ml (¾ tasse) de yogourt nature sans gras 125 ml (½ tasse) de cantaloup 125 ml (½ tasse) de fraises 1 œuf * Préparé avec 2 tranches de pain de blé entier, 1 œuf et 30 ml (2 c. à soupe) de lait 1 %.	★ Steak aux fines herbes (p. 48) 3 biscottes de type Melba 125 ml (½ tasse) de jus de légumes 250 ml (1 tasse) de courgette 125 ml (½ tasse) de salade de fruits 1 pomme de terre moyenne cuite au four +30 ml (2 c. à soupe) de crème sure légère	★ Carrés aux framboises (p. 49) 250 ml (1 tasse) de lait 1 % 1 clémentine
dimanche • jour 7	125 ml (½ tasse) de cantaloup 175 ml (¾ tasse) de yogourt nature sans gras 60 ml (¼ tasse) de céréales de type granola légères 125 ml (½ tasse) de lait 1 % 30 ml (2 c. à soupe) d'amandes 1 kiwi	Omelette aux herbes du jardin (p. 176) 1 muffin anglais de blé entier 125 ml (½ tasse) de jus de légumes 125 ml (½ tasse) d'ananas 25 g (1 oz) de fromage partiellement écrémé	★ Poulet parmesan (p. 50) 250 ml (1 tasse) de brocoli 3 biscottes de type Melba 1 poire 125 ml (½ tasse) de riz	★ Muffins aux carottes et aux canneberges (p. 51) 250 ml (1 tasse) de lait 1 %

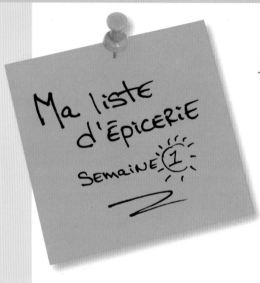

PRODUITS CÉRÉALIERS

	1200	1500	1800
◯ Bagels de son ou de blé entier : 1 sac (½ bagel)		-	+½
◯ Biscottes de type Melba* : 1 paquet (14 biscottes)		-	+2
◯ Ciabattas : 1 sac (1 ciabatta)		-	-
◯ Muffins anglais blé entier : 1 sac (1½ muffin)		+½	-
◯ Pain de blé entier : 1 pain (7 tranches)		+2	-
◯ Pita de blé entier : 1 sac (1 ½ pita)		-	-

Note : Choisir une céréale qui apporte plus de 4 g de fibres et moins de 5 g de sucre par portion de 30 g.

* On peut remplacer les biscottes par des biscottes de seigle de type Ryvita, Wasa ou Kavli. Une portion de 2 biscottes Melba équivaut à une biscotte de seigle.

LAIT ET SUBSTITUTS

	1200	1500	1800
◯ Fromage cottage 1 % : 1 pot 125 ml (½ t.)		-	-
◯ Feta : 1 bloc 75 ml (⅓ t.)		-	-
◯ Fromage partiellement écrémé : 1 bloc 75 g (2 ½ oz)		+25 g (1 oz)	+75 g (2 ½ oz)
◯ Lait 1% : 2,25 l (9 t.)		+875 ml (3 ½ t.)	+500 ml (2 t.)
◯ Yogourt nature 1% m.g. : 1 pot 350 ml (1 ½ t.)		-	-
◯ Petits yogourts allégés de 100 g (3 ½ oz) : 1		+2	+1

FRUITS ET LÉGUMES

	1200	1500	1800
FRUITS			
◯ Ananas : 1 ou 125 ml (½ t.)		-	+375 ml (1 ½ t.)
◯ Banane :		1	-
◯ Canneberges séchées : 1 sachet 125 ml (½ t.)		-	-
◯ Cantaloup : 1 ou 750 ml (3 t.)		-	-
◯ Clémentines :		3	+2
◯ Compote de pomme sans sucre : 125 ml (½ t.)		-	-
◯ Fraises : 500 ml (2 t.)		-	-
◯ Framboises : 875 ml (3 ½ t.)		-	-
◯ Jus d'orange : 125 ml (½ t.)		-	-
◯ Kiwi :		-	3
◯ Pamplemousse : 1		-	-
◯ Pêche :		2	-
◯ Poire : 1		+1	-
◯ Salade de fruits :		125 ml (½ t.)	+125 ml (½ t.)
LÉGUMES			
◯ Brocoli : 1 ou 500 ml (2 t.)		+125 ml (½ t.)	+125 ml (½ t.)
◯ Carotte : 2-3 ou 500 ml (2 t.)		-	+1-2 ou 250 ml (1 t.)
◯ Céleri : 1-2 branches ou 250 ml (1 t.)		-	-
◯ Champignons : 1 l (4 t.)		-	-
◯ Concombre : 2 ou 500 ml (2 t.)		-	-
◯ Courgette : 2 ou 500 ml (2 t.)		-	-
◯ Jus de légumes : 625 ml (2 ½ t.)		-	+250 ml (1 t.)
◯ Jus de tomates : 1,25 l (5 t.)		-	-
◯ Laitue : 1 ou 500 ml (2 t.)		-	+250 ml (1 t.)
◯ Maïs en grains : 60 ml (¼ t.)		-	-
◯ Pâte de tomate : 1 tube ou une petite boîte (30 ml - 2 c. à s.)		-	-
◯ Poivrons rouges et verts : 6 ou 1,5 l (6 t.)		+125 ml (½ t.)	-
◯ Pomme de terre :		-	1
◯ Tomates en boîte : 2 boîtes de 796 ml (28 oz)		-	-
◯ Tomates cerises : 125 ml (1 t.)		+250 ml (1 t.)	-
◯ Tomate mûre moyenne : 1		-	-

VIANDE ET SUBSTITUTS

	1200	1500	1800
◯ Amandes : 60 ml (¼ t.)		+30 ml (2 c. à s.)	+45 ml (3 c. à s.)
◯ Côtelettes de porc : 90 g (3 oz)		-	-
◯ Dinde cuite en tranches : 75 g (2 ½ oz)		-	-
◯ Graines de tournesol : 45 g (3 c. à s.)		+30 ml (2 c. à s.)	+30 ml (2 c. à s.)
◯ Filet de morue : 120 g (4 oz)		-	-
◯ Flan de bœuf : 90 g (3 oz)		-	-
◯ Œufs : 7		+1	+1
◯ Pétoncles : 120 g (4 oz)		-	-
◯ Poitrine de poulet : 165 g (5 ½ oz)		-	-
◯ Prosciutto : 1 tranche 25 g (1 oz)		-	-

S'ASSURER D'AVOIR AU FRIGO, AU GARDE-MANGER OU AU JARDIN...

- ◯ Ail frais
- ◯ Beurre ou margarine
- ◯ Ciboulette fraîche
- ◯ Citrons
- ◯ Crème sure légère
- ◯ Jus de citron
- ◯ Lentilles sèches
- ◯ Mayonnaise
- ◯ Oignons
- ◯ Olives noires
- ◯ Parmesan
- ◯ Persil frais
- ◯ Quelques feuilles de laitue
- ◯ Trempette légère
- ◯ Vin blanc

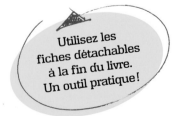

Utilisez les fiches détachables à la fin du livre. Un outil pratique !

Ingrédients du menu de base à 1200 Calories.
Ajouter les ingrédients inscrits en bleu au menu de base.
Ajouter les ingrédients inscrits en vert au menu de base ainsi qu'au menu de 1500 Calories.

Valeur nutritive

lipides : 5 g
protéines : 22 g
glucides : 1 g
valeur énergétique :
140 kcal
équivalents : 1 ½ VS,
1 Gras

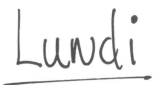

Lundi

★ Filet de poisson bordelais

1 portion

Ingrédients

15 ml	**(1 c. à soupe)** d'oignons, hachés
120 g	**(4 oz)** de filet de morue
15 ml	**(1 c. à soupe)** de persil frais, haché
5 ml	**(1 c. à thé)** d'huile d'olive
30 ml	**(2 c. à soupe)** de vin blanc
Au goût	Sel, poivre, paprika et jus de citron
1	quartier de citron

Préparation

- Étendre la moitié des oignons dans un plat de cuisson et mettre la morue par-dessus.
- Ajouter le reste des oignons, le persil, l'huile et le vin.
- Ajouter le sel, le poivre et le paprika. Cuire au four de 12 à 15 minutes à 180 ºC (350 ºF). Terminer la cuisson à *broil*.
- Servir avec un quartier de citron.

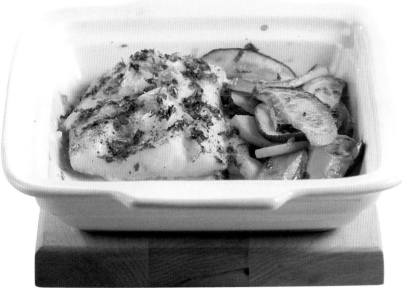

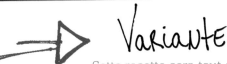

Variante

Cette recette sera tout aussi délicieuse avec un filet de sole ou d'aiglefin.

Menu du jour 2

Déjeuner

125 ml (½ tasse) de fraises

2 tranches de pain de blé entier

15 ml (1 c. à soupe) de beurre d'arachide léger

250 ml (1 tasse) de lait 1 %

Café ou thé

1 kiwi

Dîner

Salade L'œuf en folie (p. 191)

4 biscottes de type Melba

1 clémentine

1 petit yogourt à faible teneur en gras (100 g - 3 ½ oz)

25 g (1 oz) de fromage partiellement écrémé

Souper

★ Soupe-repas aux lentilles

25 g (1 oz) de fromage partiellement écrémé

½ pain pita de blé entier

125 ml (½ tasse) de concombre

125 ml (½ tasse) de lait 1 %

125 ml (½ tasse) de lanières de poivrons

125 ml (½ tasse) de salade de fruits

125 ml (½ tasse) de lait 1 %

Collations

125 ml (½ tasse) de cantaloup

30 ml (2 c. à soupe) de graines de tournesol

30 ml (2 c. à soupe) de graines de tournesol

Valeur nutritive

lipides : 7 g
protéines : 14 g
glucides : 32 g
valeur énergétique : 250 kcal
équivalents : 2 ½ LÉG, ½ VS, 1 Gras

Mardi

★ Soupe-repas aux lentilles

1 portion

Ingrédients

5 ml	(1 c. à thé) d'huile d'olive
60 ml	(¼ tasse) d'oignons, hachés finement
60 ml	(¼ tasse) de carottes, en dés
2 ml	(½ c. à thé) de thym séché
250 ml	(1 tasse) de bouillon de poulet à faible teneur en sodium
180 ml	(⅔ tasse) de tomates étuvées en conserve (réserver le reste pour la sauce primavera de mercredi soir)
30 ml	(2 c. à soupe) de lentilles sèches
15 ml	(1 c. à soupe) de persil frais
Au goût	Sel et poivre

Préparation

- Dans une casserole, faire revenir les oignons et les carottes dans l'huile.

- Ajouter le thym et incorporer le bouillon, les tomates, les lentilles, le sel et le poivre.

- Laisser mijoter environ 45 minutes, jusqu'à ce que les lentilles soient tendres.

- Garnir de persil et servir.

Variante

Remplacez la moitié du bouillon par du lait de coco léger.

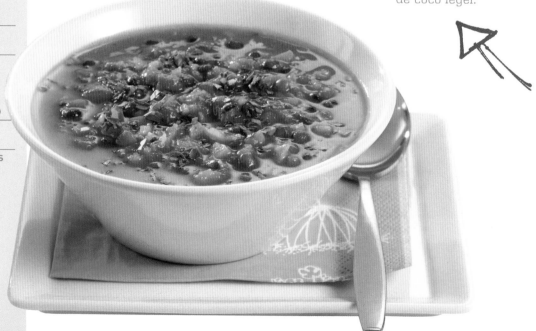

Valeur nutritive

lipides : 5 g
protéines : 10 g
glucides : 57 g
valeur énergétique :
310 kcal
équivalents : 2 LÉG,
2 ½ PC

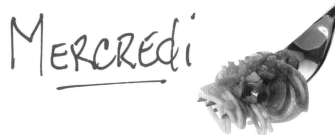

Mercredi

★ Spaghetti à la sauce primavera

1 portion

Ingrédients

250 ml **(1 tasse)** de spaghettis de blé entier, cuits

250 ml **(1 tasse)** de sauce primavera maison

Préparation

- Cuire les pâtes dans l'eau bouillante salée. Égoutter.
- Chauffer la sauce.
- Mélanger la sauce avec les pâtes et servir immédiatement.

Truc pratique

Doublez cette recette pour votre dîner de jeudi midi.

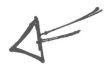

Sauce primavera maison

portion : 2,5 l (10 tasses)

Ingrédients

45 ml **(3 c. à soupe)** d'huile d'olive

2 oignons, hachés

2 à 3 gousses d'ail, hachées

2 poivrons verts, hachés

2 poivrons rouges, hachés

750 ml **(3 tasses)** de champignons, en tranches

1,25 litre (5 tasses) de jus de tomate

30 ml **(2 c. à soupe)** de pâte de tomate

2 boîtes de **796 ml (28 oz)** de tomates étuvées (ou 1 boîte et le reste de la boîte utilisée pour le souper de mardi soir)

2 feuilles de laurier

Au goût Sel, poivre et thym

Préparation

- Chauffer l'huile d'olive dans une grande casserole et faire revenir les oignons, l'ail, les poivrons et les champignons quelques minutes.
- Ajouter le jus de tomate, la pâte de tomate, les tomates en boîte et les assaisonnements. Couvrir et laisser mijoter environ une heure.

* Congelez la sauce non utilisée en au moins 5 portions de 125 ml (½ tasse) [1 équivalent légume] et 1 portion de 250 ml (1 tasse) [2 équivalents légumes]. Congelez le reste à votre convenance.

Valeur nutritive

lipides : 3 g
protéines : 2 g
glucides : 13 g
valeur énergétique :
90 kcal
équivalents : 2 LÉG
pour 250 ml (1 tasse)

Menu du jour 3

Déjeuner

½ poire

1 œuf

½ bagel de son ou de blé entier

5 ml (1 c. à thé) de beurre ou de margarine

250 ml (1 tasse) de lait

Café ou thé

1 œuf

½ bagel moyen
+5 ml (1 c. à thé) de beurre ou de margarine

Dîner

Sandwich : Le sucré-salé (p. 193)

250 ml (1 tasse) de jus de légumes

125 ml (½ tasse) de concombre

1 petit yogourt à faible teneur en gras (100 g - 3 ½ oz)

250 ml (1 tasse) de tomates cerises

1 pêche

125 ml (½ tasse) de brocoli

250 ml (1 tasse) de carottes
+30 ml (2 c. à soupe) de trempette légère

Souper

★ Spaghetti à la sauce primavera

30 ml (2 c. à soupe) de parmesan râpé

250 ml (1 tasse) de cantaloup

250 ml (1 tasse) de lait 1 %

125 ml (½ tasse) d'ananas

Collations

30 ml (2 c. à soupe) d'amandes

1 clémentine

15 ml (1 c. à soupe) d'amandes

Menu du jour 4

Déjeuner

125 ml (½ tasse) de fraises

½ muffin anglais de blé entier

125 ml (½ tasse) de fromage cottage 1 %

250 ml (1 tasse) de lait 1 %

Café ou thé

½ muffin anglais de blé entier

1 banane

Dîner

Spaghetti à la sauce primavera
2e portion préparée mercredi soir

125 ml (½ tasse) de concombre

125 ml (½ tasse) de cantaloup

30 ml (2 c. à soupe) de parmesan

1 petit yogourt à faible teneur en gras (100 g – 3 ½ oz)

Souper

★ Côtelette de porc braisée

250 ml (1 tasse) de couscous

125 ml (½ tasse) de poivrons sautés

125 ml (½ tasse) de lait 1 %

125 ml (½ tasse) de brocoli cuit

125 ml (½ tasse) d'ananas

125 ml (½ tasse) de lait 1 %

Collations

45 ml (3 c. à soupe) de graines de tournesol

25 g (1 oz) de fromage partiellement écrémé

2 biscottes de type Melba

Valeur nutritive
lipides : 11 g
protéines : 21 g
glucides : 3 g
valeur énergétique : 200 kcal
équivalents : 1 LÉG, 1 ¼ VS, 1 Gras

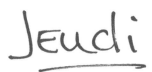

Jeudi

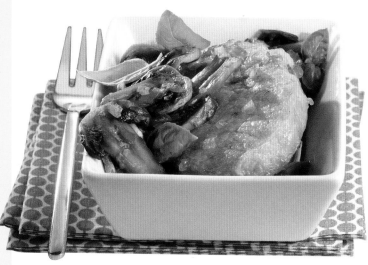

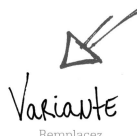

Variante

Remplacez les champignons par de fines lanières de poivron rouge.

★ Côtelette de porc braisée

1 portion

Ingrédients

1	côtelette de porc sans gras de **90 g (3 oz)**
5 ml	**(1 c. à thé)** d'huile d'olive
30 ml	**(2. à soupe)** d'oignons, hachés
125 ml	**(½ tasse)** de champignons, tranchés
5 ml	**(1 c. à thé)** de sauce soya
30 ml	**(2 c. à soupe)** de vin blanc
5 ml	**(1 c. à thé)** de jus de citron
1	gousse d'ail, hachée
Au goût	Sel et poivre

Préparation

- Saler et poivrer la côtelette de porc de chaque côté.

- Faire saisir le porc dans l'huile d'olive. Retirer la viande et réserver.

- Dans la même poêle, faire revenir les oignons et les champignons.

- Pendant ce temps, mélanger la sauce soya, le vin, le jus de citron et l'ail dans un petit bol.

- Remettre la côtelette dans la poêle et recouvrir des légumes.

- Verser les ingrédients liquides dans la poêle et cuire au four de 12 à 15 minutes à 180 °C (350 °F).

Valeur nutritive

lipides : 10 g
protéines : 20 g
glucides : 4 g
valeur énergétique :
190 kcal
équivalents : 1 ½ VS,
2 Gras

Vendredi

★ Pétoncles grillés au citron et au thym

1 portion

Ingrédients

10 ml	**(2 c. à thé)** d'huile d'olive
10 ml	**(2 c. à thé)** de jus de citron
5 ml	**(1 c. à thé)** de thym séché
120 g	**(4 oz)** de pétoncles
	Zeste de citron, râpé
Au goût	Sel, poivre et paprika

Préparation

- Dans un poêlon, chauffer l'huile, le jus de citron, le thym et les assaisonnements.

- Ajouter les pétoncles et laisser brunir quelques secondes avant de poursuivre la cuisson sous le gril du four (4 à 6 minutes pour les petits pétoncles ; 6 à 8 minutes pour les gros).

- Servir immédiatement en saupoudrant d'un peu de zeste de citron.

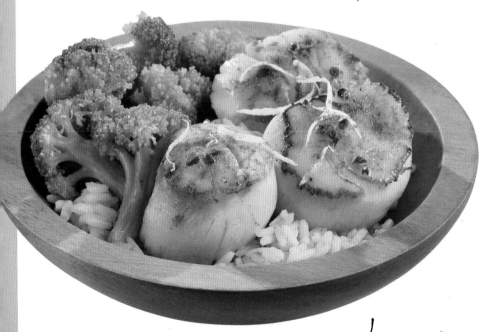

Variante

On peut faire cette recette avec d'autres agrumes
(orange, pamplemousse, etc.).

Menu du jour 5

Déjeuner

½ pamplemousse
Conserver l'autre moitié
pour samedi matin.

1 tranche de pain de blé entier

10 ml (2 c. à thé) de beurre d'amande ou d'arachide

250 ml (1 tasse) de lait

1 tranche de pain de blé entier
+10 ml (2 c. à thé) de beurre
d'amande

Dîner

Sandwich : L'italien (p. 193)

125 ml (½ tasse) de jus de légumes

125 ml (½ tasse) de céleri

125 ml (½ tasse) de poivrons

1 petit yogourt à faible teneur
en gras (100 g - 3 ½ oz)

1 kiwi

Souper

★ Pétoncles grillés au citron et au thym

125 ml (½ tasse) de riz

250 ml (1 tasse) de brocoli cuit

1 pêche

125 ml (½ tasse) de riz

125 ml (½ tasse) de lait 1 %

Collations

4 biscottes de type Melba

25 g (1 oz) de fromage partiellement écrémé

30 ml (2 c. à soupe) d'amandes

Menu du jour 6

Déjeuner

½ pamplemousse

175 ml (¾ tasse) de gruau
nature préparé

10 ml (2 c. à thé) de sirop
d'érable

250 ml (1 tasse) de lait 1 %

1 tranche de pain de blé entier
+5 ml (1 c. à thé) de beurre
ou de margarine

Dîner

2 tranches de pain doré*

175 ml (¾ tasse) de yogourt
nature sans gras

125 ml (½ tasse) de cantaloup

125 ml (½ tasse) de fraises

1 œuf

Souper

★ Steak aux fines herbes

3 biscottes de type Melba

125 ml (½ tasse) de jus
de légumes

250 ml (1 tasse) de courgette

125 ml (½ tasse) de salade
de fruits

1 pomme de terre moyenne
cuite au four
+30 ml (2 c. à soupe) de crème
sure légère

Collations

★ Carrés aux framboises

250 ml (1 tasse) de lait 1 %

1 clémentine

* Préparé avec 2 tranches de pain
de blé entier, 1 œuf et 30 ml
(2 c. à soupe) de lait 1 %.

Valeur nutritive

lipides : 15 g
protéines : 20 g
glucides : 4 g
valeur énergétique :
230 kcal
équivalents : 1 VS,
2 Gras

Samedi

★ Steak aux fines herbes

1 portion

Ingrédients

90 g	(3 oz)	de flanc de bœuf
10 ml	(2 c. à thé)	d'huile d'olive
30 ml	(2 c. à soupe)	d'oignons, hachés
1		gousse d'ail, hachée
5 ml	(1 c. à thé)	de farine tout usage
5 ml	(1 c. à thé)	d'herbes de Provence
5 ml	(1 c. à thé)	de jus de citron
125 ml	(½ tasse)	de bouillon de bœuf à faible teneur en sodium
Au goût		Sel et poivre

Préparation

- Retirer le gras visible du bœuf et le saisir dans une poêle antiadhésive jusqu'à la cuisson désirée. Réserver.

- Dans la même poêle, faire revenir les oignons et l'ail dans l'huile d'olive.

- Saupoudrer de farine et aromatiser avec les herbes de Provence, le sel et le poivre.

- Arroser de jus de citron et de bouillon, puis porter à ébullition en remuant.

- Napper la viande de sauce aux herbes et servir.

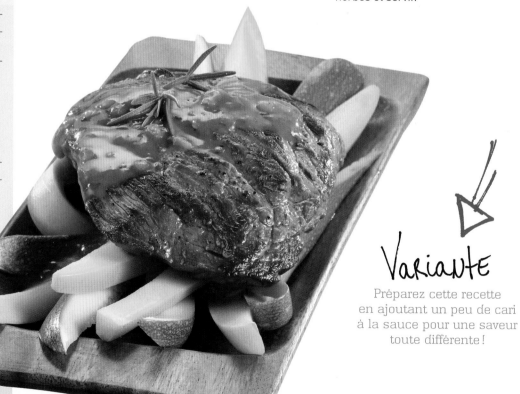

Variante

Préparez cette recette
en ajoutant un peu de cari
à la sauce pour une saveur
toute différente !

Valeur nutritive

lipides : 9 g
protéines : 3 g
glucides : 27 g
valeur énergétique :
200 kcal
équivalents : 1 FR,
1 PC, 2 Gras

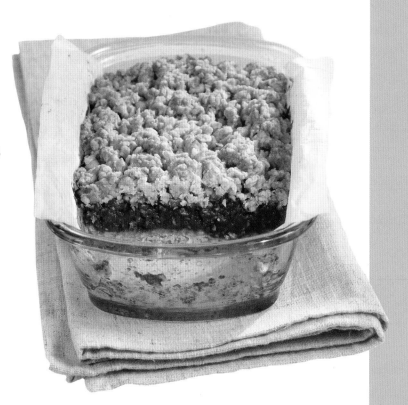

★ Carrés aux framboises

8 portions

Ingrédients

875 ml	(3 ½ **tasses**) de framboises fraîches ou surgelées
60 ml	(¼ **tasse**) de sucre
60 ml	(¼ **tasse**) d'eau
125 ml	(½ **tasse**) de farine de blé entier
175 ml	(¾ **tasse**) de flocons d'avoine
30 ml	(2 c. à soupe) de germe de blé
30 ml	(2 c. à soupe) de cassonade
75 ml	(⅓ **tasse**) de beurre
45 ml	(3 c. à soupe) de lait

Préparation

- Préchauffer le four à 180 °C (350 °F).
- Dans une casserole, porter les framboises, le sucre et l'eau à ébullition. Baisser le feu et laisser mijoter environ 15 minutes.
- Pendant ce temps, mélanger tous les autres ingrédients dans un bol.
- Presser la moitié des ingrédients secs dans un petit moule recouvert d'une feuille de papier parchemin. Verser les framboises et couvrir avec les ingrédients secs restants.
- Cuire au four environ 30 minutes.

Note : Congelez individuellement les portions restantes.

Variante

On peut faire ces carrés aux pommes et à la cannelle, aux bleuets, aux fraises et à la rhubarbe ou encore à la mangue et à l'ananas !

Menu du jour 7

Déjeuner

125 ml (½ tasse) de cantaloup

175 ml (¾ tasse) de yogourt nature sans gras

60 ml (¼ tasse) de céréales de type granola légères

125 ml (½ tasse) de lait 1 %

30 ml (2 c. à soupe) d'amandes

1 kiwi

Dîner

Omelette aux herbes du jardin (p. 176)

1 muffin anglais de blé entier

125 ml (½ tasse) de jus de légumes

125 ml (½ tasse) d'ananas

25 g (1 oz) de fromage partiellement écrémé

Souper

⭐ Poulet parmesan

250 ml (1 tasse) de brocoli

3 biscottes de type Melba

1 poire

125 ml (½ tasse) de riz

Collations

⭐ 1 muffin aux carottes et aux canneberges

250 ml (1 tasse) de lait 1 %

Valeur nutritive

lipides : 7 g
protéines : 28 g
glucides : 17 g
valeur énergétique : 235 kcal
équivalents : 1 VS, 1 LÉG, ½ PC, ½ LS

Dimanche

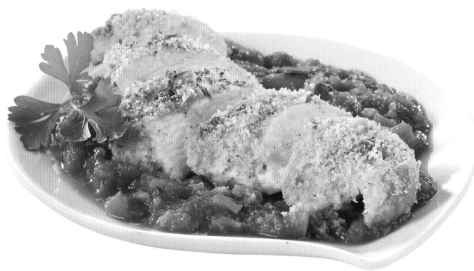

⭐ Poulet parmesan

1 portion

Ingrédients

30 ml	**(2 c. à soupe)** de chapelure
30 ml	**(2 c. à soupe)** de parmesan, râpé finement
1	gousse d'ail, hachée finement
5 ml	**(1 c. à thé)** de persil séché
	Un peu de lait
1	poitrine de poulet de **165 g (5 ½ oz)** (réserver **75 g (2 ½ oz)** pour le souper de lundi prochain)
125 ml	**(½ tasse)** de sauce primavera (portion congelée)
Au goût	Sel, poivre et paprika

Préparation

- Préchauffer le four à 180 °C (350 °F).

- Dans une assiette creuse, mélanger la chapelure, la moitié du parmesan, l'ail, le persil et les assaisonnements.

- Tremper la poitrine de poulet dans un peu de lait, puis presser dans le mélange de chapelure, jusqu'à ce qu'elle adhère bien à la chair.

- Mettre le poulet dans un plat de cuisson et cuire au four environ 30 minutes, jusqu'à ce qu'il soit bien cuit.

- Pendant ce temps, chauffer la sauce primavera.

- Napper le poulet de sauce primavera et saupoudrer avec le parmesan restant.

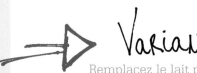

Variante

Remplacez le lait par du pesto de basilic ou de tomates séchées.

★ Muffins aux carottes et aux canneberges

6 portions

Ingrédients

45 ml	(3 c. à soupe)	de beurre
45 ml	(3 c. à soupe)	de sucre
1		œuf
125 ml	(½ tasse)	de compote de pomme non sucrée
30 ml	(2 c. à soupe)	de lait
175 ml	(¾ tasse)	de farine de blé entier
10 ml	(2 c. à thé)	de levure chimique (poudre à pâte)
5 ml	(1 c. à thé)	de bicarbonate de soude
1		pincée de sel
375 ml	(1½ tasse)	de carottes, râpées
125 ml	(½ tasse)	de canneberges séchées

Préparation

- Préchauffer le four à 180 °C (350 °F) et beurrer six moules à muffins ou utiliser des moules en papier.

- Dans un bol, battre le beurre et le sucre. Ajouter l'œuf, puis la compote et le lait.

- Ajouter la farine, la levure chimique, le bicarbonate de soude et le sel. Remuer pour humecter.

- Ajouter les carottes et les canneberges, remuer légèrement et verser dans les moules.

- Cuire au four environ 30 minutes, jusqu'à ce qu'un cure-dent inséré au centre ressorte sec.

Note : Congelez individuellement les portions restantes.

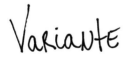

Remplacez les carottes par des courgettes et les canneberges par des raisins secs

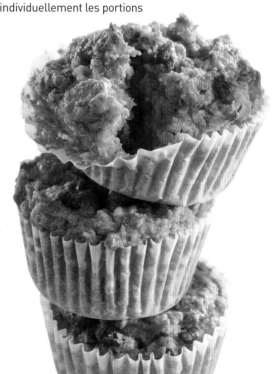

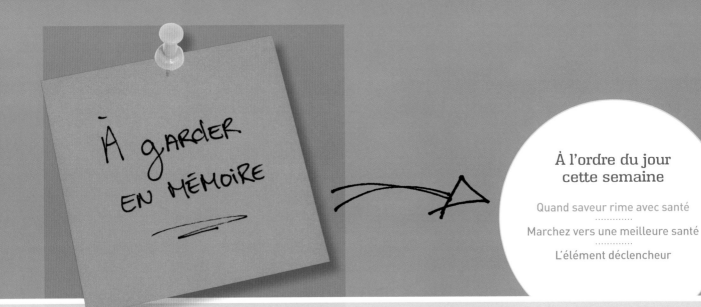

À garder en mémoire

À l'ordre du jour cette semaine

Quand saveur rime avec santé

Marchez vers une meilleure santé

L'élément déclencheur

Les conseils d'Isabelle

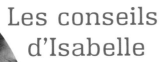

Quand saveur rime avec santé

Vous avez maintenant entamé votre première semaine de menu. Quel que soit l'apport énergétique que vous avez choisi, les menus misent sur la qualité des ingrédients. Bien manger est une chose, mais il faut également avoir du plaisir à manger. Voilà pourquoi les substituts de repas représentent peu d'attrait comparativement à des menus sains comme ceux proposés. Il faut éviter aussi d'avoir trop faim, ce qui ne peut qu'entraver le succès du régime. Mieux vaut opter pour un régime un peu plus calorique. D'ailleurs, il est prouvé que les régimes plus restrictifs ne fonctionnent pas à long terme, puisqu'ils entraînent des fringales, avec une reprise de poids inévitable.

Pour que le régime soit agréable, il est hors de question que vous limitiez vos sorties. De temps à autre, manger au restaurant fait le plus grand bien au moral. Pour y faire des choix gagnants, consultez le tableau de la page suivante.

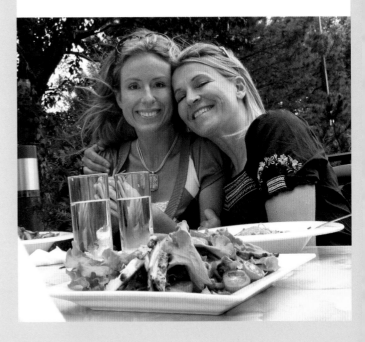

Semaine 1

Bien manger au resto : les meilleurs choix

Que l'on aille au restaurant français, italien ou chinois, il est possible de faire des choix judicieux. Voici un tour d'horizon des meilleurs choix, selon les types de restaurants.

Italien

En entrée, privilégiez le minestrone ou une salade. Si vous voulez manger des pâtes, éloignez la corbeille de pain... Optez pour des sauces à la tomate plutôt qu'à la crème et n'hésitez pas à prendre des portions pour enfant. Vous pouvez aussi choisir une viande ou un poisson grillé accompagné d'une portion raisonnable de pâtes (250 ml - 1 tasse) et de légumes. En dessert, un bon cappucino saura remplacer le tiramisu.

Français

Commandez les escargots à la sauce provençale, les moules (sans frites), le filet de poisson déposé sur un nid lentilles, le lapin aux pruneaux, les crevettes au pastis... mais évitez les terrines, les sauces généreuses à la crème et les desserts trop riches (crème brûlée, tartes...).

À la rôtisserie

Tenez-vous loin des frites et des portions généreuses de gâteau. Enlevez la peau de la volaille ou le gras visible de la viande. En accompagnement, demandez un supplément de légumes et une pomme de terre au four ou du riz. En dessert, optez pour une salade de fruits ou une boule de sorbet.

Chinois

Troquez les rouleaux impériaux pour des rouleaux de printemps, le poulet du général Tao pour un sauté de poulet au gingembre et le riz frit pour un riz blanc collant. En tout temps, privilégiez les plats sautés ou cuits à la vapeur. Profitez-en pour manger beaucoup de légumes et mangez à tout coup avec des baguettes pour ralentir votre rythme d'ingestion.

Japonais

La soupe miso, les sushis et les sashimis, les viandes grillées accompagnées de sauce teriyaki, les crevettes sautées avec des légumes ou au tofu... et même la petite boule de glace au thé vert sont de bons choix. En fait, il y a peu de choses à éviter au restaurant japonais, sinon les tempuras trop lourds et les mets trop salés et additionnés de MSG, pour les personnes sensibles.

À la sandwicherie

Il suffit d'éviter les charcuteries et de privilégier les sandwichs à base de grains entiers ou les pitas garnis de thon ou de volaille. Remplacez la mayonnaise par de la moutarde et accompagnez votre sandwich d'une salade ou d'un jus de légumes. Si le sandwich est végétarien, ajoutez-y une belle salade de légumineuses.

Grec

Allez-y gaiement avec la tzatziki (tartinade de yogourt à l'ail et au concombre), les pieuvres et les calmars grillés, les souvlakis et les feuilles de vigne farcies. Évitez les feuilletés, même s'ils sont farcis d'épinards et de fromage feta, les saucisses et les calmars frits. Dans les restos populaires, ne pas accompagner les brochettes de viande à la fois de riz et de pommes de terre.

À la pizzeria

Privilégiez les croûtes minces garnies de légumes et de viandes maigres (poulet, jambon). Évitez le pain à tout prix et les garnitures de saucisses et charcuteries. Prenez une portion équivalente à 1 ou 2 pointes de pizza et accompagnez le tout d'une belle grosse salade de légumes variés.

Dans une formule déjeuner

Une assiette de fruits, des rôties, des céréales, du fromage cottage, un œuf ou une crêpe aux fruits (avec un filet de sirop d'érable) ou une omelette aux légumes représentent de bons choix. Évitez le bacon, les saucisses, les croissants et les muffins.

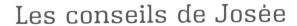

Les conseils de Josée

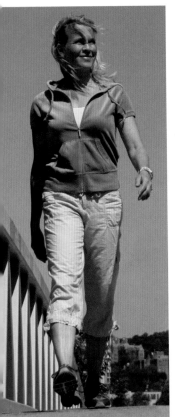

Marchez vers une meilleure santé

S'il y a un témoignage de succès qui revient souvent chez les gens qui ont réussi à maigrir, c'est bien qu'ils ont atteint leur objectif en marchant.

La marche est abordable et vous demande un seul investissement incontournable : de bonnes chaussures.

Chez la plupart des individus qui n'ont jamais trouvé d'intérêt ou de plaisir à faire une activité physique, la marche devient clairement la solution.

Un programme de marche peut débuter doucement, pour vous initier progressivement à l'exercice et vous donner confiance.

Programme de six semaines pour les débutants*

Première semaine

Objectif : Retrouver le goût de marcher.
Plan de match : Prenez une marche agréable de 10 minutes, 6 jours durant la semaine. Marchez à un rythme constant et apprenez à apprécier ce moment qui vous appartient ou, mieux, trouvez-vous un partenaire de marche !

Deuxième semaine

Objectif : Développer un minimum d'endurance.
Plan de match : Variez la durée de vos marches en alternant entre des marches rapides et des marches de « promenade ».

Faites en sorte qu'à la fin de la 2e semaine votre temps de marche soit de 30 minutes.

Troisième semaine

Objectif : Développer l'endurance musculaire des membres inférieurs et augmenter la dépense calorique.
Plan de match : Commencez chaque entraînement par un échauffement de 5 minutes, en marchant sur un terrain plat.

Marchez ensuite en montant pendant 2 à 5 minutes, puis descendez lentement cette pente et reprenez le cycle. Terminez en marchant sur un terrain plat pendant 5 minutes.

Faites cet exercice les 1er, 3e et 5e jours de la semaine, en ajoutant un intervalle de pente supplémentaire le 5e jour.

Les 2e 4e et 6e jours, marchez d'un pas rapide pendant 20 à 30 minutes.

Quatrième semaine

Objectif : Brûler des calories.
Plan de match :
1er jour : 20 minutes de marche en pente.
2e jour : 20 minutes de marche rapide.
3e jour : 25 à 30 minutes, à un rythme de promenade.
4e jour : 20 minutes de marche rapide.
5e jour : 25 à 30 minutes, à un rythme de promenade.
6e jour : 40 minutes à un rythme qui vous rend légèrement essoufflé.

Concentrez-vous sur vos pas en vous procurant un podomètre et tentez d'en augmenter le nombre chaque jour.

Cinquième semaine

Objectif : Brûler encore plus de calories.
Plan de match :
1er jour : 25 minutes de marche rapide avec des sprints de 30 à 60 secondes toutes les 5 minutes.
2e, 3e et 5e jours : 30 minutes de marche à un rythme modéré.
4e jour : même chose que le 1er jour.
6e jour : 45 minutes de marche à un rythme modéré.

Sixième semaine

Objectif : Combiner les différents entraînements et être créatif, pour que cette 6e semaine soit **PLAISANTE**.
Plan de match :
1er jour : 25 minutes de marche avec des sprints de 30 à 60 secondes toutes les 5 minutes.
2e jour : 30 minutes à un rythme de promenade.
3e jour : 25 minutes de marche avec des pentes.
4e jour : 20 minutes de marche rapide.
5e jour : 20 minutes à un rythme de promenade.
6e jour : 60 minutes (oui vous le pouvez !) à un rythme de promenade.

Poursuivez ce programme en augmentant progressivement la durée et l'intensité de vos marches.
Mille bravos !

---

* Cet entraînement peut remplacer la partie cardiovasculaire du programme Kilo Cardio.

Les conseils de Guy

L'élément déclencheur

En 2005, mon médecin de famille me suggère fortement d'aller passer un test de « tapis roulant » auprès d'un cardiologue. Non pas qu'il ait décelé une anomalie quelconque, mais seulement à titre préventif, étant donné qu'il y a des antécédents de maladies cardiaques dans ma famille, dont mon père qui en est décédé à l'âge de 66 ans.

Il me dit : « Écoute, à 109 kg (240 lb), 1 m 70 (5 pi 7 po) et beaucoup d'obésité abdominale, j'aimerais savoir comment va ton cœur. » Je n'ai pas vraiment le choix, même si, au fond, je crois que je vais perdre mon temps en allant passer ce test. Je me pointe là quelques semaines plus tard. Le test du tapis roulant consiste en 9 minutes de marche rapide, voire très rapide, dans le but d'amener le cœur à son maximum, tout en étant relié à un électrocardiogramme afin de déceler d'éventuels problèmes. C'est tellement sérieux comme test que le cardiologue demeure près de vous tout au long, au cas où... vous feriez un infarctus. Pas de blague, c'est le but de sa présence.

Bref, je passe le test sans problème du point de vue médical. Mais, en réalité, j'ai souffert physiquement et psychologiquement tout au long du test. À tout moment, je voulais abandonner tellement j'étais exténué, mais par orgueil, j'ai persisté.

C'est à la fin que tout a basculé dans ma tête, lorsque le cardiologue a dit : « C'est beau, mais je veux te faire repasser le test dans un an. » Bang ! Ça m'a frappé comme un coup de poing. Je me suis immédiatement dit : « Ah non, pas encore ça dans un an ! » C'est à ce moment que j'ai envisagé de me mettre en forme et d'atteindre le poids santé que j'avais tant désiré depuis ma jeunesse.

Dans mon cas, cet examen a été « mon » élément déclencheur. Et ce fut un élément déclencheur « négatif » : le désir de ne plus souffrir en le repassant.

Pour vous, quel sera l'élément déclencheur ? Quelle était votre intention en achetant ce livre ? Pensiez-vous le laisser sur votre table de chevet quelques semaines pour ensuite le ranger dans votre bibliothèque ? Êtes-vous vraiment sérieux dans votre démarche ?

Si vous voulez vraiment effectuer **VOTRE PREMIER PAS** vers la mise en forme et un poids santé, ce pas devra être solide et empreint d'une grande motivation. Si vous vous dites uniquement : « Je vais essayer ce livre-là pour voir si ça marche. Je les ai déjà tous essayés et j'en suis au même point », je vous avertis tout de suite, ce livre ne vous aidera pas plus que les autres.

C'est votre **ATTITUDE** face à votre démarche personnelle qui va faire la différence. Êtes-vous vraiment décidé à changer quelque chose ? Si oui, faites un premier pas.

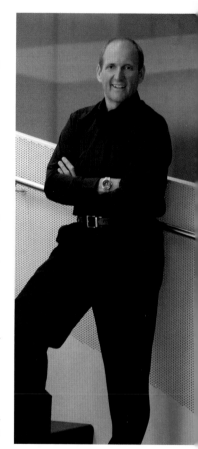

▶ **PREMIER PAS**

Trouvez, dans votre vie, un « élément déclencheur négatif » qui sera assez puissant pour vous galvaniser vers votre objectif santé. Quand vous l'aurez trouvé, écrivez-le sur un papier et placez ce papier bien en vue.

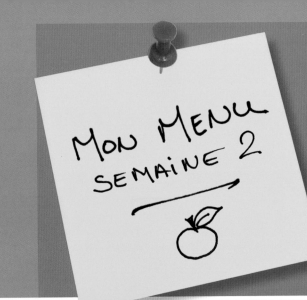

MON MENU
SEMAINE 2

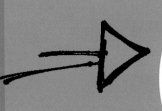

	Déjeuner	Dîner	Souper	Collations
lundi · jour 1	1 muffin anglais de blé entier 175 ml (¾ tasse) de melon miel 1 petit yogourt à faible teneur en gras (100 g - 3 ½ oz) 250 ml (1 tasse) de lait 1% Café ou thé 10 ml (2 c. à thé) de beurre d'arachide léger 125 ml (½ tasse) de jus d'orange	Sandwich Le pita de la mer (p. 193) 1 carré aux framboises (p. 49) 125 ml (½ tasse) de bâtonnets de carottes 125 ml (½ tasse) de concombre 125 ml (½ tasse) de lanières de poivrons +30 ml (2 c. à soupe) de trempette légère	★ Poulet au wok (p. 59) ½ pain pita de blé entier 125 ml (½ tasse) de lait 1% 1 pêche 125 ml (½ tasse) de riz	1 clémentine 30 ml (2 c. à soupe) de pistaches 25 g (1 oz) de fromage partiellement écrémé 1 clémentine
mardi · jour 2	½ bagel de son ou de blé entier 10 ml (2 c. à thé) de beurre d'arachide léger 250 ml (1 tasse) de lait 1% Café ou thé 1 pêche ½ bagel de son ou de blé entier +5 ml (1 c. à thé) de beurre d'arachide léger	Salade Le pied marin (p. 191) 1 pain pita de blé entier 125 ml (½ tasse) de céleri 25 g (1 oz) de fromage partiellement écrémé 25 g (1 oz) de fromage partiellement écrémé 125 ml (½ tasse) de bleuets	★ Penne à la verdure (p. 60) 125 ml (½ tasse) de melon miel 125 ml (½ tasse) de lait 1% Salade La simplette (p. 192)	30 ml (2 c. à soupe) d'amandes 1 petit yogourt à faible teneur en gras (100 g - 3 ½ oz) 1 pomme
mercredi · jour 3	2 tranches de pain de blé entier 10 ml (2 c. à thé) de beurre d'arachide léger 125 ml (½ tasse) de lait 1% Café ou thé 5 ml (1 c. à thé) de beurre d'arachide léger 125 ml (½ tasse) de bleuets 125 ml (½ tasse) de lait 1%	Salade Les pâtes et bocconcinis (p. 191) 250 ml (1 tasse) de jus de légumes 1 petit yogourt à faible teneur en gras (100 g - 3 ½ oz) 1 clémentine	★ Saumon aux épinards (p. 61) 175 ml (¾ tasse) d'orge 1 kiwi 125 ml (½ tasse) de lait 1% 125 ml (½ tasse) de brocoli	125 ml (½ tasse) de mangue 30 ml (2 c. à soupe) de pistaches

	Déjeuner	Dîner	Souper	Collations
jeudi • jour 4	1 muffin aux carottes et aux canneberges (p. 51) 250 ml (1 tasse) de lait 1% Café ou thé 1 œuf 125 ml (½ tasse) de bleuets	Salade La saumonée (p. 191) 3 biscottes de type Melba 1 petit yogourt à faible teneur en gras (100 g - 3 ½ oz) 125 ml (½ tasse) d'ananas 125 ml (½ tasse) de jus de légumes	★ Chili con carne (p. 62) 2 tranches de pain de blé entier 125 ml (½ tasse) de lait 1% 1 kiwi 125 ml (½ tasse) de lait 1%	30 g (1 oz) de fromage partiellement écrémé 1 pomme 30 ml (2 c. à soupe) d'amandes
vendredi • jour 5	250 ml (1 tasse) de céréales de son 125 ml (½ tasse) de framboises 250 ml (1 tasse) de lait 1% Café ou thé 1 kiwi	Chili con carne (p. 62) La 2ᵉ portion de jeudi soir. 2 biscottes de type Melba 25 g (1 oz) de fromage partiellement écrémé 1 pomme	★ Poulet cacciatore (p. 63) 250 ml (1 tasse) de couscous 250 ml (1 tasse) de brocoli 250 ml (1 tasse) de lait 1% 125 ml (½ tasse) de couscous	175 ml (¾ tasse) de yogourt nature sans gras* 30 ml (2 c. à soupe) de graines de tournesol * Vous pouvez ajouter 5 ml (1 c. à thé) de confitures sans sucre ajouté.
samedi • jour 6	175 ml (¾ tasse) de gruau nature préparé ½ pamplemousse (conserver l'autre moitié pour la salade tropicale du soir) 250 ml (1 tasse) de lait 1% Café ou thé 1 petit yogourt à faible teneur en gras (100 g - 3 ½ oz) 1 tranche de pain de blé entier +5 ml (1 c. à thé) de beurre ou de margarine	Sandwich Le croque-monsieur (p. 193) 250 ml (1 tasse) de jus de légumes 125 ml (½ tasse) de lanières de poivron 125 ml (½ tasse) de concombre +30 ml (2 c. à soupe) de trempette légère 1 clémentine	★ Mélange de fruits de mer (p. 64) 125 ml (½ tasse) de riz ★ Salade tropicale (p. 65) 125 ml (½ tasse) de lait 1% 250 ml (1 tasse) de riz	★ 1 carré aux framboises (p. 49) 30 ml (2 c. à soupe) d'amandes
dimanche • jour 7	Omelette tomate-fromage (p. 192) 1 tranche de pain de blé entier 250 ml (1 tasse) de lait 1% Café ou thé 1 tranche de pain de blé entier +5 ml (1 c. à thé) de beurre ou de margarine 1 pêche	Salade La mexicaine (p. 191) 1 pain pita de blé entier 25 g (1 oz) de fromage partiellement écrémé 1 banane	★ Courge spaghetti à la sauce tomate (p. 66) 1 biscotte de type Melba ★ Poire pochée au citron (p. 67) 175 ml (¾ tasse) de yogourt nature sans gras	125 ml (½ tasse) de céleri 45 ml (3 c. à soupe) de graines de tournesol

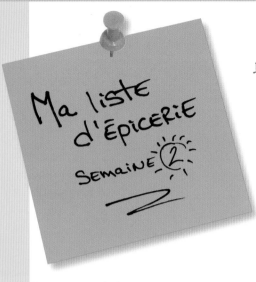

PRODUITS CÉRÉALIERS

	1200	1500	1800
◯ Bagels de son ou de blé entier : ½		-	+½
◯ Biscottes de type Melba : 6		-	-
◯ Muffins anglais de blé entier : 1		-	-
◯ Pain baguette : 1 ou 1 morceau de 60 g - 2 oz (12 cm)		-	-
◯ Pain de blé entier : 5 tranches		+1	+1
◯ Pita de blé entier : 3		-	-

LAIT ET SUBSTITUTS

	1200	1500	1800
◯ Bocconcinis : 60 g (2 oz)		-	-
◯ Fromage partiellement écrémé : 140 g (4 ½ oz)		+75 g (2 ½ oz)	+25 g (1 oz)
◯ Lait 1% : 2,25 l (9 t.)		-	+625 ml (2 ½ t.)
◯ Yogourt nature sans gras : 200 ml (env. ¾ t.)		-	+175 ml (¾ t.)
◯ Petits yogourts allégés de 100 g (3 ½ oz) : 1		+4	

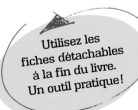

Utilisez les fiches détachables à la fin du livre. Un outil pratique !

FRUITS ET LÉGUMES

1200	1500	1800
FRUITS		
◯ Ananas : 1 ou 125 ml (½ t.)	+125 ml (½ t.)	-
◯ Banane :	1	-
◯ Bleuets :	+125 ml (½ t.)	+250 ml (1 t.)
◯ Carambole : 1	-	-
◯ Clémentine : 1	+1	+2
◯ Framboises : 125 ml (½ t.)	-	-
◯ Jus d'orange : 45 ml (3 c. à s.)	-	+125 ml (½ t.)
◯ Kiwi :	2	+1
◯ Mangue : 1 ou 310 ml (2 ¼ t.)	-	-
◯ Melon miel : 1 ou 310 ml (1 ¼ t.)	-	-
◯ Pamplemousse : 1	-	-
◯ Pêche :	2	+1
◯ Poire : 1	-	-
◯ Pomme :	1	+2
LÉGUMES		
◯ Brocoli : 1 ou 125 ml (½ t.)	+250 ml (1 t.)	+125 ml (½ t.)
◯ Carotte :	1 ou 125 ml (½ t.)	-
◯ Céleri : 2-3 branches ou 500 ml (2 t.)	-	-
◯ Champignons : 60 ml (¼ t.)	-	-
◯ Concombre : 1 ou 125 ml (½ t.)	+250 ml (1 t.)	+60 ml (¼ t.)
◯ Courge spaghetti : 1 petite ou 500 ml (2 t.)	-	-
◯ Épinards miniatures : 1 sac 500 ml (2 t.)	-	-
◯ Jus de légumes : 500 ml (2 t.)	-	+125 ml (½ t.)
◯ Laitue romaine : 1 ou 750 ml (3 t.)	-	+250 ml (1 t.)
◯ Maïs en grains : 60 ml (¼ t.)	-	-
◯ Pois mange-tout : 200 ml (env. ¾ t.)	-	-
◯ Poivron coloré : 3	+1	
◯ Radis :	-	60 ml (¼ t.)
◯ Roquette : 250 ml (1 t.)	-	-
◯ Tomate : 1	-	-
◯ Tomates cerises : 325 ml (1 ¼ t.)	-	-
◯ Tomates étuvées : 1 boîte de 796 ml (28 oz)	-	-

VIANDE ET SUBSTITUTS

1200	1500	1800
◯ Amandes : 30 ml (2 c. à s.)	+30 ml (2 c. à s.)	+30 ml (2 c. à s.)
◯ Bœuf haché extra-maigre : 150 g (5 oz)	-	-
◯ Crevettes : 50 g (2 oz)	-	-
◯ Graines de tournesol :	30 ml (2 c. à s.)	+45 ml (3 c. à s.)
◯ Haricots rouges : 1 boîte de 540 ml (14 oz)	-	-
◯ Jambon : 1 tranche ou 35 g (1 ½ oz)	-	-
◯ Œufs : 2	+1	-
◯ Pétoncles : 50 g (2 oz)	-	-
◯ Pistaches :	60 ml (¼ t.)	-
◯ Poitrine de poulet : 150 g (5 oz)	-	-
◯ Saumon : 140 g (5 oz)	-	-
◯ Thon : 1 boîte de 120 g (4 oz)	-	-

S'ASSURER D'AVOIR AU FRIGO, AU GARDE-MANGER OU AU JARDIN...

- ◯ Ail frais
- ◯ Beurre ou margarine
- ◯ Ciboulette fraîche
- ◯ Citrons
- ◯ Crème sure légère
- ◯ Estragon frais
- ◯ Gingembre frais
- ◯ Mayonnaise
- ◯ Oignons
- ◯ Olives noires
- ◯ Parmesan
- ◯ Persil frais
- ◯ Quelques feuilles de laitue
- ◯ Salsa
- ◯ Thym frais
- ◯ Trempette légère
- ◯ Vinaigre balsamique
- ◯ Vin blanc

Ingrédients du menu de base à 1200 Calories.
Ajouter les ingrédients inscrits en bleu au menu de base.
Ajouter les ingrédients inscrits en vert au menu de base ainsi qu'au menu de 1500 Calories.

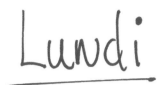

Lundi

Valeur nutritive

lipides : 7 g
protéines : 25 g
glucides : 11 g
valeur énergétique :
210 kcal
équivalents : 3 ½ LÉG,
1 VS, 1 Gras

★ Poulet au wok

1 portion

Ingrédients

5 ml	**(1 c. à thé)** d'huile d'olive
60 ml	**(¼ tasse)** d'oignons, hachés
	Un peu d'ail, de gingembre, de sel et de poivre
125 ml	**(½ tasse)** de bouquets de brocolis
125 ml	**(½ tasse)** de lanières de poivrons colorés
125 ml	**(½ tasse)** de pois mange-tout
75 g	**(2 ½ oz)** de morceaux de poulet cuit (cuit dimanche dernier)
5 ml	**(1 c. à thé)** de sauce soya
5 ml	**(1 c. à thé)** de vinaigre de riz
15 ml	**(1 c. à soupe)** d'eau ou de bouillon de poulet à faible teneur en sel
	Quelques gouttes d'huile de sésame
	Graines de sésame

Préparation

- Dans un wok ou un grand poêlon, chauffer l'huile et faire revenir les oignons, l'ail et le gingembre. Saler et poivrer.
- Ajouter les légumes et sauter jusqu'à ce qu'ils aient atteint la cuisson désirée.
- Ajouter les morceaux de poulet.
- Ajouter le reste des ingrédients et mélanger pour bien enrober.
- Garnir de graines de sésame et servir immédiatement.

Variante

Les sautés sont tout indiqués pour consommer des légumes que l'on mange moins souvent ! Essayez cette recette avec des germes de haricot, du chou, des châtaignes d'eau, du rapini et plus encore !

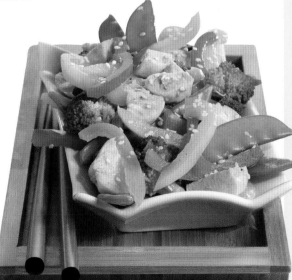

Menu du jour 1

Déjeuner

1 muffin anglais de blé entier

175 ml (¾ tasse) de melon miel

1 petit yogourt à faible teneur en gras (100 g - 3 ½ oz)

250 ml (1 tasse) de lait 1%

Café ou thé

10 ml (2 c. à thé) de beurre d'arachide léger

125 ml (½ tasse) de jus d'orange

Dîner

Sandwich Le pita de la mer (p. 193)

1 carré aux framboises (p. 49)

125 ml (½ tasse) de bâtonnets de carottes

125 ml (½ tasse) de concombre

125 ml (½ tasse) de lanières de poivrons
+30 ml (2 c. à soupe) de trempette légère

Souper

★ Poulet au wok

½ pain pita de blé entier

125 ml (½ tasse) de lait 1%

1 pêche

125 ml (½ tasse) de riz

Collations

1 clémentine

30 ml (2 c. à soupe) de pistaches

25 g (1 oz) de fromage partiellement écrémé

1 clémentine

Menu du jour 2

Déjeuner

½ bagel de son ou de blé entier

10 ml (2 c. à thé) de beurre
d'arachide léger

250 ml (1 tasse) de lait 1%

Café ou thé

1 pêche

½ bagel de son ou de blé entier
+5 ml (1 c. à thé) de beurre
d'arachide léger

Dîner

Salade Le pied marin (p. 191)

1 pain pita de blé entier

125 ml (½ tasse) de céleri

25 g (1 oz) de fromage
partiellement écrémé

25 g (1 oz) de fromage
partiellement écrémé

125 ml (½ tasse) de bleuets

Souper

★ Penne à la verdure

125 ml (½ tasse) de melon miel

125 ml (½ tasse) de lait 1%

Salade La simplette (p. 192)

Collations

30 ml (2 c. à soupe) d'amandes

1 petit yogourt à faible teneur
en gras (100 g - 3 ½ oz)

1 pomme

Valeur nutritive

lipides : 15 g
protéines : 17 g
glucides : 48 g
valeur énergétique :
400 kcal
équivalents : 3 LÉG,
2 PC, ½ LS, 2 Gras

Mardi

★ Penne à la verdure
1 portion

Ingrédients

500 ml   (2 tasses) de penne de blé entier
(réserver **250 ml (1 tasse)** pour
mercredi)

10 ml   (2 c. à thé) d'huile d'olive

10 ml   (2 c. à thé) de vin blanc

10 ml   (2 c. à thé) d'eau de cuisson
des pâtes

Au goût   Ail, origan, sel et poivre

125 ml   (½ tasse) de tomates cerises,
coupées en deux

30 g   (1 oz) de petits bocconcinis

250 ml   (1 tasse) d'épinards miniatures

250 ml   (1 tasse) de roquette

Préparation

• Cuire les pâtes dans l'eau bouillante
salée. Égoutter et remettre dans
la casserole.

• Mélanger l'huile, le vin, l'eau
réservée, l'ail, l'origan, le sel et
le poivre dans un bol. Verser sur
les pâtes.

• Ajouter les tomates et le fromage.
Laisser réchauffer 1 ou 2 minutes.

• Ajoutez les épinards et la roquette
en remuant délicatement de façon
qu'ils ramollissent sans cuire.

• Servir immédiatement.

Note : Cuire 250 ml (1 tasse) de pâtes
supplémentaires pour le dîner de
mercredi.

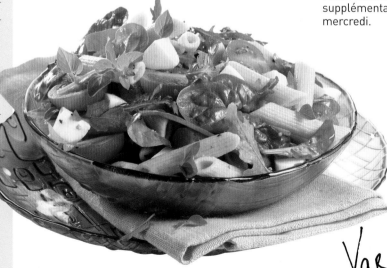

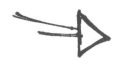

Variante

Cette recette s'apprête à merveille
avec toutes les variétés de pâtes courtes.
Essayez-la aussi avec du couscous
ou du riz.

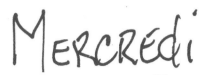

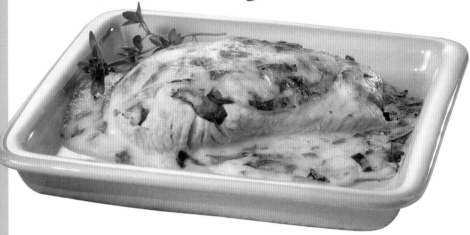

★ Saumon aux épinards
1 portion

Ingrédients

125 ml	(½ **tasse**) d'eau
125 ml	(½ **tasse**) de vin blanc
½	oignon, haché
1	feuille de laurier
5 ml	(1 **c. à thé**) de sel
140 g	(5 **oz**) de saumon frais (réserver **40 g (1 ½ oz)** pour jeudi)
5 ml	(1 **c. à thé**) de beurre ou de margarine
10 ml	(2 **c. à thé**) de farine tout usage
80 ml	(⅓ **tasse**) de lait 1 %
250 ml	(1 **tasse**) d'épinards miniatures
30 g	(1 **oz**) de fromage mozzarella partiellement écrémé, râpé

Préparation

- Mélanger les 5 premiers ingrédients, porter à ébullition et y pocher le saumon 5 minutes.

- Pendant ce temps, préparer une béchamel : faire fondre le beurre, ajouter la farine et, hors du feu, verser le lait tout en remuant. Remettre sur le feu en continuant de fouetter jusqu'à ébullition.

- Incorporer les épinards à la sauce.

- Sur une plaque, mettre le saumon et le napper de béchamel. Saupoudrer de mozzarella et terminer la cuisson au four jusqu'à la cuisson désirée.

Note : Pocher 40 g (1 ½ oz) de saumon supplémentaire pour le dîner de jeudi.

Variante

Cette sauce aux épinards sera tout aussi savoureuse sur un morceau de poisson blanc.

Menu du jour 3

Déjeuner

2 tranches de pain de blé entier

10 ml (2 c. à thé) de beurre d'arachide léger

125 ml (½ tasse) de lait 1 %

Café ou thé

5 ml (1 c. à thé) de beurre d'arachide léger

125 ml (½ tasse) de bleuets

125 ml (½ tasse) de lait 1 %

Dîner

Salade Les pâtes et bocconcinis (p. 191)

250 ml (1 tasse) de jus de légumes

1 petit yogourt à faible teneur en gras (100 g - 3 ½ oz)

1 clémentine

Souper

★ Saumon aux épinards

175 ml (¾ tasse) d'orge

1 kiwi

125 ml (½ tasse) de lait 1 %

125 ml (½ tasse) de brocoli

Collations

125 ml (½ tasse) de mangue

30 ml (2 c. à soupe) de pistaches

Menu du jour 4

Déjeuner

1 muffin aux carottes et aux canneberges (p. 51)

250 ml (1 tasse) de lait 1%

Café ou thé

1 œuf

125 ml (½ tasse) de bleuets

Dîner

Salade La saumonée (p. 191)

3 biscottes de type Melba

1 petit yogourt à faible teneur en gras (100 g - 3 ½ oz)

125 ml (½ tasse) d'ananas

125 ml (½ tasse) de jus de légumes

Souper

★ Chili con carne

2 tranches de pain de blé entier

125 ml (½ tasse) de lait 1%

1 kiwi

125 ml (½ tasse) de lait 1%

Collations

30 g (1 oz) de fromage partiellement écrémé

1 pomme

30 ml (2 c. à soupe) d'amandes

Valeur nutritive

lipides : 9 g
protéines : 25 g
glucides : 35 g
valeur énergétique : 320 kcal
équivalents : 1 ½ VS, 4 LF, ½ Gras

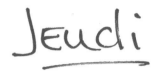

Jeudi

★ Chili con carne

2 portions

Ingrédients

5 ml	(1 c. à thé) d'huile d'olive
60 ml	(¼ tasse) d'oignons, hachés
250 ml	(1 tasse) de céleri, en dés
1	poivron vert, en dés
150 g	(5 oz) de bœuf haché extramaigre
310 ml	(1 ¼ tasse) de tomates étuvées en conserve (réserver le reste pour vendredi soir)
250 ml	(1 tasse) de haricots rouges en conserve (réserver le reste pour samedi midi)
Au goût	Ail, piment, sel et poivre

Préparation

- Chauffer l'huile dans une casserole et faire revenir les oignons, l'ail, les assaisonnements et les légumes.
- Ajouter le bœuf haché.
- Une fois le bœuf cuit, ajouter les tomates et les haricots.
- Laisser mijoter jusqu'à ce que la sauce épaississe légèrement.

Note : Garder la moitié de la recette pour le dîner de vendredi.

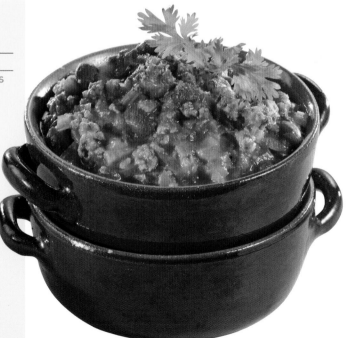

Variante

Remplacez le bœuf haché par du tofu ferme émietté.

Valeur nutritive

lipides : 8 g
protéines : 31 g
glucides : 21 g
valeur énergétique :
280 kcal
équivalents : 1 ¼ VS,
2 LÉG, 1 Gras

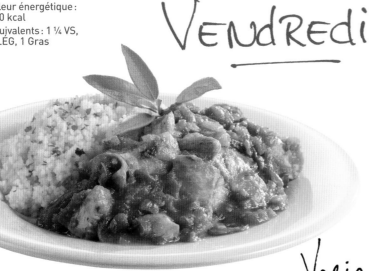

Vendredi

Variante

Pour donner un petit air encore plus méditerranéen à cette recette, remplacez les champignons par des cubes d'aubergine et ajoutez quelques olives noires.

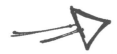

★ Poulet cacciatore

1 portion

Ingrédients

5 ml	**(1 c. à thé)** d'huile d'olive
120 g	**(4 oz)** de poitrine de poulet **(90 g (3 oz)** pour vendredi soir, 30 g (1 oz) pour dimanche midi)
125 ml	**(½ tasse)** de bouillon de poulet à faible teneur en sel
1	feuille de laurier
30 ml	**(2 c. à soupe)** d'oignons, hachés
½	gousse d'ail
60 ml	**(¼ tasse)** de champignons, en tranches
125 ml	**(½ tasse)** de tomates en conserve (réserver le reste pour jeudi soir)
30 ml	**(2 c. à soupe)** de vin blanc (facultatif)
Au goût	Thym et persil frais, sel et poivre

Préparation

- Chauffer l'huile dans une poêle et faire dorer le poulet sur toutes les faces. Ajouter le bouillon et la feuille de laurier, puis laisser mijoter jusqu'à cuisson complète. (Réserver 30 g – 1 oz du poulet cuit au réfrigérateur pour le dîner de dimanche.)

- Dans la même poêle, cuire les oignons, l'ail et les champignons quelques minutes.

- Ajouter les tomates, le vin et les assaisonnements. Laisser mijoter à découvert de 10 à 15 minutes.

- Retirer la feuille de laurier et servir immédiatement

Menu du jour 5

Déjeuner

250 ml (1 tasse) de céréales de son

125 ml (½ tasse) de framboises

250 ml (1 tasse) de lait 1%

Café ou thé

1 kiwi

Dîner

★ Chili con carne
La 2e portion de jeudi soir.

2 biscottes de type Melba

25 g (1 oz) de fromage partiellement écrémé

1 pomme

Souper

★ Poulet cacciatore

250 ml (1 tasse) de couscous

250 ml (1 tasse) de brocoli

250 ml (1 tasse) de lait 1%

125 ml (½ tasse) de couscous

Collations

175 ml (¾ tasse) de yogourt nature sans gras*

30 ml (2 c. à soupe) de graines de tournesol

* Chaque fois qu'on vous propose du yogourt nature, vous pouvez ajouter 5 ml (1 c. à thé) de confiture sans sucre ajouté.

Menu du jour 6

Déjeuner

175 ml (¾ tasse) de gruau nature préparé

½ pamplemousse (conserver l'autre moitié pour la salade tropicale du soir)

250 ml (1 tasse) de lait 1%

Café ou thé

1 petit yogourt à faible teneur en gras (100 g - 3 ½ oz)

1 tranche de pain de blé entier
+5 ml (1 c. à thé) de beurre ou de margarine

Dîner

Sandwich Le croque-monsieur (p. 193)

250 ml (1 tasse) de jus de légumes

125 ml (½ tasse) de lanières de poivron

125 ml (½ tasse) de concombre
+30 ml (2 c. à soupe) de trempette légère

1 clémentine

Souper

★ Mélange de fruits de mer

125 ml (½ tasse) de riz

★ Salade tropicale

125 ml (½ tasse) de lait 1%

250 ml (1 tasse) de riz

Collations

1 carré aux framboises (p. 49)

30 ml (2 c. à soupe) d'amandes

Valeur nutritive

lipides : 10 g
protéines : 19 g
glucides : 4 g
valeur énergétique : 180 kcal
équivalents : 1 ½ VS, ½ LÉG, 2 Gras

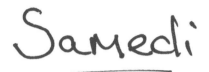
Samedi

★ Mélange de fruits de mer
1 portion

Ingrédients

10 ml	(2 c. à thé)	d'huile d'olive
45 g	(1 ½ oz)	de crevettes
45 g	(1 ½ oz)	de pétoncles
15 ml	(1 c. à soupe)	de vin blanc
5 ml	(1 c. à thé)	de jus de citron
5 ml	(1 c. à thé)	de zeste de citron
60 ml	(¼ tasse)	d'oignons, hachés
Au goût	Ail, persil, estragon, sel et poivre	

Préparation

- Chauffer l'huile d'olive dans une grande poêle et faire revenir les crevettes et les pétoncles en veillant à ne pas trop les cuire afin de ne pas altérer leur texture. Retirer les fruits de mer de la poêle et réserver.

- Déglacer la poêle avec le vin et le jus de citron. Ajouter le zeste de citron, l'oignon, l'ail et les assaisonnements.

- Laisser réduire quelques minutes, ajouter les fruits de mer à peine quelques secondes juste pour réchauffer et servir.

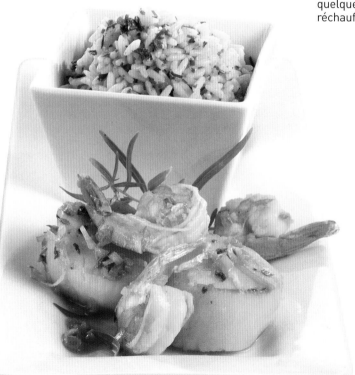

Variante

Variez les fruits de mer à votre goût ! Des morceaux de crabe, de homard, de poisson ou de calmar seraient aussi délicieux dans cette recette !

Valeur nutritive

lipides : 0,5 g
protéines : 2 g
glucides : 25 g
valeur énergétique :
110 kcal
équivalents : 2 FR

★ Salade tropicale

2 portions

Ingrédients

125 ml   **(½ tasse)** de mangue,
         en morceaux

125 ml   **(½ tasse)** d'ananas,
         en morceaux

125 ml   **(½ tasse)** de suprêmes de
         pamplemousse rose

1   carambole, en tranches

5 ml   **(1 c. à thé)** de vanille

30 ml   **(2 c. à soupe)** de jus d'orange

Préparation

• Mélanger tous les ingrédients en
  remuant très délicatement afin de ne
  pas abîmer les fruits.

Note : Réservez la seconde portion de
salade tropicale pour le déjeuner de
lundi prochain.

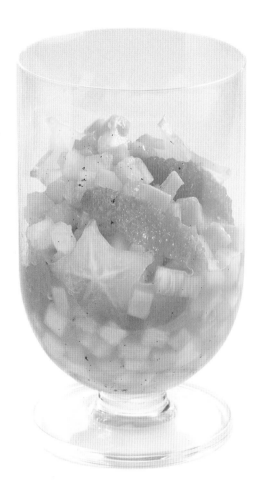

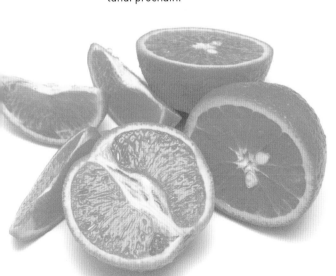

Variante

Il n'y a pas de limite aux fruits
que vous pouvez utiliser ! Laissez
aller votre imagination et suivez
les saisons !

Valeur nutritive

lipides : 6 g
protéines : 9 g
glucides : 27 g
valeur énergétique :
195 kcal
équivalents : 3 LÉG,
½ LS, ½ PC

Menu du jour 7

Déjeuner

Omelette tomate-fromage
(p. 192)

1 tranche de pain de blé entier

250 ml (1 tasse) de lait 1%

Café ou thé

1 tranche de pain de blé entier
+5 ml (1 c. à thé) de beurre
ou de margarine

1 pêche

Dîner

Salade La mexicaine (p. 191)

1 pain pita de blé entier

25 g (1 oz) de fromage
partiellement écrémé

1 banane

Souper

★ Courge spaghetti à la
sauce tomate

1 biscotte de type Melba

★ Poire pochée au citron

175 ml (¾ tasse)
de yogourt nature
sans gras

Collations

125 ml (½ tasse)
de céleri

45 ml (3 c. à soupe)
de graines de tournesol

Dimanche

★ Courge spaghetti à la sauce tomate
1 portion

Ingrédients

250 ml	(1 tasse) de courge spaghetti
125 ml	(½ tasse) de sauce primavera (portion surgelée)
30 ml	(2 c. à soupe) de parmesan
30 ml	(2 c. à soupe) de chapelure
Au goût	Sel, poivre et origan

Préparation

- Préchauffer le four à 190 °C (375 °F).

- Piquer la courge à quelques endroits et la cuire au four de 1 h à 1 h 30, jusqu'à ce qu'elle soit tendre.

- Pendant ce temps, réchauffer la sauce.

- Détachez 250 ml (1 tasse) de filaments de la courge cuite en la grattant à l'aide d'une fourchette (réserver le reste pour le souper de mardi prochain).

- Garnir la courge de sauce, de parmesan et de chapelure.

- Passer sous le gril pour faire gratiner légèrement le fromage.

- Assaisonner au goût.

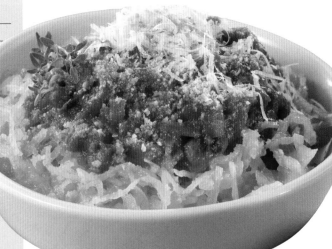

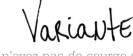

Variante

Si vous n'avez pas de courge spaghetti sous la main, essayez les gnocchis, ces pâtes courtes faites à base de pommes de terre.

Valeur nutritive
lipides : 0 g
protéines : 1 g
glucides : 26 g
valeur énergétique :
110 kcal
équivalents : 1 FR

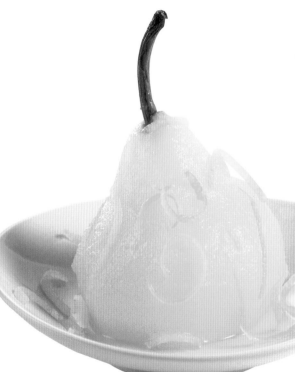

★ Poire pochée au citron
1 portion

Ingrédients

500 ml	**(2 tasses)** d'eau
	Le jus et le zeste d'un demi-citron
1	poire, pelée à vif (réserver la queue)
	Zeste de citron au goût

Préparation

- Porter l'eau, le jus et le zeste de citron à ébullition.
- Plonger la poire dans l'eau, jusqu'à ce qu'elle ait la texture désirée.
- Retirer la poire de l'eau, l'égoutter et la placer dans une assiette.
- Servir tiède avec un peu de zeste de citron.

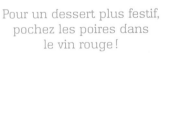

Variante

Pour un dessert plus festif, pochez les poires dans le vin rouge !

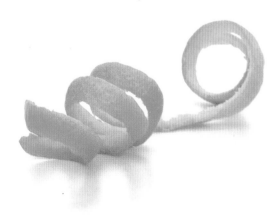

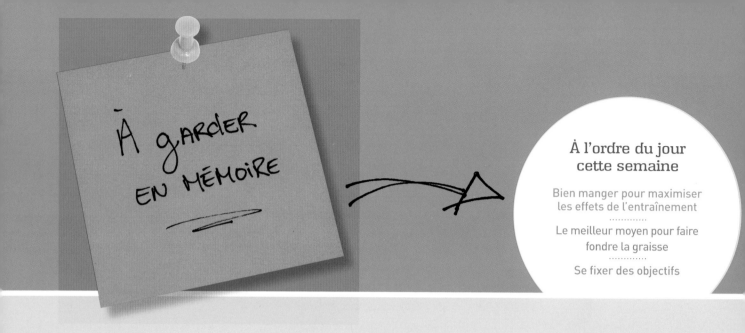

À l'ordre du jour
cette semaine

Bien manger pour maximiser
les effets de l'entraînement
....
Le meilleur moyen pour faire
fondre la graisse
....
Se fixer des objectifs

Les conseils d'Isabelle

Bien manger pour maximiser les effets de l'entraînement

Si le fait de bouger tous les jours contribue grandement à notre santé, manger de façon adéquate en multiplie les bénéfices. Avant, pendant et après l'activité physique, les aliments et les boissons sauront préparer le corps à l'entraînement, améliorer la performance et favoriser la récupération.

Avant un entraînement

Il faut s'assurer d'avoir suffisamment d'énergie pour en profiter pleinement. Au début d'un entraînement, l'organisme utilise principalement le glucose, entreposé dans les muscles et dans le foie sous forme de glycogène. La consommation de glucides (produits céréaliers, fruits) dans l'alimentation quotidienne saura maximiser les réserves de glycogène.

Si vous vous entraînez le matin, vous pouvez soit déjeuner avant l'entraînement (au moins 30 à 45 minutes avant) ou encore diviser votre déjeuner de façon à prendre au moins un fruit avant de commencer l'activité physique et le reste au retour. Si vous vous entraînez avant le souper, la collation en après-midi devient essentielle.

Si vous n'avez pas prévu de collation, conservez votre dessert du midi ou du soir pour la collation. Vous pouvez aussi ajouter librement un jus de légumes. Afin d'éviter certains inconforts intestinaux, il est aussi préférable que les repas ou les collations précédant l'exercice ne soient pas composés de mets trop épicés, d'aliments susceptibles de causer des gaz (comme les légumineuses ou le chou), de boissons pétillantes et d'alcool. Évidemment, le seuil de tolérance à ces aliments est différent pour chacun ; il s'agit de bien se connaître ! Dans le doute, on opte pour des aliments familiers. L'hydratation avant l'entraînement est aussi primordiale.

Plus l'exercice se prolonge, plus les réserves de glycogène diminuent. C'est à partir de ce moment que l'organisme ira puiser l'énergie dont il a besoin dans les réserves de graisse.

Semaine 2

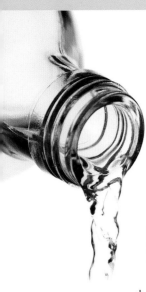

Pendant l'entraînement

Si l'entraînement dure moins d'une heure, l'eau seule suffit. Mais attention ! Il ne faut pas attendre de ressentir la soif pour s'hydrater, puisque la sensation de soif est un signe qui nous indique qu'un déficit hydrique est déjà présent. Il est recommandé d'ingérer de 150 à 375 ml (⅔ à 1 ½ tasse) d'eau toutes les 15 à 20 minutes.

Pour les activités de plus longue durée, les boissons qui apportent des glucides peuvent donner un regain d'énergie. On choisit de préférence les boissons qui comportent de 50 à 80 g de glucides par litre : elles sont alors isotoniques, c'est-à-dire que la pression osmotique de la boisson est équivalente à celle du sang. Si la boisson contient trop de sucre (hypertonique), il existe un risque qu'elle entraîne des crampes, des flatulences et une irritation gastrique. Plutôt que d'acheter des boissons pour sportifs, du jus dilué avec de l'eau suffit généralement (environ 300 ml -1 ¼ tasse de jus pour 180 ml - ¾ tasse d'eau).

Si la sudation est importante ou que l'activité est pratiquée dans des conditions climatiques chaudes et humides, les boissons pour sportifs sont par contre appropriées : en plus des glucides, elles contiennent souvent des électrolytes qui compensent pour les pertes dans la sueur. On peut aussi faire notre recette maison en y ajoutant ⅛ de c. à thé de sel.

Après un entraînement

Il faut d'abord remplacer les liquides perdus. Il s'agit donc de boire de l'eau ou du jus. L'eau est privilégiée puisqu'elle ne contient aucune calorie. Ensuite, il faut également refaire ses réserves de glycogène en buvant ou en mangeant des glucides. Les premières heures qui suivent l'entraînement sont idéales pour refaire ses réserves. Le fait de manger des glucides dans les 20 minutes qui suivent l'exercice favorise la récupération. Les protéines (lait, yogourt, boisson de soya, œufs) faciliteront la récupération musculaire. La prise d'une collation ou d'un repas après l'entraînement est donc suggérée. Enfin, si la sudation a été importante, on peut aussi se permettre de saler modérément son repas.

Le sportif a aussi avantage à intégrer à son alimentation de bonnes sources d'antioxydants (petits fruits, thé vert, etc.).

Les boissons énergisantes

Les boissons énergisantes sont de plus en plus prisées par les sportifs. Ces boissons dites stimulantes contiennent souvent du ginseng, du ginkgo biloba, de l'échinacée ainsi que du guarana. Originaires du Brésil, les boissons à base de guarana sont très populaires. Le guarana est une plante qui produit des grains semblables à ceux du café, sauf que ses grains contiennent deux fois plus de caféine (3 à 7 %) que les grains de café. Plusieurs études contradictoires alimentent un intéressant débat au sujet de la caféine et du sport. D'une part, la caféine stimule l'adrénaline et permet à l'organisme d'être plus alerte pour l'exercice, d'autre part, elle peut troubler la digestion et le cycle de sommeil. La caféine en excès étant un diurétique, elle déshydrate l'organisme, ce qui peut nuire à l'entraînement. Ceux qui optent pour ces boissons avant l'activité physique devront s'assurer de boire suffisamment d'eau par la suite.

Le principal problème des boissons énergisantes est sans doute le manque d'information qu'on trouve sur leurs étiquettes. En effet, peu d'entre elles indiquent la teneur de la boisson en caféine ou en extraits de plantes. Pour celles qui l'indiquent, on trouve entre 80 et 130 mg de caféine par portion (pour une petite canette), soit l'équivalent d'environ un café filtre. La limite de caféine établie par Santé Canada est de 400 mg par jour. Une trop grande consommation peut augmenter la tension artérielle, causer des palpitations, des tremblements et de l'irritabilité. Quant aux extraits de plantes, rien ne prouve que la quantité contenue dans ces boissons soit suffisante pour générer un impact sur la santé ou sur le niveau d'énergie.

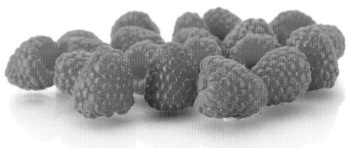

Les conseils de Josée

Le meilleur moyen pour faire fondre la graisse

Je sais qu'avec un titre comme celui-ci, vous allez me lire jusqu'au bout dans l'espoir que je vous révélerai LE secret !

La vérité, c'est qu'il n'y a pas de secret... il n'y a pas non plus de méthode miracle ou de produit révolutionnaire. Pourtant, chaque année on se fait vanter les mérites de centaines d'accessoires et de produits cosmétiques nouveaux qui ciblent, semble-t-il, cette graisse que vous voulez voir disparaître à n'importe quel prix.

Le secret est dans le nombre total de Calories.

Pendant un exercice cardiovasculaire prolongé et de faible intensité (par exemple, une marche à un rythme de promenade pendant au moins 30 minutes), c'est la graisse qui procure une très grande part de l'énergie demandée par le corps.

Par contre, à si faible intensité, la graisse (tout comme les glucides est brûlée à un rythme très lent (environ 3 à 5 Calories/minute).

À l'opposé, les exercices cardiovasculaires intenses utilisent un moins grand pourcentage de graisse, mais en bout de ligne la dépense calorique est plus grande.

Certains pourraient être tentés d'en déduire qu'il faut s'entraîner à faible intensité pendant plus longtemps... mais ce n'est pas la solution.

Le point le plus important à évaluer, si l'objectif est la diminution du pourcentage de graisse, n'est pas la portion d'énergie provenant des gras, mais bien la quantité totale de graisse utilisée et le nombre total de Calories dépensées. Par exemple, une personne

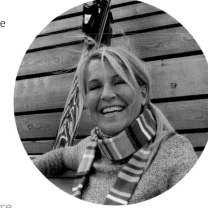

de 60 kg (132 lb), qui marche 30 minutes à une intensité moyennement élevée et à une vitesse de 6,5 km/h, brûle environ 128 Calories. Mais si celle-ci augmente sa vitesse à 9,5 km/h, pour la même période de temps, elle brûlera 200 Calories de plus.

Si vous êtes sédentaire ou plus âgé

Il est vrai que plus vite vous marchez, courez, pédalez ou dansez, plus vous utilisez de Calories par minute. Cependant, si vous avez été sédentaire pour une longue période de temps, un exercice à haute intensité sera extrêmement exigeant et il vous sera difficile de maintenir cette intensité longtemps.

C'est pour cette raison que l'on recommande des exercices de moindre intensité dans les premiers mois d'un programme d'entraînement. Ce niveau devient une sorte de prérequis pour les exercices plus intenses qui amèneront une plus grande dépense de Calories.

De plus, les aînés qui ont toujours été sédentaires tendent, plus que les plus jeunes, à utiliser les glucides comme principale source d'énergie.

Cela ne signifie pas qu'ils n'arriveront jamais à utiliser leurs réserves de graisse pendant leurs exercices (la Coalition d'une vie active pour les aînés constate que les aînés qui s'entraînent régulièrement améliorent, avec le temps, l'utilisation des lipides et glucides), mais c'est une raison de plus pour leur recommander des exercices de plus longue durée et de moindre intensité, afin d'augmenter la dépense calorique.

C'est la dépense totale de Calories pendant un exercice, qui fera la différence en bout de ligne et qui déterminera la quantité totale de graisse utilisée.

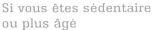

Les conseils de Guy

Se fixer des objectifs

Lorsque j'ai amorcé mes démarches pour me mettre en forme et perdre du poids, j'ai longtemps hésité à me fixer des objectifs précis. Quoique décidé à changer mes habitudes alimentaires, je n'étais pas prêt à placer la barre à une hauteur déterminée. Se fixer des objectifs précis oblige à agir. Le « flou » est beaucoup plus confortable. Il permet de petits écarts sans se sentir coupable.

Après une semaine ou deux, mes proches se sont rendu compte que mes portions avaient diminué et que j'avais accentué mon entraînement physique. Certains m'ont demandé : « Quel poids veux-tu atteindre ? », « Quand veux-tu l'atteindre ? », « Quand fais-tu ton premier marathon ? », etc.
Je leur répondais toujours que je ne savais pas vraiment et que je verrais au fur et à mesure. C'est à ce moment-là que j'ai commencé à me dire que pour être sérieux, je devais me fixer des objectifs.

Un soir, je me suis donc assis à mon bureau et j'ai commencé à les définir. Au début, je ne savais vraiment pas quoi écrire. « Si j'écris cet objectif et que je ne l'atteins pas, je vais avoir l'air fou. Pas uniquement face à mes proches, mais surtout face à moi-même », me disais-je.

Écrire nos objectifs, peu importe lesquels, équivaut à S'ENGAGER envers soi-même. Et s'engager, c'est plonger dans la piscine plutôt que d'y tremper le petit orteil.

C'est sur cette pensée que j'ai commencé à écrire :
▶ Je vais atteindre le poids de 75 kg (165 lb) – je pesais alors 108 kg (240 lb) ;
▶ Je vais atteindre un rythme cardiaque de 60 battements au repos le matin (j'étais à 66) ;

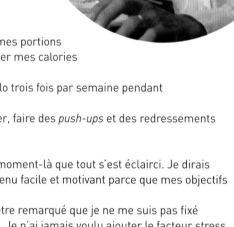

▶ Je vais être capable de faire 20 *push-ups* (je ne pouvais même pas en faire un) ;
▶ Je vais être capable de faire 20 redressements assis (j'en faisais trois ou quatre).

Pour y arriver :
▶ Je vais diminuer mes portions alimentaires et limiter mes calories par jour ;
▶ Je vais faire du vélo trois fois par semaine pendant une heure ;
▶ Je vais m'entraîner, faire des *push-ups* et des redressements assis chaque soir.

C'est à partir de ce moment-là que tout s'est éclairci. Je dirais même que c'est devenu facile et motivant parce que mes objectifs étaient clairs.

Vous aurez peut-être remarqué que je ne me suis pas fixé d'objectifs de temps. Je n'ai jamais voulu ajouter le facteur stress relié au temps. Je me suis dit que j'étais responsable de mon alimentation et de mes entraînements, mais que je n'avais aucun contrôle sur la façon dont mon corps allait réagir à ce nouveau mode de vie. Je savais que j'atteindrais mes objectifs un à un, mais je ne savais pas QUAND. Peu m'importait puisque j'avais décidé d'adopter ce mode de vie pour la vie. Grâce à cette attitude, les résultats sont apparus peu à peu.

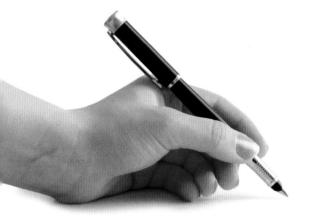

▶ DEUXIÈME PAS

2

Assoyez-vous seul et écrivez sur un papier des objectifs sérieux et précis par rapport à votre santé. Ce ne sera pas facile, mais courage ! C'est la seule façon de se rendre jusqu'au bout.

Quand ce sera fait, prenez ce papier et placez-le à côté de celui où est inscrit votre élément déclencheur.
Voilà, votre deuxième pas est franchi.

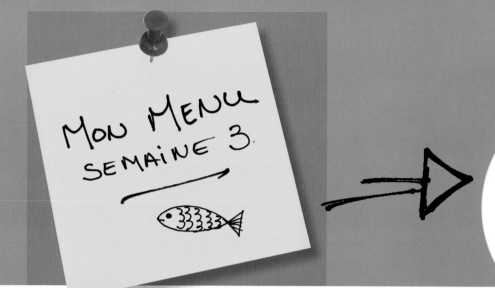

1200, 1500,
1800 Calories ?

Menu de base à
1200 Calories.
....
Menu à 1500 Calories,
ajouter ces aliments au menu de base.
....
Menu à 1800 Calories,
ajouter ces aliments au menu de base
ainsi qu'au menu à 1500 Calories.

	Déjeuner	Dîner	Souper	Collations
lundi • jour 1	Salade tropicale (p. 65) 2e portion préparée samedi dernier. 1 tranche de pain de blé entier 10 ml (2 c. à thé) de beurre d'amande 250 ml (1 tasse) de lait 1 % Café ou thé 1 tranche de pain de blé entier +5 ml (1 c. à thé) de beurre d'amande ou de beurre d'arachide	Sandwich Le végé (p. 193) 175 ml (¾ tasse) de céleri 1 petit yogourt à faible teneur en gras (100 g - 3 ½ oz) 1 kiwi 125 ml (½ tasse) de carottes 125 ml (½ tasse) de poivron +30 ml (2 c. à soupe) de trempette légère	★ Filet de pangasius à la sauce créole (p. 75) 125 ml (½ tasse) de couscous cuit 250 ml (1 tasse) d'asperges 125 ml (½ tasse) de melon miel 250 ml (1 tasse) de lait 1 %	1 muffin aux carottes et aux canneberges (p. 51) 30 ml (2 c. à soupe) de noix de Grenoble
mardi • jour 2	175 ml (¾ tasse) de gruau nature préparé 1 banane 250 ml (1 tasse) de lait 1 % Café ou thé 1 tranche de pain de blé entier +5 ml (1 c. à thé) de beurre ou de margarine	60 g (2 oz) de sardines Salade La simplette (p. 192) 4 biscottes de type Melba 125 ml (½ tasse) de melon miel 60 g (2 oz) de sardines 250 ml (1 tasse) de jus de légumes	★ Sauté de bœuf (p. 76) 250 ml (1 tasse) de courge spaghetti Les restes de dimanche dernier. 1 pain pita de blé entier 125 ml (½ tasse) de lait 1 % 1 petit yogourt à faible teneur en gras (100 g - 3 ½ oz) 250 ml (1 tasse) de bleuets	25 g (1 oz) de fromage partiellement écrémé 30 ml (2 c. à soupe) de pistaches 1 pêche
mercredi • jour 3	175 ml (¾ tasse) de yogourt nature sans gras 60 ml (¼ tasse) de céréales de type granola légères 125 ml (½ tasse) de fraises 125 ml (½ tasse) de lait 1 % Café ou thé 1 œuf 1 tranche de pain de blé entier +5 ml (1 c. à thé) de beurre ou de margarine	Sandwich Le dinde-légumes (p. 193) 125 ml (½ tasse) de radis 125 ml (½ tasse) de concombre 1 petit yogourt à faible teneur en gras (100 g - 3 ½ oz) 30 ml (2 c. à soupe) de trempette légère 1 poire	★ Cari aux pois chiches (p. 77) 250 ml (1 tasse) de riz 1 pomme 125 ml (½ tasse) de jus de légumes	125 ml (½ tasse) de melon d'eau 25 g (1 oz) de fromage partiellement écrémé

	Déjeuner	Dîner	Souper	Collations
jeudi • jour 4	1 muffin anglais de blé entier 125 ml (½ tasse) de fromage cottage 1% 125 ml (½ tasse) de melon d'eau 250 ml (1 tasse) de lait 1% Café ou thé 125 ml (½ tasse) de bleuets	Cari aux pois chiches (p. 77) 175 ml (¾ tasse) de riz 125 ml (½ tasse) de carottes 125 ml (½ tasse) de tomates cerises +30 ml (2 c. à soupe) de trempette légère 125 ml (½ tasse) de riz	★ Quesadillas au poulet (p. 78) 125 ml (½ tasse) de brocoli 125 ml (½ tasse) de fraises 1 petit yogourt à faible teneur en gras (100 g - 3 ½ oz) 250 ml (1 tasse) de lait 1%	125 ml (½ tasse) de radis 125 ml (½ tasse) de céleri 30 ml (2 c. à soupe) de noix de Grenoble 25 g (1 oz) de fromage partiellement écrémé
vendredi • jour 5	1 muffin aux carottes et aux canneberges (p. 51) 250 ml (1 tasse) de lait 1% Café et thé 1 pêche 125 ml (½ tasse) de fromage cottage 1%	Salade La chiche (p. 191) La 2e portion de mercredi soir. 3 biscottes de type Melba 25 g (1 oz) de fromage partiellement écrémé 125 ml (½ tasse) de jus de légumes	★ Roulade de veau au brie et aux tomates (p. 79) 250 ml (1 tasse) de couscous 125 ml (½ tasse) de courgettes 125 ml (½ tasse) de lait 1% 125 ml (½ tasse) de bleuets	125 ml (½ tasse) de poivron 30 ml (2 c. à soupe) de pistaches 1 poire
samedi • jour 6	2 tranches de pain de blé entier 5 ml (1 c. à thé) de beurre d'amande 175 ml (¾ tasse) de melon d'eau 250 ml (1 tasse) de lait 1% Café ou thé 5 ml (1 c. à thé) de beurre d'amande	★ Crêpe au poulet et au fromage (p. 80) 125 ml (½ tasse) d'asperges 125 ml (½ tasse) de concombre Salade La simplette (p. 192) 1 poire 250 ml (1 tasse) de jus de légumes	Crevettes grillées (p. 81) 175 ml (¾ tasse) d'orge 250 ml (1 tasse) de chou-fleur 1 kiwi 175 ml (¾ tasse) de yogourt nature sans gras +10 ml (2 c. à thé) de sirop d'érable 30 ml (2 c. à soupe) de pistaches	★ Barres granola maison (p. 81) 1 pomme 25 g (1 oz) de fromage partiellement écrémé
dimanche • jour 7	1 muffin anglais de blé entier 10 ml (2 c. à thé) de beurre d'arachide léger 125 ml (½ tasse) de fraises 250 ml (1 tasse) de lait 1% 1 œuf	Omelette au saumon fumé (p. 123) 1 tranche de pain de blé entier 250 ml (1 tasse) d'asperges 1 pomme de terre moyenne cuite au four +30 ml (2 c. à soupe) de crème sure légère 1 tranche de pain de blé entier +5 ml (1 c. à thé) de beurre ou de margarine 125 ml (½ tasse) de melon d'eau	★ Pâtes au pesto (p. 82) 125 ml (½ tasse) de concombre 125 ml (½ tasse) de bleuets 30 ml (2 c. à soupe) de parmesan 125 ml (½ tasse) de melon miel	★ Pudding au riz au lait de coco (p. 83) 1 petit yogourt à faible teneur en gras (100 g - 3 ½ oz)

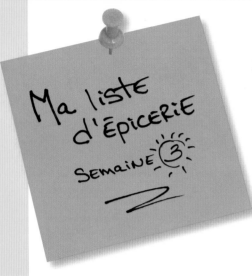

PRODUITS CÉRÉALIERS

	1200	1500	1800
◯ Biscottes de type Melba : 7 biscottes		-	-
◯ Ciabatta de blé entier : 1		-	-
◯ Muffins anglais de blé entier : 2		-	-
◯ Pain de blé entier : 6 tranches		+1	+3
◯ Pitas de blé entier : 1		-	-
◯ Tortilla de blé entier : 1		-	-

LAIT ET SUBSTITUTS

	1200	1500	1800
◯ Brie : 30 g (1 oz)		-	-
◯ Fromage cottage 1% : 125 ml (½ t.)		-	+125 ml (½ t.)
◯ Fromage feta : 25 g (1 oz)		-	-
◯ Lait 1% : 2,25 l (9 t.)		-	+500 ml (2 t.)
◯ Fromage partiellement écrémé : 115 g (4 oz)		+25 g (1 oz)	+75 g (2 ½ oz)
◯ Fromage suisse allégé : 45 g (1 ½ oz)		-	-
◯ Petits yogourts allégés de 100 g (3 ½ oz) :		4	+1
◯ Yogourt nature sans gras : 175 ml (¾ t.)		+175 ml (¾ t.)	-

FRUITS ET LÉGUMES

	1200	1500	1800
FRUITS			
◯ Ananas : 1 ou 60 ml (¼ t.)		-	-
◯ Banane : 1			
◯ Bleuets : 125 ml (½ t.)		+125 ml (½ t.)	+375 ml (1 ½ t.)
◯ Canneberges séchées : 125 ml (½ t.)		-	-
◯ Fraises : 250 ml (1 t.)		+125 ml (½ t.)	
◯ Kiwi : 1		+1	-
◯ Melon d'eau : ½ ou 500 ml (2 t.)		-	+125 ml (½ t.)
◯ Melon miel :		1 ou 375 ml (1 ½ t.)	-
◯ Pêche :		1	+1
◯ Poire :		-	3
◯ Pomme :		2	-
LÉGUMES			
◯ Asperges : 1 botte ou 375 ml (1 ½ t.)		+250 ml (1 t.)	
◯ Brocoli : 1 ou 250 ml (1 t.)		-	-
◯ Carotte : 60 ml (¼ t.)		+125 ml (½ t.)	+125 ml (½ t.)
◯ Céleri : 3-4 branches ou 500 ml (2 t.)		-	-
◯ Chou-fleur : 1 ou 375 ml (1 ½ t.)		-	-
◯ Concombre : 1 ou 310 ml (1 ¼ t.)		+60 ml (¼ t.)	-
◯ Courgette : 2 ou 300 ml (1 ¼ t.)		-	-
◯ Jus de légumes :		125 ml (½ t.)	+625 ml (2 ½ t.)
◯ Laitue Boston : 1 ou 500 ml (2 t.)		+250 ml (1 t.)	-
◯ Poivron : 2 ou 310 ml (1 ¼ t.)		-	+125 ml (½ t.)
◯ Pomme de terre :		1	
◯ Radis : 1 botte ou 310 ml (1 ¼ t.)		+60 ml (¼ t.)	
◯ Tomate : 2 ou 250 ml (1 t.)		-	-
◯ Tomates cerises : 125 ml (½ t.)		+125 ml (½ t.)	-

VIANDE ET SUBSTITUTS

	1200	1500	1800
◯ Crevettes : 90 g (3 oz)		-	-
◯ Dinde fumée tranchée : 75 g (2 ½ oz)		-	-
◯ Escalope de veau : 75 g (2 ½ oz)		-	-
◯ Lanières de bœuf : 90 g (3 oz)		-	-
◯ Noix de Grenoble :		60 ml (¼ t.)	-
◯ Œufs : 3		+1	+1
◯ Pangasius ou autre poisson à chair blanche : 120 g (4 oz)		-	-
◯ Pistaches :		90 ml (6 c. à s.)	-
◯ Pois chiches : 1 boîte de 540 ml (19 oz)		-	-
◯ Poitrine de poulet : 120 g (4 oz)		-	-
◯ Sardines : 60 g (2 oz)		-	+60 g (2 oz)
◯ Saumon fumé : 30 g (1 oz)		-	-

S'ASSURER D'AVOIR AU FRIGO, AU GARDE-MANGER OU AU JARDIN…

- ◯ Ail frais
- ◯ Basilic frais
- ◯ Beurre ou margarine
- ◯ Ciboulette fraîche
- ◯ Citrons
- ◯ Coriandre fraîche
- ◯ Crème sure légère
- ◯ Gingembre frais
- ◯ Lait de coco léger (1 boîte)
- ◯ Oignons
- ◯ Olives noires
- ◯ Parmesan
- ◯ Pesto
- ◯ Quelques feuilles de laitue
- ◯ Sauge fraîche
- ◯ Thym frais
- ◯ Trempette légère

Utilisez les fiches détachables à la fin du livre. Un outil pratique !

Ingrédients du menu de base à 1200 Calories.
Ajouter les ingrédients inscrits en bleu au menu de base.
Ajouter les ingrédients inscrits en vert au menu de base ainsi qu'au menu de 1500 Calories.

Valeur nutritive

lipides : 5 g
protéines : 20 g
glucides : 14 g
valeur énergétique :
175 kcal
équivalents : 1 ½ VS,
1 ½ LÉG

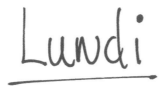

Lundi

★ **Filet de pangasius à la sauce créole**

1 portion

Ingrédients

120 g	**(4 oz)** de pangasius (ou autre poisson à chair blanche)
125 ml	**(½ tasse)** de sauce primavera (p. 45)
45 ml	**(3 c. à soupe)** d'olives noires
60 ml	**(¼ tasse)** d'ananas
Au goût	Sel, poivre et basilic frais

Préparation

- Mettre le filet de poisson dans un plat de cuisson.
- Ajouter la sauce primavera, les olives et les ananas.
- Aromatiser au goût et cuire au four à 200 °C (400 °F) de 15 à 20 minutes, jusqu'à ce que la chair du poisson soit bien cuite.
- Servir immédiatement avec des feuilles de basilic.

Variante

Préparez cette recette avec du poulet ou du porc.

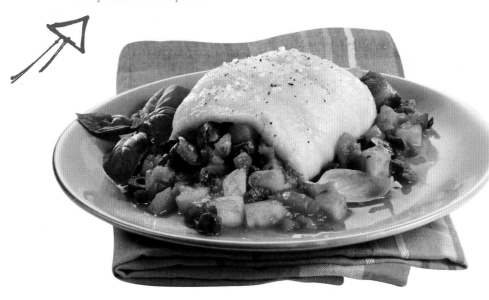

Menu du jour 1

Déjeuner

Salade tropicale (p. 65)
2e portion préparée samedi dernier.

1 tranche de pain de blé entier

10 ml (2 c. à thé) de beurre d'amande

250 ml (1 tasse) de lait 1 %

Café ou thé

1 tranche de pain de blé entier
+5 ml (1 c. à thé) de beurre d'amande

Dîner

Sandwich Le végé (p. 193)

175 ml (¾ tasse) de céleri

1 petit yogourt à faible teneur en gras (100 g - 3 ½ oz)

1 kiwi

125 ml (½ tasse) de carottes

125 ml (½ tasse) de poivron
+30 ml (2 c. à soupe) de trempette légère

Souper

★ **Filet de pangasius à la sauce créole**

125 ml (½ tasse) de couscous cuit

250 ml (1 tasse) d'asperges

125 ml (½ tasse) de melon miel

250 ml (1 tasse) de lait 1 %

Collations

1 muffin aux carottes et aux canneberges (p. 51)

30 ml (2 c. à soupe) de noix de Grenoble

Menu du jour 2

Déjeuner

175 ml (¾ tasse) de gruau nature préparé

1 banane

250 ml (1 tasse) de lait 1 %

Café ou thé

1 tranche de pain de blé entier
 +5 ml (1 c. à thé) de beurre
 ou de margarine

Dîner

60 g (2 oz) de sardines

Salade La simplette (p. 192)

4 biscottes de type Melba

125 ml (½ tasse) de melon miel

60 g (2 oz) de sardines

250 ml (1 tasse) de jus
de légumes

Souper

★ Sauté de bœuf

250 ml (1 tasse) de courge
spaghetti
 Les restes de dimanche dernier.

1 pain pita de blé entier

125 ml (½ tasse) de lait 1 %

1 petit yogourt à faible teneur
en gras (100 g - 3 ½ oz)

250 ml (1 tasse) de bleuets

Collations

25 g (1 oz) de fromage
partiellement écrémé

30 ml (2 c. à soupe) de pistaches

1 pêche

Valeur nutritive

lipides : 12 g
protéines : 22 g
glucides : 7 g
valeur énergétique :
220 kcal
équivalents : 1 LÉG,
1 ¼ VS, 1 Gras

Mardi

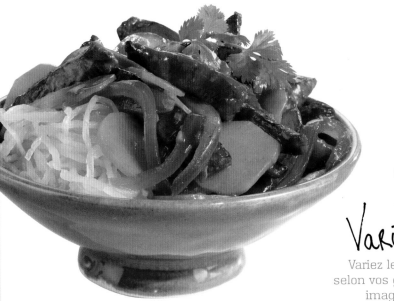

Variante

Variez les légumes
selon vos goûts et votre
imagination !

★ Sauté de bœuf
1 portion

Ingrédients

125 ml	(½ tasse) de bouillon de bœuf à teneur réduite en sodium	
30 ml	(2 c. à soupe) de sauce soya	
30 ml	(2 c. à soupe) de vinaigre de riz	
10 ml	(2 c. à thé) de fécule de maïs	
5 ml	(1 c. à thé) de gingembre frais	
5 ml	(1 c. à thé) d'huile d'olive	
60 ml	(¼ tasse) de carottes, en fines rondelles	
60 ml	(¼ tasse) d'oignons hachés finement	
90 g	(3 oz) de lanières de bœuf	
1	gousse d'ail, hachée	
Au goût	Sel, poivre et piment fort	

Préparation

• Dans un petit bol, mélanger le
bouillon avec la sauce soya,
le vinaigre de riz, la fécule, le
gingembre et les assaisonnements.
Réserver.

• Dans un grand poêlon ou dans un
wok, chauffer l'huile et faire sauter
les carottes et les oignons. Ajouter
les lanières de bœuf et l'ail et faire
sauter, jusqu'à ce que le bœuf soit
cuit.

• Ajouter les ingrédients liquides
et cuire en remuant environ
2 ou 3 minutes, jusqu'à ce que
la sauce épaississe.

Valeur nutritive

lipides : 11 g
protéines : 13 g
glucides : 42 g
valeur énergétique :
320 kcal
équivalents : 1 VS,
2 LÉG, ¼ PC, 1 Gras

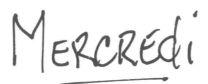

Mercredi

★ Cari aux pois chiches

2 portions

Ingrédients

5 ml	(1 c. à thé) d'huile d'olive
60 ml	(¼ tasse) d'oignons, hachés
5 ml	(1 c. à thé) de poudre de cari
10 ml	(2 c. à thé) de farine tout usage
125 ml	(½ tasse) de bouillon de poulet à teneur réduite en sel
45 ml	(3 c. à soupe) de lait de coco léger
375 ml	(1 ½ tasse) de pois chiches
125 ml	(½ tasse) de bouquets de brocoli
125 ml	(½ tasse) de bouquets de chou-fleur
125 ml	(½ tasse) de poivrons colorés, en lanières
	Quelques feuilles de basilic frais
Au goût	Sel, poivre, cannelle, gingembre

Préparation

- Faire revenir les oignons dans l'huile d'olive et ajouter le cari et le gingembre.
- Ajouter la farine, remuer et ajouter le bouillon et le lait de coco. Porter à ébullition.
- Baisser le feu, ajouter les pois chiches et les légumes, puis laisser mijoter, en remuant de temps à autre, jusqu'à ce que les légumes soient bien cuits.
- Saler et poivrer au goût. Garnir de basilic et servir immédiatement.

Note : Réservez la seconde portion de Cari aux pois chiches pour le dîner de jeudi.

Variante

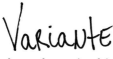

Remplacez les pois chiches par du poulet ou des crevettes et ajouter 10 ml (2 c. à thé) de beurre d'arachide.

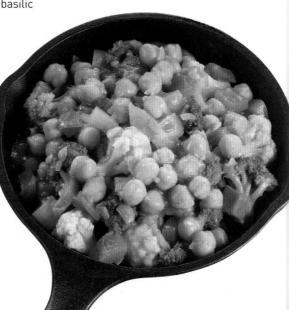

Menu du jour 3

Déjeuner

175 ml (¾ tasse) de yogourt nature sans gras

60 ml (¼ tasse) de céréales de type granola légères

125 ml (½ tasse) de fraises

125 ml (½ tasse) de lait 1 %

Café ou thé

1 œuf

1 tranche de pain de blé entier
+5 ml (1 c. à thé) de beurre ou de margarine

Dîner

Sandwich Le dinde-légumes (p. 193)

125 ml (½ tasse) de radis

125 ml (½ tasse) de concombre

1 petit yogourt à faible teneur en gras (100 g - 3 ½ oz)

30 ml (2 c. à soupe) de trempette légère

1 poire

Souper

★ Cari aux pois chiches

250 ml (1 tasse) de riz

1 pomme

125 ml (½ tasse) de jus de légumes

Collations

125 ml (½ tasse) de melon d'eau

25 g (1 oz) de fromage partiellement écrémé

Menu du jour 4

Déjeuner

1 muffin anglais de blé entier

125 ml (½ tasse) de fromage cottage 1%

125 ml (½ tasse) de melon d'eau

250 ml (1 tasse) de lait 1%

Café ou thé

125 ml (½ tasse) de bleuets

Dîner

Cari aux pois chiches (p. 77)
La 2ᵉ portion de mercredi soir.

175 ml (¾ tasse) de riz

125 ml (½ tasse) de carottes

125 ml (½ tasse) de tomates cerises
+30 ml (2 c. à soupe) de trempette légère

125 ml (½ tasse) de riz

Souper

⭐ Quesadillas au poulet

125 ml (½ tasse) de brocoli

125 ml (½ tasse) de fraises

1 petit yogourt à faible teneur en gras (100 g - 3 ½ oz)

250 ml (1 tasse) de lait 1%

Collations

125 ml (½ tasse) de radis

125 ml (½ tasse) de céleri

30 ml (2 c. à soupe) de noix de Grenoble

25 g (1 oz) de fromage partiellement écrémé

Valeur nutritive

lipides : 7 g
protéines : 30 g
glucides : 39 g
valeur énergétique : 340 kcal
équivalents : 1 VS, 2 PC, ½ LÉG, ½ LS

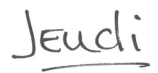

Jeudi

⭐ Quesadillas au poulet

1 portion

Ingrédients

1	tortilla de blé entier
120 g	**(4 oz)** de poulet (conserver **45 g (1 ½ oz)** pour le dîner de samedi)
60 ml	**(¼ tasse)** de tomates mûres en petits cubes
30 g	**(1 oz)** de fromage partiellement allégé de type mozzarella
Au goût	Sel, poivre et thym frais

Préparation

• Étendre la tortilla sur une plaque de cuisson.

• Sur un côté, mettre le poulet, les tomates et le fromage.

• Replier la tortilla en deux, presser légèrement et cuire au four à 200 °C (400 °F) pour 8 à 10 minutes ou jusqu'à ce que le fromage soit bien fondu.

Variante

Remplacez les tomates par des épinards et la mozzarella par de la ricotta.

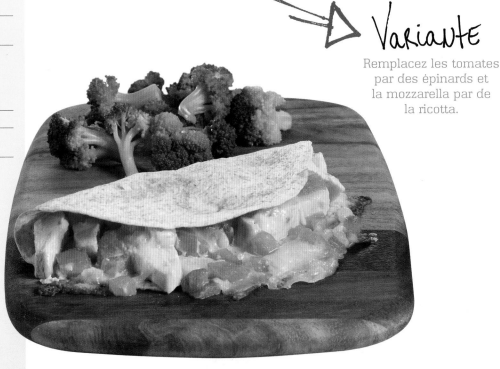

Valeur nutritive

lipides : 12 g
protéines : 23 g
glucides : 3 g
valeur énergétique :
210 kcal
équivalents : 1 VS,
1 LÉG, ½ LS, 1 Gras

Vendredi

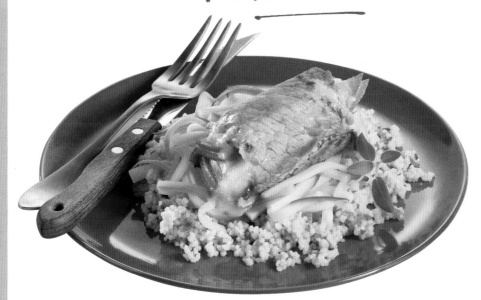

★ Roulade de veau au brie et aux tomates

1 portion

Ingrédients

5 ml	**(1 c. à thé)** d'huile d'olive
1	escalope de veau de **75 g (2 ½ oz)**
2 à 3	tranches très fines de tomates
30 g	**(1 oz)** de brie
1 ou 2	feuilles de sauge fraîche
Au goût	Sel et poivre

Préparation

- Étendre l'escalope de veau sur une planche.

- Sur une extrémité de l'escalope, ajouter les tomates, le brie et la sauge.

- Rouler l'escalope sur elle-même de manière à emprisonner la garniture.

- Dans une poêle, chauffer l'huile et faire dorer la roulade de veau. Au besoin, terminer la cuisson quelques minutes au four.

Variante

Remplacez les tomates par des poires et le brie par du fromage suisse.

Menu du jour 5

Déjeuner

1 muffin aux carottes et aux canneberges (p. 51)

250 ml (1 tasse) de lait 1%

Café et thé

1 pêche

125 ml (½ tasse) de fromage cottage 1%

Dîner

Salade La chiche (p. 191)

3 biscottes de type Melba

25 g (1 oz) de fromage partiellement écrémé

125 ml (½ tasse) de jus de légumes

Souper

★ Roulade de veau au brie et aux tomates

250 ml (1 tasse) de couscous

125 ml (½ tasse) de courgettes

125 ml (½ tasse) de lait 1%

125 ml (½ tasse) de bleuets

Collations

125 ml (½ tasse) de poivron

30 ml (2 c. à soupe) de pistaches

1 poire

Menu du jour 6

Déjeuner

2 tranches de pain de blé entier

5 ml (1 c. à thé) de beurre d'amande

175 ml (¾ tasse) de melon d'eau

250 ml (1 tasse) de lait 1%

Café ou thé

5 ml (1 c. à thé) de beurre d'amande

Dîner

★ Crêpe au poulet et au fromage

125 ml (½ tasse) d'asperges

125 ml (½ tasse) de concombre

Salade La simplette (p. 192)

1 poire

250 ml (1 tasse) de jus de légumes

Souper

★ Crevettes grillées

175 ml (¾ tasse) d'orge

250 ml (1 tasse) de chou-fleur

1 kiwi

175 ml (¾ tasse) de yogourt nature sans gras
+10 ml (2 c. à thé) de sirop d'érable

30 ml (2 c. à soupe) de pistaches

Collations

★ Barres granola maison

1 pomme

25 g (1 oz) de fromage partiellement écrémé

Valeur nutritive

lipides : 11 g
protéines : 34 g
glucides : 20 g
valeur énergétique : 320 kcal
équivalents : 1 VS, 1 LS, 2 PC

Samedi

★ Crêpe au poulet et au fromage

1 portion

Ingrédients

45 ml	(3 c. à soupe)	de farine de blé entier
45 ml	(3 c. à soupe)	de lait 1 %
1	œuf	
45 g	(1 ½ oz)	de poulet cuit (restes du jeudi soir)
30 g	(1 oz)	de mozzarella partiellement écrémée
15 g	(½ oz)	de fromage suisse léger
	Quelques feuilles de basilic frais	
Au goût	Sel et poivre	

Préparation

- Préparer la crêpe : dans un bol, battre ensemble les 3 premiers ingrédients. Verser la détrempe dans une poêle antiadhésive (ou enduite de vaporisateur antiadhésif) bien chaude. Laisser cuire à feu modéré. Lorsque les bords ne sont plus translucides, tourner la crêpe et laisser cuire le deuxième côté. Une fois cuite, déposer la crêpe sur une plaque de cuisson.

- Garnir un côté de la crêpe de poulet, de fromage et de basilic, puis assaisonner.

- Replier la crêpe sur elle-même et cuire au four à 200 °C (400 °F), jusqu'à ce que le fromage soit fondu.

Variante

Remplacez le fromage suisse par quelques tranches d'avocat !

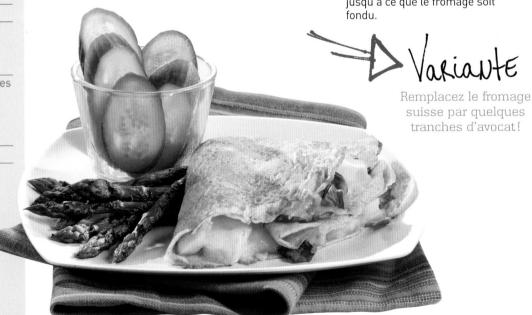

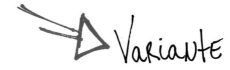

Remplacez les crevettes
par des pétoncles ou des
morceaux de homard.

★ Crevettes grillées
1 portion

Ingrédients

90 g	**(3 oz)** de crevettes, décortiquées et déveinées
10 ml	**(2 c. à thé)** d'huile d'olive
15 ml	**(1 c. à soupe)** de jus de citron
5 ml	**(1 c. à thé)** de graines de sésame
15 ml	**(1 c. à soupe)** de coriandre fraîche, hachée
1	quartier de citron
Au goût	Sel, poivre et paprika

Préparation

- Mettre les crevettes dans un bol en verre.
- Mélanger l'huile d'olive et le jus de citron dans un petit bol. Verser sur les crevettes et laisser mariner au moins 15 minutes.
- Retirer les crevettes de la marinade, puis les mettre sur une plaque à biscuits. Saler, poivrer et assaisonner de paprika.
- Cuire au four de 5 à 7 minutes sous le gril.
- Servir les crevettes saupoudrées de graines de sésame, de coriandre et avec un quartier de citron.

★ Barres granola maison
6 portions

Ingrédients

10 ml	**(2 c. à thé)** d'huile de canola
40 ml	**(2 c. à soupe + 2 c. à thé)** de sirop d'érable
75 ml	**(⅓ tasse)** de lait de coco léger
125 ml	**(½ tasse)** de flocons d'avoine
45 ml	**(3 c. à soupe)** de farine de blé entier
1	pincée de chaque : bicarbonate de soude, sel, cannelle, cardamome
125 ml	**(½ tasse)** de canneberges séchées, hachées

Préparation

- Préchauffer le four à 200 °C (400 °F).
- Dans un grand bol, mélanger l'huile, le sirop d'érable et le lait de coco.
- Ajouter tous les autres ingrédients et mélanger, jusqu'à ce qu'ils soient bien humectés.
- Étendre la préparation sur une plaque à biscuits antiadhésive ou sur une plaque recouverte de papier parchemin. Cuire au four environ 15 minutes.
- Laisser refroidir avant

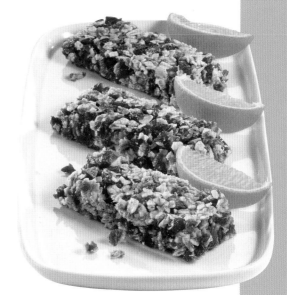

Menu du jour 7

Déjeuner

1 muffin anglais de blé entier

10 ml (2 c. à thé) de beurre d'arachide léger

125 ml (½ tasse) de fraises

250 ml (1 tasse) de lait 1%

1 œuf

Dîner

Omelette au saumon fumé (p. 123)

1 tranche de pain de blé entier

250 ml (1 tasse) d'asperges

1 pomme de terre moyenne cuite au four
   +30 ml (2 c. à soupe) de crème sure légère

1 tranche de pain de blé entier
   +5 ml (1 c. à thé) de beurre ou de margarine

125 ml (½ tasse) de melon d'eau

Souper

★ Pâtes au pesto

125 ml (½ tasse) de concombre

125 ml (½ tasse) de bleuets

30 ml (2 c. à soupe) de parmesan

125 ml (½ tasse) de melon miel

Collations

★ Pudding au riz au lait de coco

1 petit yogourt à faible teneur en gras (100 g - 3 ½ oz)

Valeur nutritive

lipides : 15 g

protéines : 13 g

glucides : 44 g

valeur énergétique : 360 kcal

équivalents : 2 PC, ½ LS, 1 LÉG

Dimanche

★ Pâtes au pesto

1 portion

Ingrédients

250 ml	(1 tasse) de spaghettis de blé entier, cuits
15 ml	(1 c. à soupe) d'eau de cuisson des pâtes
15 ml	(1 c. à soupe) de pesto de basilic
125 ml	(½ tasse) de tomates cerises, en morceaux
15 ml	(1 c. à soupe) d'olives noires, tranchées
25 g	(1 oz) de feta, en cubes
Au goût	Sel et poivre

Préparation

- Cuire les pâtes dans l'eau bouillante salée jusqu'à cuisson *al dente*. Égoutter.

- Remettre les pâtes dans la casserole et ajouter l'eau de cuisson, le pesto, les tomates et les olives. Saler et poivrer.

- Couvrir de cubes de feta au moment de servir.

Note : Faites cuire une plus grande quantité de pâtes afin de pouvoir en réserver 250 ml (1 tasse) pour le dîner de lundi prochain.

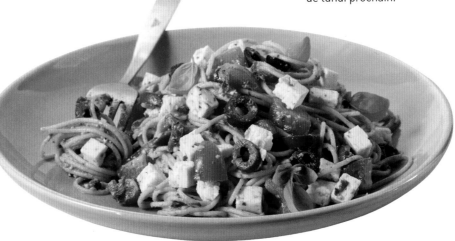

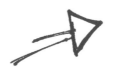

Variante

Vous pouvez substituer la feta par votre fromage de chèvre préféré.

★ Pudding au riz au lait de coco

2 portions

Ingrédients

15 ml	**(1 c. à soupe)**	de fécule de maïs
250 ml	**(1 tasse)**	de lait 1 %
60 ml	**(¼ tasse)**	de lait de coco léger
125 ml	**(½ tasse)**	de riz cuit
10 ml	**(2 c. à thé)**	de miel (facultatif)

Préparation

- Dissoudre la fécule dans un peu de lait.
- Verser dans le reste du lait, puis ajouter le lait de coco et le riz. Bien remuer.
- Porter le tout à ébullition et laisser mijoter environ 15 minutes à feu doux en remuant.
- Verser dans deux petits verres et réfrigérer.
- Au moment de servir, ajouter du miel, si désiré.

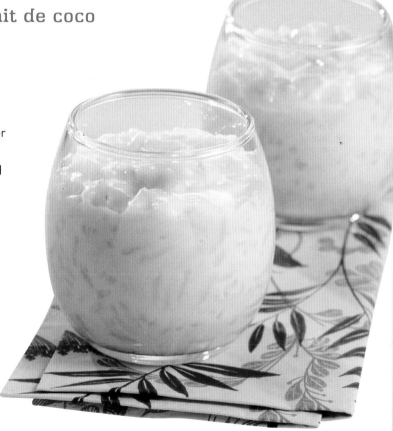

Note : Réservez la seconde portion pour lundi soir prochain.

Variante

Pour un dessert encore plus original, remplacez le riz par du tapioca.

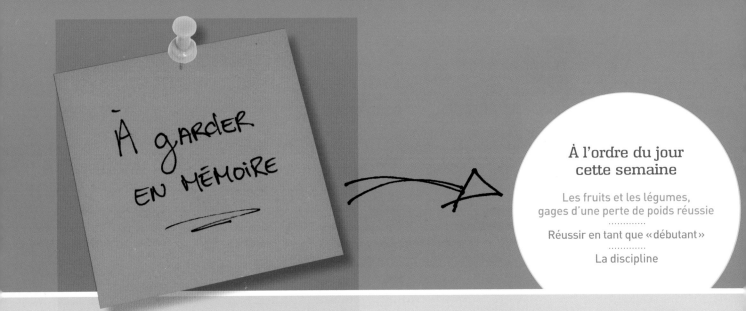

À l'ordre du jour
cette semaine

Les fruits et les légumes,
gages d'une perte de poids réussie
....
Réussir en tant que «débutant»
....
La discipline

Les conseils d'Isabelle

Les fruits et les légumes, gages d'une perte de poids réussie

Les fruits et les légumes procurent plusieurs bienfaits à l'organisme. Ils fournissent non seulement plusieurs vitamines dont notre corps a besoin, mais ils sont également bourrés d'antioxydants. Un régime alimentaire riche en fruits et en légumes est associé à la prévention des maladies cardiovasculaires, du diabète et de plusieurs types de cancers. En prime, une consommation abondante de fruits et de légumes contribue à la perte de poids. Voyons pourquoi.

Ils affichent une faible teneur en calories

Particulièrement riches en eau, les fruits et les légumes ont une faible teneur calorique. On peut en garnir notre assiette généreusement sans voir grimper le compte calorique. Il faut par contre surveiller les garnitures qu'on leur ajoute.

Ils sont riches en fibres

Les fruits et les légumes contribuent grandement à l'effet de satiété, puisqu'ils sont généralement riches en fibres. Les fibres permettent de mieux contrôler l'appétit, ce qui favorise une perte de poids.

Ils ont une faible densité énergétique

Les fruits et les légumes ont une faible densité énergétique (ils procurent peu de calories par gramme d'aliment). Celle-ci permet de manger une plus grande quantité d'un aliment pour un même nombre de calories. Les aliments à faible densité énergétique contribuent à la perte de poids. Notez que les fruits séchés ayant une teneur élevée en sucre ont une densité énergétique beaucoup plus élevée (voir le tableau suivant). Ils sont donc à consommer avec modération !

Il n'est pas surprenant de constater que les gens qui consomment beaucoup de fruits et de légumes contrôlent mieux leur poids, en ingérant moins de calories par jour. Tous les jours, assurez-vous d'en faire provision. Midi et soir, garnissez la moitié de votre assiette de légumes. En dessert et aux collations, mangez des fruits. Priorisez les fruits et les légumes du Québec. En plus d'encourager nos producteurs, vous consommerez des fruits et des légumes plus nutritifs puisque cueillis à pleine maturité, au moment où leur concentration en nutriments est maximale. En prime, l'achat local permet de manger les végétaux près du moment de la cueillette, un autre avantage nutritionnel puisque les vitamines commencent à se dégrader peu de temps après la récolte. Plus on les mange rapidement, mieux c'est !

► Quelques fruits qui apportent moins de 50 Calories par portion

Aliments	Calories (kcal)	Glucides (g)	Fer (mg)	Calcium (mg)	Potassium (mg)	Fibres (g)
Rhubarbe (125 ml - ½ tasse)	14	2,9	0,14	55	186	1,2
Citron sans pelure (moyen)	17	5,4	0,35	15	80	1,6
Fraises (125 ml - ½ tasse)	28	6,7	0,37	14	134	2,0
Prune (1)	30	7,5	0,11	4	104	1,1
Melon miel (125 ml - ½ tasse)	32	8,2	0,15	5	205	0,7
Framboises (125 ml - ½ tasse)	34	7,8	0,45	16	98	4,2
Clémentine (1)	35	8,9	0,10	22	131	1,3
Pamplemousse rose ou rouge (½)	37	9,2	0,15	18	156	1,4
Pêche (moyenne)	38	9,4	0,24	6	186	1,9
Ananas (125 ml - ½ tasse)	39	10,3	0,23	11	94	1,1
Bleuets (125 ml - ½ tasse)	44	11,1	0,21	5	59	2,0
Abricot (3)	50	11,7	0,41	14	272	2,1

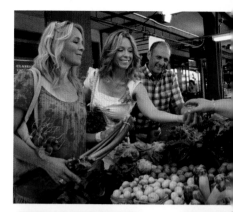

► Quelques légumes qui apportent moins de 25 Calories par portion

Aliments	Calories (kcal)	Glucides (g)	Fer (mg)	Calcium (mg)	Potassium (mg)	Fibres (g)
Céleri (1 tige moyenne)	6	1,2	0,08	16	104	0,6
Épinards (250 ml - 1 tasse)	7	1,2	0,86	31	177	0,7
Ciboulette (125 ml - ½ tasse)	8	1,1	0,41	23	75	0,6
Laitue Boston (250 ml - 1 tasse)	8	1,3	0,72	20	138	0,6
Laitue iceberg (250 ml - 1 tasse)	8	1,7	0,24	10	82	0,7
Chou (125 ml - ½ tasse)	9	2,1	0,22	17	91	0,7
Laitue romaine (250 ml - 1 tasse)	10	2,0	0,57	20	146	1,2
Radis (125 ml - ½ tasse)	10	2,1	0,21	15	143	1,0
Champignon (125 ml - ½ tasse)	11	1,6	0,26	2	159	0,6
Chou-fleur (125 ml - ½ tasse)	13	2,8	0,23	12	160	0,9
Pois mange-tout (10 cosses)	14	2,6	0,71	15	68	0,6
Brocoli (125 ml - ½ tasse)	16	3,1	0,34	22	147	1,1
Poivron vert (125 ml - ½ tasse)	16	3,7	0,27	8	138	1,1
Citrouille (125 ml - ½ tasse)	16	4,0	0,49	13	208	0,7
Navet (125 ml - ½ tasse)	19	4,4	0,21	21	131	1,2
Tomate (moyenne)	22	4,8	0,33	12	292	1,5

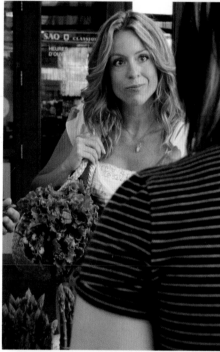

► Valeurs des principaux fruits séchés (pour 60 ml - ¼ tasse)

Fruits séchés	Calories (kcal)	Glucides (g)	Fer (mg)	Calcium (mg)	Potassium (mg)	Fibres (g)
Banane	294	33	0,7	10,2	304	4,3
Dattes	129	35	0,6	15	306	4,0
Figues	122	33	1,1	72	356	4,7
Raisins secs	119	29	0,8	18	273	1,5
Canneberges	118	25	1,4	7,1	21,3	1,7
Pruneaux	114	30	1,2	24,1	354	3,1
Abricot	77	20	1,7	15	450	3,0
Pomme	52	14	0,3	3	97	1,8

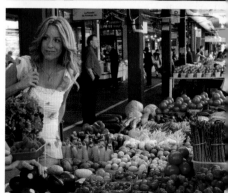

Les conseils de Josée

Réussir en tant que « débutant »

Vous arrive-t-il de rêver à une nouvelle activité physique en vous demandant si vous pourriez vous y initier ? Essayer un nouveau type d'exercice tel un sport de raquette, le *step* ou la salsa est une merveilleuse façon de vous entraîner et de demeurer motivé.

Nombreux sont ceux qui restent trop timides face aux bénéfices que comporte l'apprentissage d'une nouvelle activité physique, simplement parce qu'ils ont peur d'échouer. Pourtant, avec la bonne approche, ils pourraient même aimer être un débutant !

La peur de tomber

On peut apprendre beaucoup sur les débutants en observant des enfants qui essaient de nouvelles activités. Ils n'ont aucune idée préconçue et ne craignent pas l'échec. Lorsque les enfants apprennent à marcher, ils acceptent instinctivement que les chutes font partie des essais. Ils comprennent très vite qu'ils doivent se relever et essayer de nouveau.

Prendre un risque, comme passer la porte d'un centre de conditionnement physique pour la première fois ou apprendre à faire du patin à roues alignées, c'est d'abord accepter un changement. Celui-ci peut être extrêmement positif, mais il peut aussi causer de l'anxiété. Pourtant, il est normal de ne pas réussir un exercice ou un sport parfaitement dès le premier essai. Par exemple, vous vous sentirez probablement inconfortable lors de votre première visite sur le plateau de poids libres, mais la plupart des gens le sont...

Vous devez éviter de porter un jugement sur vos habiletés.

Les erreurs font partie de tout processus d'apprentissage et il faut vous donner du temps.

Les étapes de l'apprentissage

Que vous appreniez rapidement ou lentement, vous franchirez ces étapes.

1re étape : Le commencement

Votre corps va enregistrer tous les déplacements, tous les gestes et toutes les demandes énergétiques. Par exemple, lors de vos premiers cours de step, vous allez assimiler la hauteur du step et la distance qui vous en sépare ; vous apprendrez progressivement comment et où placer votre pied, sans avoir à regarder.

Pour un apprentissage efficace, il est important de ne pas vous mettre de pression et d'accepter vos erreurs. Il ne faut jamais dire : « Oublions ça, je ne serai jamais assez bon. » Félicitez-vous plutôt d'avoir pris un risque et de vous être déplacé au-delà de votre zone de confort.

2e étape : La pratique

Vous passerez beaucoup de temps dans cette étape cruciale. Maintenant que vous avez appris les gestes et les mouvements, vous allez devoir les perfectionner. Vous n'êtes plus un débutant, vous allez d'ailleurs commencer à remarquer de la régularité dans vos mouvements.

3e étape : L'efficacité

Avec toute la pratique que vous avez maintenant, votre corps et votre tête ont assimilé les différentes facettes de votre activité et vous n'avez plus à être aussi concentré. Le plaisir s'installe et vous devenez même assez confiant pour essayer d'autres aspects de votre sport ou le pratiquer dans un environnement différent.

Vous ferez encore quelques erreurs, mais il faut les accepter et en rire...

Allez-y, plongez dans cette activité qui vous intéresse. Cela vous fera peut-être sourire par moments, mais cela vous fera surtout grandir !

Les conseils de Guy

La discipline

J'ai longtemps pensé que je n'avais pas assez de discipline pour relever le défi de la mise en forme et de la perte de poids. C'est d'ailleurs une opinion largement répandue : « Les personnes qui ont un surplus de poids sont des gens qui manquent de discipline et qui se laissent aller. » En ce qui me concerne, c'était vrai. C'est difficile à avouer et je l'ai nié longtemps (en véhiculant toutes sortes d'excuses que je vais démythifier dans mon prochain texte), mais à partir du moment où j'ai adopté la même discipline pour mon alimentation et ma condition physique que pour ma vie personnelle, les choses ont changé.

Si vous êtes prêt à accepter que votre manque de discipline est la principale cause de votre condition actuelle, vous avez déjà un autre **PAS** de franchi. C'est un peu comme l'alcoolique qui fait le constat qu'il est alcoolique, débutant ainsi sa réhabilitation.

Revenons à moi, en y réfléchissant bien, toute ma vie j'ai été fort discipliné sur plusieurs plans. Je suis marié depuis plusieurs années (ça prend de la discipline, n'est-ce pas ?), nous avons élevé trois enfants (avec tout ce que ça comprend d'organisation et d'abnégation de soi), j'ai monté des entreprises, etc. À plus petite échelle, je me lève chaque matin pour vaquer à mes occupations, je me rase, je coupe mon gazon, je retourne mes appels, etc. Vivre à notre époque demande beaucoup de discipline.

Je suis certain qu'il en est de même pour vous et je fais le pari que vous êtes beaucoup plus discipliné que vous ne le croyez. Il s'agit maintenant d'appliquer cette discipline à votre alimentation ainsi qu'à votre programme de mise en forme, et le tour est joué.

C'est ce que j'ai fait. Pour entreprendre mon programme de mise en forme et de perte de poids, j'ai planifié mes horaires, mes activités, mes repas, mes sorties et mes entraînements. J'ai fait en sorte que ceux-ci deviennent une priorité dans ma vie. Par exemple : J'ai quantifié mes portions alimentaires en fonction de mes journées de travail. Si je devais prendre un repas au restaurant avec des clients le midi, je prenais un déjeuner réduit et un potage pour souper. De sorte que, globalement, j'avais consommé la même quantité d'aliments dans ma journée. Quand je savais que j'allais être à l'extérieur de la région pour quelques jours, j'apportais mon sac d'entraînement et j'allais dans un centre d'entraînement de la région où j'étais, tout simplement.

Avoir de la discipline, c'est s'organiser en fonction de nos objectifs afin de les prioriser.

▷ TROISIÈME PAS

3 Planifiez dès maintenant votre horaire des prochaines semaines en fonction de vos priorités de mise en forme et de perte de poids. Notez dans votre agenda vos horaires de repas, vos menus (ce livre vous en donne un modèle) et vos horaires d'entraînement pour les deux prochaines semaines. Refaites une planification toutes les deux semaines. Il suffit d'en prendre l'habitude. Ce sont des rendez-vous importants que vous avez avec vous-même. Ne les ratez pas.

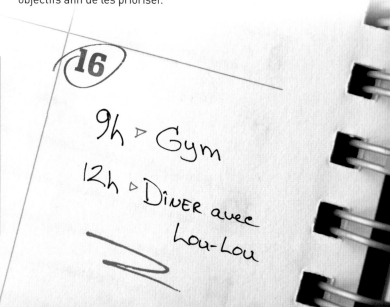

16

9h ▷ Gym
12h ▷ Dîner avec Lou-Lou

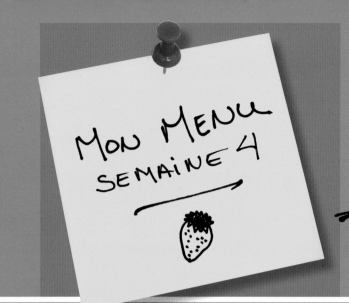

MON MENU
SEMAINE 4

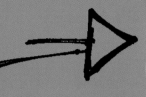

1200, 1500,
1800 Calories ?

Menu de base à
1200 Calories.
....
Menu à 1500 Calories,
ajouter ces aliments au menu de base.
....
Menu à 1800 Calories,
ajouter ces aliments au menu de base
ainsi qu'au menu à 1500 Calories.

	Déjeuner	Dîner	Souper	Collations
lundi • jour 1	175 ml (¾ tasse) de gruau nature préparé 125 ml (½ tasse) de fraises 250 ml (1 tasse) de lait 1 % Café ou thé 1 petit yogourt à faible teneur en gras (100 g - 3 ½ oz) 1 tranche de pain de blé entier +5 ml (1 c. à thé) de beurre ou de margarine	Salade La saucissonne (p. 191) 125 ml (½ tasse) de concombre 125 ml (½ tasse) de radis 125 ml (½ tasse) de framboises 30 ml (2 c. à soupe) de trempette légère 25 g (1 oz) de fromage partiellement écrémé	★ Poulet au yogourt et aux herbes (p. 91) 125 ml (½ tasse) de couscous 250 ml (1 tasse) de poivrons Pudding au riz 2ᵉ portion de dimanche dernier. 125 ml (½ tasse) de melon d'eau 125 ml (½ tasse) de melon miel	1 barre granola maison (p. 81) 30 ml (2 c. à soupe) d'amandes 1 poire
mardi • jour 2	1 muffin anglais de blé entier 175 ml (¾ tasse) de yogourt nature sans gras 125 ml (½ tasse) de fraises 250 ml (1 tasse) de lait 1 % Café ou thé 1 kiwi	Sandwich Le poulet-mangue (p. 193) 125 ml (½ tasse) de radis 125 ml (½ tasse) de melon miel 125 ml (½ tasse) de jus de légumes 1 petit yogourt à faible teneur en gras (100 g - 3 ½ oz) 125 ml (½ tasse) de carottes +30 ml (2 c. à soupe) de trempette légère	★ Croquettes de saumon (p. 92) 125 ml (½ tasse) de riz 250 ml (1 tasse) de brocoli 125 ml (½ tasse) de riz 1 pêche	125 ml (½ tasse) de mangue 30 ml (2 c. à soupe) de noix de Grenoble 2 biscottes de type Melba +30 ml (2 c. à soupe) de fromage à la crème léger
mercredi • jour 3	2 tranches de pain de blé entier 5 ml (1 c. à thé) de beurre ou de margarine 1 petit yogourt à faible teneur en gras (100 g - 3 ½ oz) 125 ml (½ tasse) de fraises 125 ml (½ tasse) de lait 1 % Café ou thé 10 ml (2 c. à thé) de beurre d'amande ou d'arachide 125 ml (½ tasse) de lait 1 %	Salade La multicolore (p. 191) 3 biscottes de type Melba 25 g (1 oz) de fromage partiellement écrémé 125 ml (½ tasse) de melon d'eau 250 ml (1 tasse) de jus de légumes	★ Vol-au-vent au poulet (p. 93) 250 ml (1 tasse) d'asperges 1 poire Salade La simplette (p. 192)	125 ml (½ tasse) de framboises 60 ml (¼ tasse) de pistaches

	Déjeuner	Dîner	Souper	Collations
jeudi • jour 4	175 ml (¾ tasse) de gruau nature préparé 250 ml (1 tasse) de lait 1 % 1 kiwi Café ou thé 1 banane 1 tranche de pain de blé entier +5 ml (1 c. à thé) de beurre ou de margarine	Sandwich Le bagel surprise (p. 193) 125 ml (½ tasse) de radis 125 ml (½ tasse) de céleri 125 ml (½ tasse) de fromage cottage 1 % 1 pêche	★ Macaroni au bœuf et au fromage (p. 94) 125 ml (½ tasse) de mangue 125 ml (½ tasse) d'asperges 1 petit yogourt à faible teneur en gras (100 g - 3 ½ oz)	1 carré aux framboises (p. 49) 45 ml (3 c. à soupe) d'amandes
vendredi • jour 5	1 tranche de pain de blé entier 25 g (1 oz) de fromage partiellement écrémé 125 ml (½ tasse) de melon miel 250 ml (1 tasse) de lait 1 % Café ou thé 1 tranche de pain de blé entier +5 ml (1 c. à thé) de beurre ou de margarine 1 kiwi	Macaroni au bœuf et au fromage (p. 94) La 2e portion de jeudi soir. 125 ml (½ tasse) de melon d'eau Salade La simplette (p. 192) 1 petit yogourt à faible teneur en gras (100 g - 3 ½ oz)	★ Brochette de pétoncles (p. 95) 250 ml (1 tasse) de riz 250 ml (1 tasse) de brocoli 125 ml (½ tasse) de framboises	125 ml (½ tasse) de carottes 2 biscottes de type Melba 25 g (1 oz) de fromage partiellement écrémé 1 biscotte de type Melba 125 ml (½ tasse) de concombre
samedi • jour 6	½ bagel de son ou de blé entier ★ Tartinade à la ricotta et aux framboises (p. 96) 1 pêche 125 ml (½ tasse) de lait 1 % Café ou thé ½ bagel de son ou de blé entier 125 ml (½ tasse) de lait 1 %	Omelette western (p. 192) 2 tranches de pain de blé entier 1 kiwi 250 ml (1 tasse) de jus de légumes 25 g (1 oz) de fromage partiellement écrémé	★ Pizza santé (p. 97) 125 ml (½ tasse) d'asperges 1 petit yogourt à faible teneur en gras (100 g - 3 ½ oz) 125 ml (½ tasse) de melon miel 125 ml (½ tasse) de lait 1 %	1 barre granola maison (p. 81) 30 ml (2 c. à soupe) de pistaches 125 ml (½ tasse) de fraises
dimanche • jour 7	250 ml (1 tasse) de gruau nature préparé 125 ml (½ tasse) de melon d'eau 125 ml (½ tasse) de lait 1 % 125 ml (½ tasse) de framboises 125 ml (½ tasse) de lait 1 % 1 tranche de pain de blé entier 30 ml (2 c. à soupe) de fromage à la crème léger	*Grilled Cheese* de luxe (p. 158) 175 ml (¾ tasse) de concombre 125 ml (½ tasse) de carottes 1 petit yogourt à faible teneur en gras (100 g - 3 ½ oz)	★ Médaillon de veau farci (p. 98) 125 ml (½ tasse) de couscous 250 ml (1 tasse) de poivrons ★ Coupe à la ricotta et aux fraises (p. 99) 125 ml (½ tasse) de couscous	1 muffin aux carottes et aux canneberges (p. 51) 30 ml (2 c. à soupe) d'amandes 1 pêche

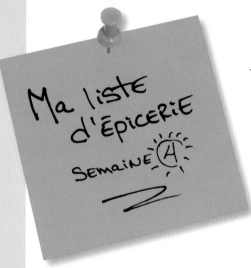

Ma liste d'épicerie
Semaine A

PRODUITS CÉRÉALIERS

	1200	1500	1800
◯ Bagels de son ou de blé entier : 1 ½		+½	-
◯ Biscottes de type Melba : 3		+2	+3
◯ Muffins anglais de blé entier aux raisins : 2		-	-
◯ Pain aux raisins : 2 tranches		-	-
◯ Pain baguette de blé entier : 60 g (2 oz) morceau de 12 cm		-	-
◯ Pain de blé entier : 5 tranches		+1	+3
◯ Pita de blé entier : 2		-	-

LAIT ET SUBSTITUTS

	1200	1500	1800
◯ Fromage cottage 1%	125 ml (½ t.)	-
◯ Crème fouettée : 45 ml (3 c. à s.)		-	-
◯ Fromage partiellement écrémé : 125 g (4 oz)		+50 g (1½ oz)	+50 g (1 ½ oz)
◯ Fromage ricotta : 175 ml (¾ t.)		-	-
◯ Fromage suisse léger : 60 g (2 oz)		-	
◯ Lait 1% : 1,6 l (6 t.)		+125 ml (½ t.)	+375 ml (1 ½ t.)
◯ Yogourt nature sans gras : 500 ml (2 t.)		-	-
◯ Petits yogourts allégés de 100 g (3 ½ oz) : 1		+3	+3

FRUITS ET LÉGUMES

	1200	1500	1800
FRUITS			
◯ Banane :		1	-
◯ Fraises : 500 ml (2 t.)		-	+125 ml (½ t.)
◯ Framboises : 175 ml (¾ t.)		+375 ml (1 ½ t.)	-
◯ Kiwi : 1		+1	+2
◯ Mangue : 1 ou 310 ml (1 ¼ t.)		-	-
◯ Melon d'eau : ½ ou 250 ml (1 t.)		+125 ml (½ t.)	+125 ml (½ t.)
◯ Melon miel : 1 ou 250 ml (1 t.)		-	+250 ml (1 t.)
◯ Pêche : 1		-	+3
◯ Poire :		1	+1
LÉGUMES			
◯ Asperges : 1 botte ou 375 ml (1 ½ t.)		-	+125 ml (½ t.)
◯ Brocoli : 1 ou 250 ml (1 t.)		+250 ml (1 t.)	-
◯ Carotte : 2 ou 375 ml (1 ½ t.)		+125 ml (½ t.)	+125 ml (½ t.)
◯ Céleri : 2 branches ou 250 ml (1 t.)		-	-
◯ Champignons : 125 ml (½ t.)			
◯ Chou-fleur : 1 ou 125 ml (½ t.)		-	-
◯ Concombre : 1-2 ou 300 ml (1 ¼ t.)		+60 ml (¼ t.)	+175 ml (¾ t.)
◯ Jus de légumes :		125 ml (½ t.)	+500 ml (2 t.)
◯ Laitue : 1 ou 250 ml (1 t.)		+250 ml (1 t.)	+250 ml (1 t.)
◯ Maïs : 60 ml (¼ t.)		-	-
◯ Poivron : 4 ou 875 ml (3 ½ t.)		-	-
◯ Radis : 1 botte ou 375 ml (1 ½ t.)		+60 ml (¼ t.)	+60 ml (¼ t.)
◯ Tomate : 3		-	-

VIANDE ET SUBSTITUTS

	1200	1500	1800
◯ Amandes :		60 ml (¼ t.)	+45 ml (3 c. à s.)
◯ Bœuf haché extra-maigre : 120 g (4 oz)		-	-
◯ Jambon cuit : 120 g (4 oz)		-	-
◯ Médaillon de veau : 90 g (3 oz)		-	--
◯ Noix de Grenoble : 15 ml (1 c. à s.)		+30 ml (2 c. à s.)	-
◯ Œufs : 5			
◯ Pistaches :		30 ml (2 c. à s.)	+60 ml (¼ t.)
◯ Pétoncle : 120 g (4 oz)		-	-
◯ Poitrine de poulet : 200 g (6 ½ oz)		-	-
◯ Saucisson : 45 g (1 ½ oz)			
◯ Saumon en boîte : 1 boîte de 213 g (7 oz)		-	-

S'ASSURER D'AVOIR AU FRIGO, AU GARDE-MANGER OU AU JARDIN...

- ◯ Ail frais
- ◯ Aneth frais
- ◯ Basilic frais
- ◯ Beurre ou margarine
- ◯ Chocolat blanc
- ◯ Citrons
- ◯ Fromage à la crème léger
- ◯ Mayonnaise
- ◯ Menthe fraîche
- ◯ Oignons
- ◯ Olives noires
- ◯ Parmesan
- ◯ Persil frais
- ◯ Quelques feuilles de laitue
- ◯ Sauge fraîche
- ◯ Trempette légère

Utilisez les fiches détachables à la fin du livre. Un outil pratique !

Ingrédients du menu de base à 1200 Calories.
Ajouter les ingrédients inscrits en bleu au menu de base.
Ajouter les ingrédients inscrits en vert au menu de base ainsi qu'au menu de 1500 Calories.

Lundi

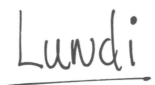

★ Poulet au yogourt et aux herbes

1 portion

Ingrédients

125 ml	(½ tasse) de yogourt nature à faible teneur en gras
5 ml	(1 c. à thé) de moutarde de Dijon
30 ml	(2 c. à soupe) de jus de citron
1	gousse d'ail frais, hachée
Au goût	Sel et poivre
200 g	(6 ½ oz) de poitrine de poulet (réserver 50 g (1 ½ oz) pour le dîner de mardi et 60 g (2 oz) pour le souper de mercredi)
10 ml	(2 c. à thé) de persil frais, haché
10 ml	(2 c. à thé) de basilic frais, haché

Préparation

- Dans un plat, mélanger le yogourt, la moutarde, le jus de citron, l'ail et les assaisonnements. Mettre la moitié du poulet dans cette marinade (effectuer cette étape le matin de préférence afin de laisser mariner toute la journée).

- Retirer l'excès de marinade et faire dorer le poulet (le poulet mariné et le poulet réservé) dans une poêle antiadhésive.

- Une fois la volaille bien dorée, la mettre sur une plaque et terminer la cuisson au four à 190 ºC (375 ºF) de 30 à 35 minutes

- Garnir de persil et de basilic avant de servir.

Variante

En ajoutant à la marinade des épices telles que le cari, le curcuma, le cumin, la cannelle ou du piment fort, on peut faire une recette plus exotique.

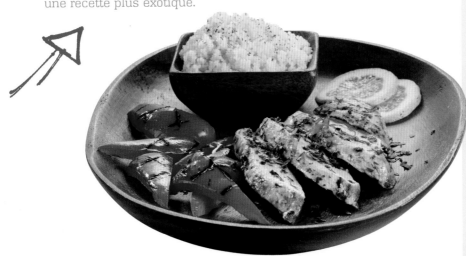

Menu du jour 2

Déjeuner

1 muffin anglais de blé entier

175 ml (¾ tasse) de yogourt nature sans gras

125 ml (½ tasse) de fraises

250 ml (1 tasse) de lait 1 %

Café ou thé

1 kiwi

Dîner

Sandwich Le poulet-mangue (p. 193)

125 ml (½ tasse) de radis

125 ml (½ tasse) de melon miel

125 ml (½ tasse) de jus de légumes

1 petit yogourt à faible teneur en gras (100 g - 3 ½ oz)

125 ml (½ tasse) de carottes +30 ml (2 c. à soupe) de trempette légère

Souper

★ Croquettes de saumon

125 ml (½ tasse) de riz

250 ml (1 tasse) de brocoli

125 ml (½ tasse) de riz

1 pêche

Collations

125 ml (½ tasse) de mangue

30 ml (2 c. à soupe) de noix de Grenoble

2 biscottes de type Melba +30 ml (2 c. à soupe) de fromage à la crème léger

---

Valeur nutritive
lipides : 17 g
protéines : 23 g
glucides : 6 g
valeur énergétique : 270 kcal
équivalents : 2 VS, ½ LÉG

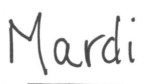

Mardi

★ Croquettes de saumon
1 portion

Ingrédients

½	boîte de **213 g (7 ½ oz)** de saumon en conserve (réserver le reste pour le dîner de mercredi)
15 ml	**(1 c. à soupe)** de germe de blé
15 ml	**(1 c. à soupe)** de noix de Grenoble, concassées
1	jaune d'œuf, battu
60 ml	**(¼ tasse)** de céleri, haché
30 ml	**(2 c. à soupe)** d'oignons, hachés
	Quartiers de citron
Au goût	Sel et poivre

Préparation

- Mélanger tous les ingrédients dans un grand bol, sauf les quartiers de citron.

- Façonner des croquettes et faire dorer dans une poêle antiadhésive de 3 à 4 minutes de chaque côté.

- Servir avec les quartiers de citron.

Variante

Remplacez le saumon par une purée de pois chiches et ce sera tout aussi délicieux !

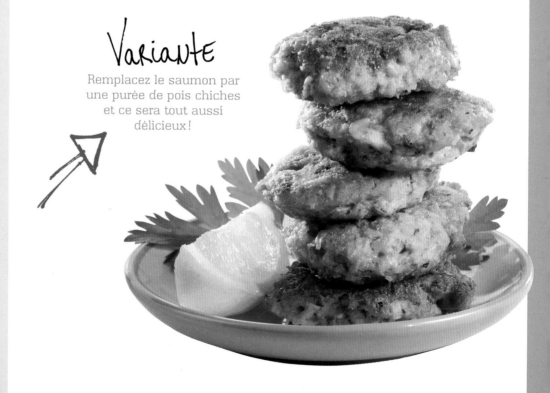

Mercredi

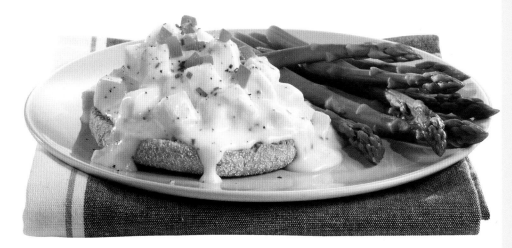

Menu du jour 3

Déjeuner

2 tranches de pain de blé entier

5 ml (1 c. à thé) de beurre
ou de margarine

1 petit yogourt à faible teneur
en gras (100 g - 3 ½ oz)

125 ml (½ tasse) de fraises

125 ml (½ tasse) de lait 1 %

Café ou thé

10 ml (2 c. à thé) de beurre
d'amande

125 ml (½ tasse) de lait 1 %

Dîner

Salade La multicolore (p. 191)

3 biscottes de type Melba

25 g (1 oz) de fromage
partiellement écrémé

125 ml (½ tasse) de melon d'eau

250 ml (1 tasse) de jus
de légumes

Souper

★ Vol-au-vent au poulet

250 ml (1 tasse) d'asperges

1 poire

Salade La simplette (p. 192)

Collations

125 ml (½ tasse) de framboises

60 ml (¼ tasse) de pistaches

★ Vol-au-vent au poulet

1 portion

Ingrédients

7,5 ml	**(1 ½ c. à thé)** de margarine ou de beurre
7,5 ml	**(1 ½ c. à thé)** de farine tout usage
175 ml	**(¾ tasse)** de lait 1 %
60 g	**(1 ½ oz)** de poulet cuit, en morceaux (surplus de lundi soir)
30 ml	**(2 c. à soupe)** de parmesan
1	muffin anglais de blé entier, grillé
Au goût	Muscade, sel et poivre

Préparation

- Faire fondre la margarine dans une casserole.
- Ajouter la farine et cuire 2 minutes en remuant.
- Retirer la casserole du feu, ajouter le lait et fouetter jusqu'à consistance lisse.
- Remettre la casserole sur le feu, assaisonner et cuire jusqu'à épaississement sans cesser de remuer.
- Ajouter le poulet et le parmesan et réchauffer quelques instants.
- Verser la sauce sur le muffin anglais.

Variante

Remplacez le poulet par vos fruits de
mer préférés et le parmesan par un
peu de feta de brebis émiettée !

Menu du jour 4

Déjeuner

175 ml (¾ tasse) de gruau nature préparé

250 ml (1 tasse) de lait 1 %

1 kiwi

Café ou thé

1 banane

1 tranche de pain de blé entier
+5 ml (1 c. à thé) de beurre
ou de margarine

Dîner

Sandwich Le bagel surprise
(p. 193)

125 ml (½ tasse) de radis

125 ml (½ tasse) de céleri

125 ml (½ tasse) de fromage
cottage 1 %

1 pêche

Souper

★ Macaroni au bœuf et
au fromage

125 ml (½ tasse) de mangue

125 ml (½ tasse) d'asperges

1 petit yogourt à faible teneur
en gras (100 g - 3 ½ oz)

Collations

1 carré aux framboises (p. 49)

45 ml (3 c. à soupe) d'amandes

Valeur nutritive
lipides : 12 g
protéines : 32 g
glucides : 50 g
valeur énergétique :
435 kcal
équivalents : 2 LÉG,
1 VS, ½ LS, 2 PC

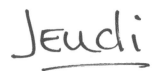

★ Macaroni au bœuf et au fromage

2 portions

Ingrédients

500 ml	**(2 tasses)** de macaronis de blé entier	
150 g	**(5 oz)** de bœuf haché extramaigre	
60 ml	**(¼ tasse)** d'oignons, hachés	
250 ml	**(1 tasse)** de sauce primavera (p. 45)	
1	tomate mûre, en cubes	
45 g	**(1 ½ oz)** de fromage partiellement écrémé, râpé	
Au goût	Sel, poivre, paprika et herbes de Provence	

Préparation

- Cuire les macaronis dans l'eau bouillante salée, jusqu'à cuisson *al dente.*

- Dans une grande casserole, faire revenir le bœuf haché en remuant.

- Lorsque le bœuf est cuit, ajouter les oignons, la sauce primavera, les tomates et les assaisonnements. Bien remuer et laisser cuire quelques instants.

- Ajouter les macaronis à la dernière minute et bien mélanger.

- Garnir de fromage râpé et servir.

Note : Réservez la portion supplémentaire de macaroni pour vendredi midi.

Variante

Cette recette sera tout aussi délicieuse avec du porc, du veau, du poulet ou même du cheval haché.

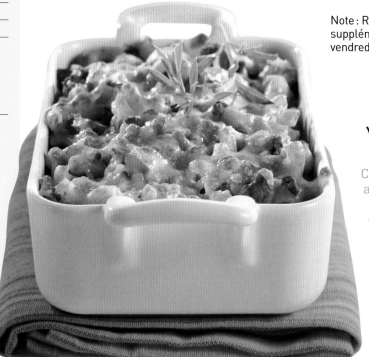

Valeur nutritive

lipides : 10 g
protéines : 24 g
glucides : 9 g
valeur énergétique :
220 kcal
équivalents : 2 LÉG,
1 ½ VS, 2 Gras

Vendredi

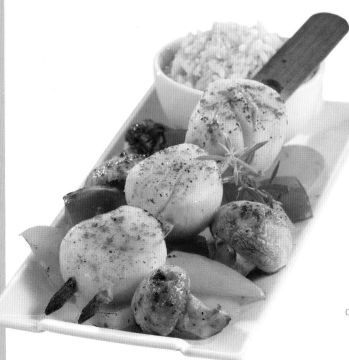

Variante

Variez les viandes et
les légumes à votre
goût ! Essayez le
savoureux mélange de
crevettes, tomates cerises
et mangues !

Menu du jour 5

Déjeuner

1 tranche de pain de blé entier

25 g (1 oz) de fromage
partiellement écrémé

125 ml (½ tasse) de melon miel

250 ml (1 tasse) de lait 1 %

Café ou thé

1 tranche de pain de blé entier
+5 ml (1 c. à thé) de beurre
ou de margarine

1 kiwi

Dîner

⭐ Macaroni au bœuf
et au fromage
La 2ᵉ portion de jeudi soir.

125 ml (½ tasse) de melon d'eau

Salade La simplette (p. 192)

1 petit yogourt à faible teneur
en gras (100 g - 3 ½ oz)

Souper

⭐ Brochette de pétoncles

250 ml (1 tasse) de riz

250 ml (1 tasse) de brocoli

125 ml (½ tasse) de framboises

Collations

125 ml (½ tasse) de carottes

2 biscottes de type Melba

25 g (1 oz) de fromage
partiellement écrémé

1 biscotte de type Melba

125 ml (½ tasse) de concombre

⭐ Brochette de pétoncles

1 portion

Ingrédients

10 ml	**(2 c. à thé)** d'huile d'olive
5 ml	**(1 c. à thé)** de jus de citron
120 g	**(4 oz)** de pétoncles
125 ml	**(½ tasse)** de poivrons, en cubes
4	champignons entiers
Au goût	Sel, poivre et paprika

Préparation

- Dans un petit bol, mélanger l'huile, le jus de citron et les assaisonnements.

- Sur une longue brochette ou deux petites, faire alterner les pétoncles avec les poivrons et les champignons.

- Badigeonnez les brochettes de la vinaigrette maison et les ranger sur une plaque de cuisson. Faire griller à *broil* de 5 à 7 minutes, en retournant les brochettes à mi-cuisson.

Valeur nutritive

lipides : 5 g
protéines : 7 g
glucides : 5 g
valeur énergétique :
90 kcal
équivalents : ½ LS,
¼ FR

Menu du jour 6

Déjeuner

½ bagel de son ou de blé entier

★ Tartinade à la ricotta et aux framboises

1 pêche

125 ml (½ tasse) de lait 1 %

Café ou thé

½ bagel de son ou de blé entier

125 ml (½ tasse) de lait 1 %

Dîner

Omelette western (p. 192)

2 tranches de pain de blé entier

1 kiwi

250 ml (1 tasse) de jus de légumes

25 g (1 oz) de fromage partiellement écrémé

Souper

★ Pizza santé

125 ml (½ tasse) d'asperges

1 petit yogourt à faible teneur en gras (100 g - 3 ½ oz)

125 ml (½ tasse) de melon miel

125 ml (½ tasse) de lait 1 %

Collations

1 barre granola maison (p. 81)

30 ml (2 c. à soupe) de pistaches

125 ml (½ tasse) de fraises

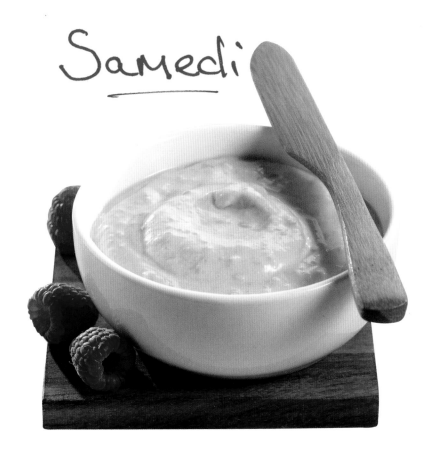

Samedi

★ Tartinade à la ricotta et aux framboises

1 portion

Ingrédients

60 ml	(¼ tasse)	de ricotta
30 ml	(2 c. à soupe)	de framboises
1		pincée de cardamome moulue
1 ou 2		gouttes d'essence de vanille

Préparation

• Mélanger tous les ingrédients à l'aide du robot de cuisine, jusqu'à ce que la préparation ait la texture d'une tartinade.

Note : Pour plus de goût, ajoutez 10 ml (2 c. à thé) de miel ou de sirop d'érable.

Variante

Essayez un mélange de fraises et de basilic ou encore de pêches et d'érable !

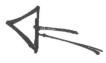

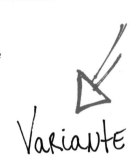

★ Pizza santé

2 portions

Ingrédients

1	pain pita de blé entier
125 ml	(½ **tasse**) de sauce primavera (p. 45)
125 ml	(½ **tasse**) de carottes, râpées
30 g	(**1 oz**) de fromage partiellement écrémé, râpé
30 g	(**1 oz**) de fromage suisse léger, râpé
15 ml	(**1 c. à soupe**) d'olives noires
	Basilic frais

Préparation

- Placer le pita sur une plaque de cuisson.
- Napper de sauce et ajouter les carottes.
- Ajouter les fromages et garnir avec les olives.
- Cuire au four à *broil*, jusqu'à ce que le fromage soit bien fondu.
- Ajouter les feuilles de basilic au moment de servir.

Variante

Remplacez les carottes râpées par de fines tranches d'aubergine et variez les fromages au goût ! Un peu de ricotta, de fromage de chèvre ou de brie serait délicieux sur cette pizza maison !

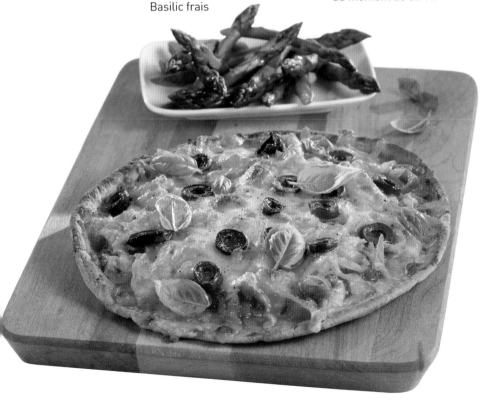

Valeur nutritive
lipides : 10 g
protéines : 25 g
glucides : 2 g
valeur énergétique :
200 kcal
équivalents :
1 ¼ VS,
½ LS, 1 Gras

Menu du jour 7

Déjeuner

250 ml (1 tasse) de gruau nature préparé

125 ml (½ tasse) de melon d'eau

125 ml (½ tasse) de lait 1 %

125 ml (½ tasse) de framboises

125 ml (½ tasse) de lait 1 %

1 tranche de pain de blé entier

30 ml (2 c. à soupe) de fromage à la crème léger

Dîner

Grilled Cheese de luxe (p. 158)

175 ml (¾ tasse) de concombre

125 ml (½ tasse) de carottes

1 petit yogourt à faible teneur en gras (100 g - 3 ½ oz)

Souper

★ Médaillon de veau farci

125 ml (½ tasse) de couscous

250 ml (1 tasse) de poivrons

★ Coupe à la ricotta et aux fraises

125 ml (½ tasse) de couscous

Collations

1 muffin aux carottes et aux canneberges (p. 51)

30 ml (2 c. à soupe) d'amandes

1 pêche

Dimanche

★ Médaillon de veau farci

1 portion

Ingrédients

45 ml	**(3 c. à soupe)** de ricotta
	zeste de ½ citron
1 ou 2	feuilles de sauge fraîche
90 g	**(3 oz)** de médaillon de veau
5 ml	**(1 c. à thé)** d'huile d'olive
Au goût	Sel et poivre

Préparation

- Mélanger la ricotta et le zeste de citron. Saler et poivrer.

- Ouvrir le médaillon de veau sans le trancher complètement pour former une pochette.

- Farcir de ricotta et ajouter la sauge. Refermer le médaillon avec un cure-dent.

- Chauffer l'huile d'olive dans un poêlon. Faire dorer la viande de chaque côté. Saler et poivrer.

- Terminer la cuisson au four à 180 ºC (350 ºF) environ 10 minutes, jusqu'à ce que le veau soit cuit au goût.

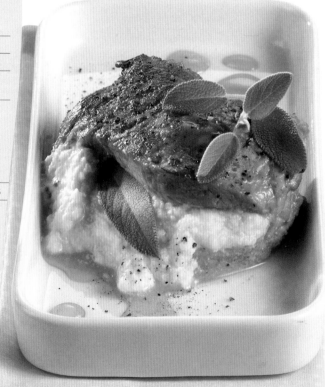

Variante

Tartinez l'intérieur du médaillon avec du pesto, remplacez la ricotta par de la feta et la sauge par du basilic.

Valeur nutritive

lipides : 10 g
protéines : 9 g
glucides : 15 g
valeur énergétique :
190 kcal
équivalents : ½ LS,
1 FR, ½ Gras

★ Coupe à la ricotta et aux fraises

1 portion

Ingrédients

10 ml	**(2 c. à thé)** de chocolat blanc, haché
5 ml	**(1 c. à thé)** de lait 1 %
60 ml	**(¼ tasse)** de ricotta
45 ml	**(3 c. à soupe)** de crème fouettée
125 ml	**(½ tasse)** de fraises
1	feuille de menthe fraîche

Préparation

- Faire fondre le chocolat avec le lait à feu très doux.
- Dans un bol, battre la ricotta jusqu'à consistance légèrement crémeuse.
- Ajouter le chocolat et la crème fouettée et bien mélanger.
- Dans un verre ou une coupe transparente, faire alterner une couche de ricotta, une couche de fraises et continuer ainsi, jusqu'à épuisement des ingrédients.
- Garnir avec une feuille de menthe et servir.

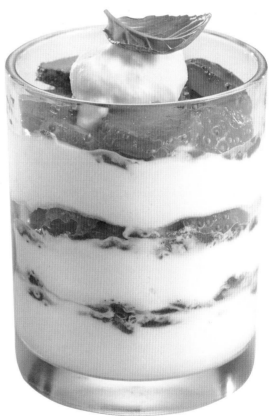

Variante

Ce dessert est tout aussi délicieux avec du chocolat noir et des poires ou des bleuets.

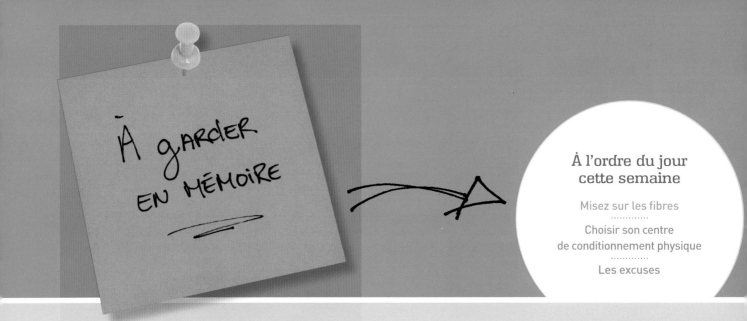

À l'ordre du jour
cette semaine

Misez sur les fibres
············
Choisir son centre
de conditionnement physique
············
Les excuses

Les conseils d'Isabelle

Misez sur les fibres

Les fibres sont des glucides non digestibles qui arrivent intactes dans le côlon, là où elles exercent leurs fonctions. Elles sont bénéfiques pour la santé, aidant à prévenir la constipation, les hémorroïdes, les diverticuloses, joueraient également un rôle dans la diminution du risque de diabète et de maladies cardiovasculaires et pourraient, bien que cette relation soit encore controversée, diminuer le risque de cancer du côlon. En plus, les aliments riches en fibres favorisent la satiété, ce qui aide à contrôler le poids.

Les fibres se trouvent dans les aliments d'origine végétale. Les fruits, les légumes, les produits céréaliers, les légumineuses, les noix et les graines en contiennent des quantités significatives. Parallèlement à l'augmentation de l'apport en fibres dans l'alimentation, il faut prendre soin de hausser l'apport en liquide.

On distingue deux types de fibres alimentaires, selon leur solubilité dans l'eau. Les fibres insolubles favorisent le transit intestinal et les fibres solubles, en ralentissant la digestion, contribuent à stabiliser la glycémie (taux de sucre dans le sang) tout en abaissant le cholestérol sanguin. Récemment, ce sont les fibres prébiotiques qui ont fait les manchettes. Ces fibres solubles ont la particularité d'augmenter la croissance ou l'activité des probiotiques dans le côlon. S'il existe des sources naturelles comme l'ail, l'oignon, l'asperge, l'artichaut, la banane et le topinambour, on trouve de plus en plus d'aliments enrichis en fibres prébiotiques.

Apports journaliers recommandés en fibres (g)		
	Hommes	Femmes
19-30 ans	38	25
31-50 ans	38	25
51-70 ans	30	21
Plus de 70 ans	30	21

Les allégations nutritionnelles

Ces allégations sont permises par Santé Canada. Elles facilitent le choix d'un produit qui contribue à la rencontre des besoins en fibres. Plus un produit alimentaire contient de fibres, plus il favorisera la satiété, ce qui donne un bon coup de pouce pour contrôler l'appétit.

2 g de fibres ou plus /portion = source de fibres

4 g de fibres ou plus/portion = source élevée de fibres

6 g de fibres ou plus/portion = source très élevée de fibres

Semaine 4

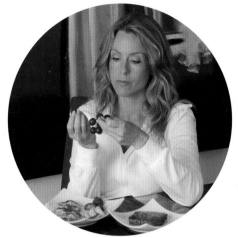

12 façons d'ajouter des fibres dans votre alimentation

▶ Commencez la journée avec des céréales, du pain ou des bagels de grains entiers, qui apportent plus de 4 g de fibres par portion.

▶ Ajoutez 15 ml (1 c. à soupe) de son dans vos céréales préférées.

▶ Consommez des fruits ou des légumes à chaque repas.

▶ Optez pour les produits céréaliers à grains entiers (pain de céréales entières, riz brun, pâtes alimentaires de blé entier, quinoa, etc.).

▶ Ajoutez des graines de lin moulues aux céréales froides et chaudes ainsi qu'aux yogourts et salades. Essayez aussi la graine de chia, particulièrement riche en fibres.

▶ En collation, apportez des noix, des graines ou des fruits.

▶ Ajoutez des légumineuses aux soupes, riz, quinoa et salades.

▶ Mangez la peau de vos pommes de terre au four.

▶ Ajoutez des flocons de céréales à vos yogourts.

▶ Dans vos recettes, utilisez de la farine de blé entier au lieu de la farine blanche.

▶ Ajoutez des céréales de son ou du son de blé à vos recettes comme les pains de viande, muffins, gâteaux et biscuits.

▶ Préférez les fruits aux jus de fruits et mangez-en la peau lorsqu'elle est comestible.

Les meilleures sources de fibres

Aliments	Quantité de fibres alimentaires (g)*
Haricots blancs ou jaunes (175 ml - ¾ tasse)	13,8
Céréales 100 % son de blé, prêtes à manger (30 g - 6 c. à soupe)	10,1
Haricots noirs bouillis (175 ml - ¾ tasse)	8,9
Fèves de soya rôties (60 ml - ¼ tasse)	7,7
Maïs éclaté à l'air nature (50 g)	7,6
Avocat, cru (½ fruit)	6,7
Lentilles bouillies (175 ml - ¾ tasse)	6,2
Graines de sésame entières, rôties et grillées (60 ml - ¼ tasse)	5,3
Poire crue avec pelure (moyenne)	5,0
Artichaut bouilli égoutté (moyen)	4,7
Framboises crues (125 ml - ½ tasse)	4,2
Petits pois verts crus (125 ml - ½ tasse)	3,9
Pomme de terre au four (moyenne), avec pelure	3,8
Graines de chia (15 ml - 1 c. à soupe)	3,7

Aliments	Quantité de fibres alimentaires (g)*
Orange (1)	3,6
Riz brun cuit (250 ml - 1 tasse)	3,5
Amandes (24)	3,3
Graines de lin (15 ml - 1 c. à soupe)	3,0
Choux de Bruxelles bouillis et égouttés (4 choux)	3,0
Kiwi cru (1)	2,7
Papaye crue (½)	2,7
Pomme crue, avec pelure (1)	2,6
Pain de blé entier (1 tranche)	2,6
Pain pita de blé entier (½ pita)	2,4
Spaghetti de blé entier cuit (125 ml - ½ tasse)	2,4
Banane (moyenne)	2,1
Orge (125 ml - ½ tasse)	2,0
Bleuets (125 ml - ½ tasse)	2,0
Fraises (125 ml - ½ tasse)	2,0
Hummus (60 ml - ¼ tasse)	2,0

* Le contenu en fibres peut varier d'une marque à l'autre.

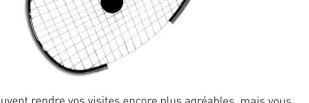

Les conseils de Josée

Choisir son centre de conditionnement physique

Le temps est peut-être venu pour vous de passer la **GRANDE** porte... vous savez, celle qui peut parfois nous sembler si impressionnante, à l'entrée d'un centre de conditionnement physique !

En fait, derrière cette porte circulent des gens comme vous et moi, qui ont un point important en commun : ils tiennent tous à maintenir ou à améliorer leur condition physique... et non, ce ne sont pas tous des athlètes, bien au contraire.

Voici donc quelques points à observer lorsque vous «magasinerez» votre centre d'entraînement.

Visitez l'endroit à l'heure où vous prévoyez faire vos entraînements

Si vous visitez un centre en avant-midi et que vous comptez vous entraîner à l'heure de pointe les lundis soirs, vous n'aurez pas la bonne impression de l'endroit.

Observez aussi la disposition de l'équipement et la disponibilité des appareils que vous prévoyez utiliser. Est-ce que les autres membres vous inspirent ? Est-ce que les employés semblent disponibles et agréables ? Demandez-vous si vous vous sentiriez à l'aise dans cet environnement.

Faites un essai

Après avoir visité le centre, faites un essai pour avoir une impression plus complète. Pendant que vous êtes sur place, profitez-en pour questionner les autres membres sur le club. Demandez-leur s'ils ont eu des problèmes à résoudre et la façon dont cela s'est passé. Leur opinion aura, à vos yeux, une plus grande valeur que celle d'un conseiller qui veut vous vendre un abonnement.

Trouvez les frais cachés

Tous les centres ont des frais supplémentaires et vous devez vous y attendre. Ils peuvent inclure un entraîneur privé, des soins variés, des cours en groupes spéciaux, une évaluation de la condition physique ou des sports de raquette... tous ces ajouts peuvent rendre vos visites encore plus agréables, mais vous devez les prévoir. Peut-être pouvez-vous payer à l'avance pour certains services ou encore acheter des forfaits.

Cherchez les tableaux d'affichage

Est-ce que les informations sont claires, à jour et faciles à lire ? Est-ce que l'horaire des cours en groupes est affiché et bien détaillé (type de cours, niveau de difficulté) ?

Informez-vous sur les compétences des entraîneurs

Demandez à la personne qui vous accueille les critères de sélection des entraîneurs. Ont-ils une formation continue ? Sont-ils formés en RCR, DEA et en premiers soins ? Ont-ils un kinésiologue ?

Vérifiez la sécurité des lieux

Vous devriez vous sentir en sécurité en laissant vos effets personnels dans les casiers barrés, mais aussi à l'entrée et à la sortie des lieux. Assurez-vous que le centre dispose d'un défibrillateur.

Inspectez la propreté

Remarquez la propreté des équipements et leur entretien. Y a-t-il plusieurs appareils qu'on ne peut pas utiliser parce qu'ils sont hors d'usage ? Et surtout... inspectez le vestiaire.

Comprenez votre contrat

Quelle est la durée de votre contrat ? Sera-t-il automatiquement renouvelé ?

Vous devriez avoir la possibilité de geler vos frais d'abonnement pour des raisons médicales ou pour des absences prolongées. Sinon, il vaut peut-être mieux considérer un abonnement à court terme. Informez-vous aussi sur les politiques de remboursement et d'annulation.

Si vous ne voulez pas de surprises, vous devez poser des questions.

Bon magasinage !

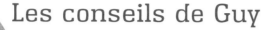

Les conseils de Guy

Les excuses

Les excuses, ça vous dit quelque chose ? Moi oui ! J'ai été un expert en excuses. J'en ai nourri plusieurs pendant des années. D'ailleurs, je mangeais tellement, à l'époque, que je pouvais à la fois me nourrir, nourrir plusieurs excuses et aussi quelques frustrations.

L'avantage avec les excuses, c'est que l'on peut en avoir un grand nombre en banque et les utiliser au besoin. Elles passent en boucle dans notre tête comme un film sans fin, et lorsqu'un petit désir de se mettre en forme se pointe à l'horizon... vlan ! on sort une excuse toute prête et on l'assassine immédiatement.

J'aimerais beaucoup vous donner « le truc » infaillible pour renoncer à toutes vos excuses, mais pour être honnête, je ne le connais pas. Ce qui a mis fin aux miennes, ce n'est pas un truc en particulier, mais les **PAS** que je vous ai proposés dans mes textes précédents : trouver un élément déclencheur puissant, se fixer des objectifs sérieux, être discipliné et surtout avoir un énorme désir de réussir. Au début, je vous avoue que mes excuses étaient tenaces et revenaient me hanter l'esprit à l'occasion, mais c'est maintenant chose du passé.

Voici mes excuses les plus pratiques, celles que j'ai utilisées pendant des années :

- ▶ Dans la famille, nous sommes tous obèses.
- ▶ Mes horaires ne me permettent pas d'aller m'entraîner régulièrement.
- ▶ Ça ne donne rien de perdre du poids puisque je le reprends toujours.

Ces trois-là font-elles partie de votre palmarès ?

Vous devez vaincre toutes les excuses pour atteindre vos objectifs. Maintenant que vous êtes rendu à la 4e semaine du programme Kilo Cardio, je suis persuadé qu'il en traîne encore quelques-unes dans votre esprit. Alors que vos efforts commencent à porter fruit, il est temps de porter un coup fatal à vos vieilles excuses. Je vais vous aider en répertoriant celles que j'ai entendues le plus fréquemment :

- ▶ Je n'ai pas le temps de bien manger.
- ▶ Je vis seul.
- ▶ Je suis toujours au restaurant.
- ▶ Je n'aime pas les légumes.
- ▶ J'ai eu trois grossesses.
- ▶ C'est génétique.
- ▶ J'ai des gros os.
- ▶ Je prends des antidépresseurs.
- ▶ Je fais de la rétention d'eau.
- ▶ Je viens d'arrêter de fumer.
- ▶ Je n'ai pas le temps.
- ▶ C'est le stress.
- ▶ Je travaille assis.
- ▶ Mon métabolisme est lent.
- ▶ C'est depuis ma ménopause.
- ▶ Je ne peux pas faire d'exercices, j'ai des problèmes de dos.
- ▶ Mourir de ça ou mourir d'autre chose.
- ▶ J'ai appris à accepter mes rondeurs.
- ▶ Ça coûte cher.

Avez-vous reconnu la ou les vôtres ?

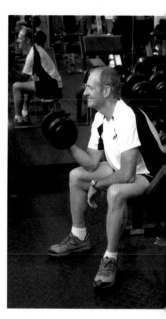

▶ QUATRIÈME PAS

Écrivez sur un papier vos excuses et faites un gros X sur chacune d'elles. Placez ce papier à côté des autres que vous avez déjà. Vous venez de détruire vos excuses à jamais. Bravo !

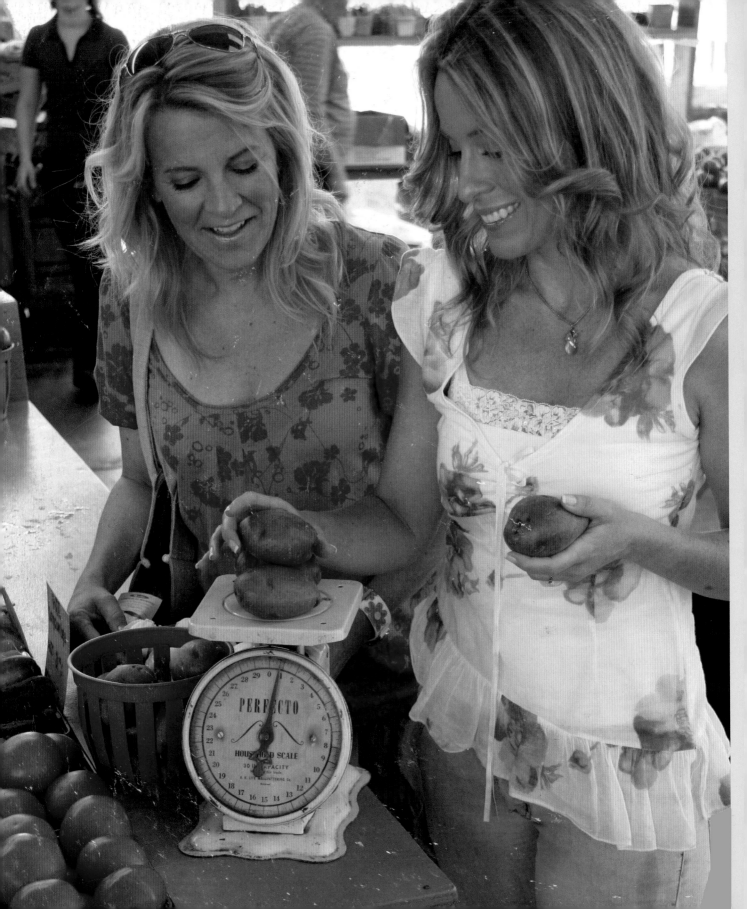

Le programme
de mise en forme
et de nutrition
semaines 5 à 8

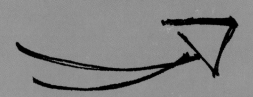

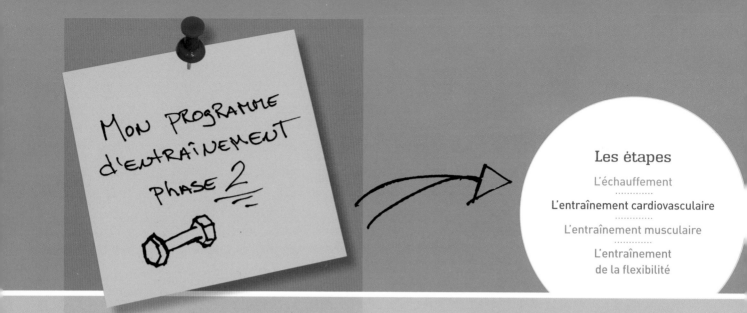

MON PROGRAMME
D'ENTRAÎNEMENT
PHASE 2

Les étapes

L'échauffement

L'entraînement cardiovasculaire

L'entraînement musculaire

L'entraînement
de la flexibilité

Programme d'entraînement

Félicitations ! Vous avez réussi les 12 premières séances d'entraînement. Vous êtes sur la voie de la réussite. Afin de maintenir votre motivation, de créer de nouvelles adaptations cardiovasculaires et musculaires et d'augmenter votre dépense calorique lors de vos entraînements, voici quelques modifications à apporter à votre programme.

L'échauffement

L'échauffement vous permettra de préparer adéquatement votre corps pour l'entraînement à venir. Il s'agit de vous activer durant 5 minutes à basse intensité sur un vélo, un tapis roulant ou autre appareil de votre choix. Vous devez percevoir un léger essoufflement. Vous êtes alors dans la 1re zone d'intensité.

Une façon simple de vous échauffer préalablement à votre activité sportive est de l'entreprendre doucement et de progresser vers la zone d'intensité désirée.

L'entraînement cardiovasculaire

Deux options s'offrent à vous :
▶ Option 1 :
Poursuivre votre entraînement avec l'appareil que vous utilisez ou l'activité que vous faites présentement. En choisissant cette option, votre corps sera plus performant, vous permettant d'augmenter l'intensité et ainsi de dépenser un plus grand nombre de calories par entraînement.

▶ Option 2 :
Changer d'appareil ou d'activité. La nouveauté de l'exercice vous motivera à vous dépasser à chacun de vos entraînements. Vous briserez ainsi la monotonie d'un entraînement répétitif.

Vous trouverez à la page suivante un rappel des exercices cardiovasculaires mentionnés dans le programme précédent.

Phase 2

1. LA MARCHE ET LA COURSE

Ce sont d'excellents moyens de dépenser des calories. Ils s'adressent aux personnes qui désirent reproduire une activité de tous les jours. Il est à noter que ces exercices favorisent les impacts.

Principaux muscles sollicités :
Psoas-iliaques, quadriceps, jambiers antérieurs, jumeaux, soléaires, ischio-jambiers et fessiers.

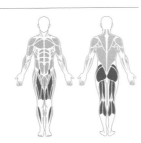

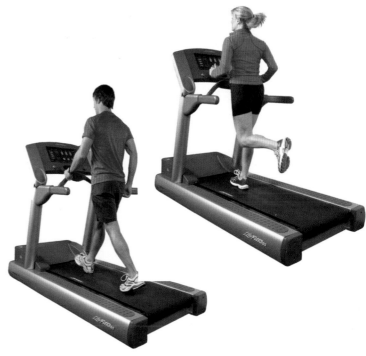

2. LE CYCLISME

C'est un exercice très motivant. Il s'adresse aux personnes qui désirent travailler principalement leurs jambes et n'engendre aucun impact.

Principaux muscles sollicités :
Quadriceps, ischio-jambiers, fessiers, jumeaux et soléaires.

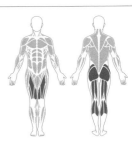

3. L'ESCALADEUR

Il simule l'ascension d'escaliers, sollicite efficacement le système cardiovasculaire et les impacts sur les différentes articulations sont réduits.

Principaux muscles sollicités :
Psoas-iliaques, jumeaux, soléaires, fessiers et quadriceps.

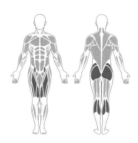

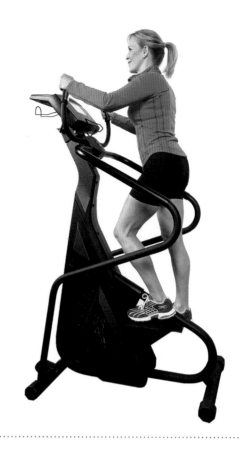

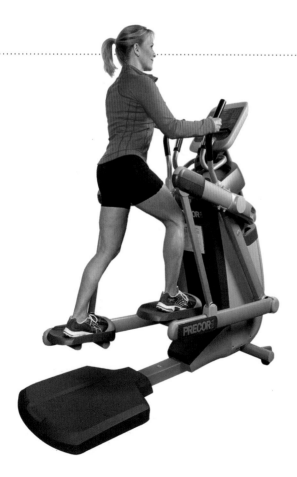

4. L'AMT (ADAPTATIVE MOTION TRAINER), L'ELLIPTIQUE OU LE LE SKI DE FOND À L'EXTÉRIEUR

Cet exercice s'adresse aux personnes qui désirent une activité complète en raison de l'implication d'un grand nombre de muscles. De plus, il favorise une dépense calorique efficace et n'engendre aucun impact.

Principaux muscles sollicités :
Quadriceps, fessiers, jumeaux, soléaires, dorsaux et biceps.

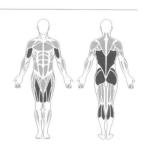

5. LE RAMEUR

Cet exercice est un excellent moyen de dépenser des calories. Il s'adresse aux personnes qui veulent un entraînement cardiovasculaire intense et complet, et n'engendre aucun impact.

Principaux muscles sollicités :
Quadriceps, jumeaux, fessiers, dorsaux, trapèzes, deltoïdes et biceps.

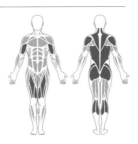

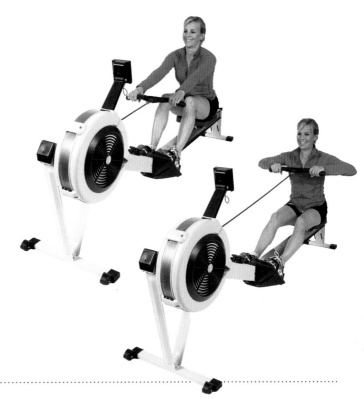

La méthode d'entraînement cardiovasculaire

L'entraînement par intervalles est toujours gagnant. C'est pourquoi on l'utilise également dans la 2e phase du programme d'entraînement. Cependant, afin de dépenser plus de calories, voici les modifications à apporter :

▶ L'intensité de l'intervalle d'effort sera augmentée jusqu'à la 3e zone, c'est-à-dire **85 % de votre fréquence cardiaque maximale** (voir p. 21). Maintenez cet effort pendant 1 minute.
▶ La durée de vos intervalles de récupération sera diminuée ; ils passeront donc de 2 minutes à 1 minute.
▶ Quatre intervalles seront ajoutés afin de maintenir la même durée d'entraînement cardiovasculaire.

Voici un résumé de votre entraînement :

Échauffement	5 minutes	(1re zone)
Intervalle d'effort	1 minute	(3e zone)
Intervalle de récupération	1 minute	(1re zone)
Intervalle d'effort	1 minute	(3e zone)
Intervalle de récupération	1 minute	(1re zone)
Intervalle d'effort	1 minute	(3e zone)
Intervalle de récupération	1 minute	(1re zone)
Intervalle d'effort	1 minute	(3e zone)
Intervalle de récupération	1 minute	(1re zone)
Intervalle d'effort	1 minute	(3e zone)
Intervalle de récupération	1 minute	(1re zone)
Intervalle d'effort	1 minute	(3e zone)
Intervalle de récupération	1 minute	(1re zone)
Intervalle d'effort	1 minute	(3e zone)
Intervalle de récupération	1 minute	(1re zone)
Intervalle d'effort	1 minute	(3e zone)
Intervalle de récupération	1 minute	(1re zone)
Intervalle d'effort	1 minute	(3e zone)
Intervalle de récupération	1 minute	(1re zone)
Intervalle d'effort	1 minute	(3e zone)
Intervalle de récupération	1 minute	(1re zone)
Intervalle d'effort	1 minute	(3e zone)
Intervalle de récupération	1 minute	(1re zone)
Retour au calme	6 minutes	(1re zone)

Les exercices musculaires

Les lignes qui suivent vous décrivent les modifications d'exercices à apporter à votre entraînement. Ces changements forceront votre corps à s'adapter et à s'améliorer.

Référez-vous à votre fiche d'entraînement afin de connaître la méthode d'entraînement. N'oubliez pas de tenter d'augmenter vos charges toutes les semaines pour chacun des exercices.

Notez qu'il y a quatre nouveaux exercices. Trop de changements ne sont pas souhaitables lors d'une démarche de perte de poids.

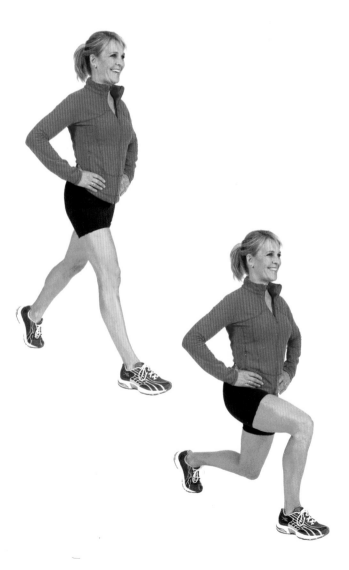

1. FENTE   Nouvel exercice

Position de départ : Placez un pied suffisamment éloigné devant l'autre et écartez les pieds à la largeur des épaules. Stabilisez le tronc en contractant les abdominaux.

Action : Descendez comme si vous vouliez toucher le sol avec le genou de la jambe arrière. Arrêtez la descente à quelques centimètres du sol. Vérifiez que le genou de la jambe avant est à 90° et ne dépasse pas les orteils. Gardez le tronc à la verticale.

Progression : Saisissez des haltères dans chacune des mains.

Principaux muscles sollicités :
Fessiers, quadriceps et adducteurs de la hanche.

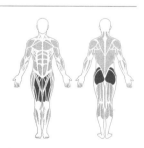

2. EXTENSION DE LA HANCHE AU SOL AVEC BALLON
Nouvel exercice

Position de départ : Allongé sur le dos, placez les talons sur le ballon et allongez les bras de chaque côté de votre corps.

Action : Soulevez les hanches vers le haut, à une hauteur de 15 à 20 cm (6 à 8 po) et redescendez tranquillement sans que les fesses touchent au sol.

Progression : De la même position de départ, soulevez une jambe et soulevez les hanches à l'aide d'une jambe seulement.

Principaux muscles sollicités :
Ischio-jambiers, fessiers et extenseurs lombaires.

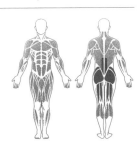

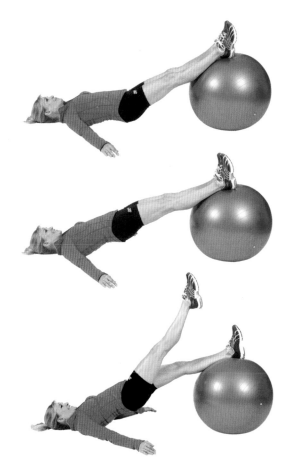

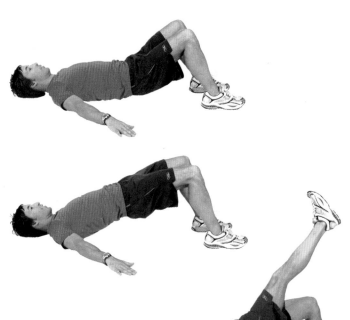

Exercice de remplacement à faire à la maison : extension de la hanche au sol*.

Position de départ : Allongé sur le dos, placez les pieds au sol, les genoux à 45° et allongez les bras de chaque côté de votre corps.

Action : Soulevez les hanches vers le haut, entre 15 et 20 cm (6 et 8 po) et redescendez tranquillement sans que les fesses touchent au sol.

Progression : De la même position de départ, soulevez une jambe et soulevez les hanches à l'aide d'une jambe seulement.

Principaux muscles sollicités :
Ischio-jambiers, fessiers et extenseurs lombaires.

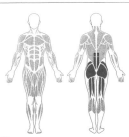

* Si vous n'avez pas de ballon de stabilisation.

3. DÉVELOPPÉ COUCHÉ   Nouvel exercice

Position de départ : Couché, le dos en appui sur un banc. Écartez les pieds à la largeur des hanches et fléchissez les genoux à 90°. Alignez les coudes vis-à-vis des épaules et placez-les à 90°.

Action : Poussez les haltères simultanément vers le haut. Attention : maintenez une légère flexion du coude à la fin du mouvement.

Principaux muscles sollicités :
Pectoraux, deltoïdes et triceps.

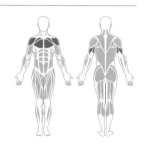

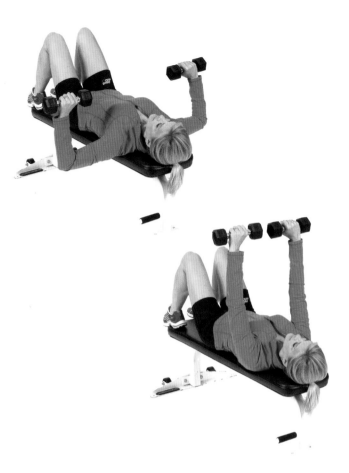

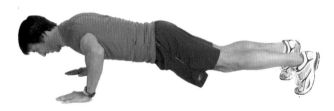

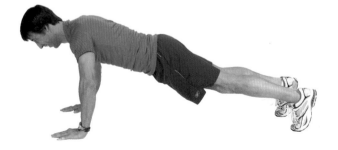

Exercice de remplacement à faire à la maison : push-up

Position de départ : Placez les mains au sol directement sous les épaules et sur le bout des orteils. Stabilisez le tronc en contractant les abdominaux.

Action : Laissez-vous descendre vers le sol, jusqu'à ce que l'angle du coude atteigne 90°. Contractez les muscles afin de revenir à la position de départ.

Principaux muscles sollicités :
Pectoraux, deltoïdes et triceps.

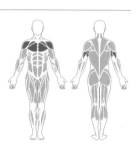

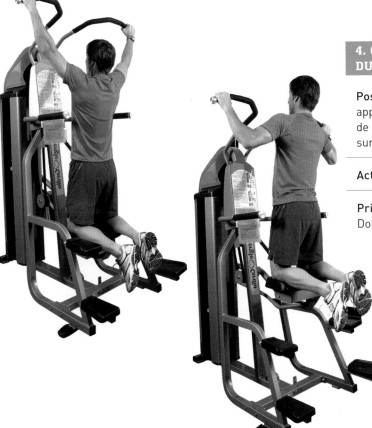

4. GRAVITRON/ADDUCTION DE L'ÉPAULE ET FLEXION DU COUDE, PRISE LARGE

Position de départ : Face à l'appareil, les genoux sur les appuis, maintenez le tronc droit. Les mains sont en position de pronation légèrement plus large que les épaules sur la barre haute.

Action : Tirez jusqu'à ce que la barre arrive au menton.

Principaux muscles sollicités :
Dorsaux, biceps et trapèzes.

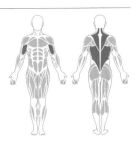

Exercice de remplacement à faire à la maison : rameur tronc incliné

Position de départ : Placez les pieds l'un devant l'autre, écartés à la largeur des hanches. Fléchissez les genoux et inclinez le tronc à 45°. Agrippez un haltère ou une boîte de conserve dans chaque main. Contractez les abdominaux.

Action : Tirez les haltères ou les boîtes de conserve jusqu'à votre poitrine tout en gardant les coudes le long du corps. Revenez à la position de départ, sans relâcher complètement.

Principaux muscles sollicités :
Dorsaux, biceps, rhomboïdes et deltoïdes.

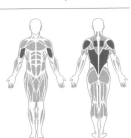

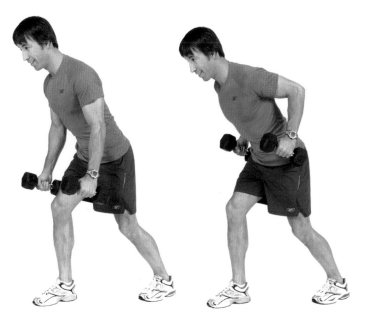

5. DÉVELOPPÉ MILITAIRE   Nouvel exercice

Position de départ : Assis sur un banc, écartez les pieds à la largeur des hanches. Positionnez les mains de chaque côté de la tête, à la hauteur de vos oreilles. N'oubliez pas de contracter vos abdominaux tout au long de l'exercice.

Action : Effectuez une abduction de l'épaule ainsi qu'une extension des coudes, en poussant les haltères au-dessus de votre tête. Attention : ne cognez pas les haltères ensemble.

Principaux muscles sollicités :
Deltoïdes, triceps et trapèzes.

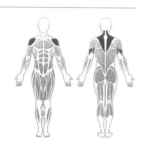

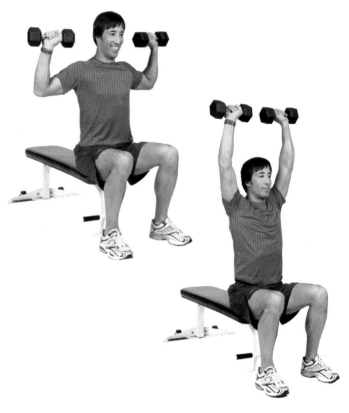

6. REDRESSEMENT ASSIS

Position de départ : Allongé sur le dos au sol, fléchissez les genoux à 90°. Placez les mains de chaque côté de la tête.

Action : Soulevez le haut du tronc, jusqu'à ce que vous sentiez une bonne tension. Attention : ne fléchissez pas la hanche.

Principaux muscles sollicités :
Grand droit de l'abdomen et obliques.

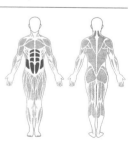

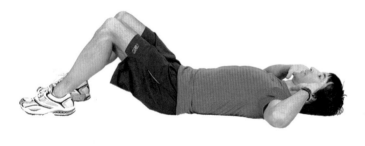

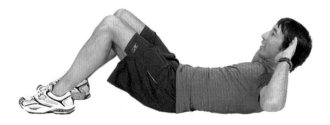

7. EXTENSION DU TRONC

Position de départ : Allongé au sol sur le ventre, placez
les mains de chaque côté de la tête.

Action : Effectuez une extension du tronc en soulevant
la tête et la cage thoracique vers le haut.

Principaux muscles sollicités :
Extenseurs lombaires.

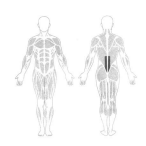

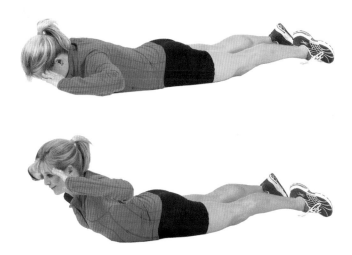

L'entraînement
de la flexibilité

Cet entraînement s'est précisé dans les dernières années.
Les exercices de flexibilité ont plusieurs rôles, entre autres,
la réadaptation, le retour au calme et l'augmentation de
l'amplitude articulaire. Le moment, la méthode et le type
d'étirement dicteront les effets sur le corps.

Les exercices de flexibilité, dans ce programme, ont pour
objectif d'améliorer légèrement l'amplitude articulaire, amenant
ainsi, avec le temps, une réduction des risques de blessure
causée par un déséquilibre musculaire. De plus, ils favoriseront
le retour au calme. Il est donc recommandé de les effectuer à la
fin de l'entraînement.

Méthode d'entraînement
Étirez le muscle jusqu'à ce que vous ressentiez une légère
tension. Ensuite, maintenez la position pour une période de
60 secondes ou plus.

Quatre exercices de flexibilité sont à effectuer au centre
de conditionnement physique ainsi qu'à la maison. Il est à
noter que les exercices ainsi que la méthode d'entraînement
sont les mêmes que dans la phase 1 du programme.

1. ÉTIREMENT DES ISCHIO-JAMBIERS

Position de départ : Placé au sol sur le dos avec une jambe au sol et l'autre soulevée, agrippez la jambe soulevée à la hauteur du mollet.

Action : Tendez et tirez progressivement la jambe vers le tronc. Maintenez la position lorsque vous ressentez une légère tension.

Principaux muscles sollicités :
Ischio-jambiers.

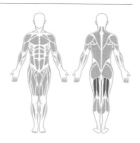

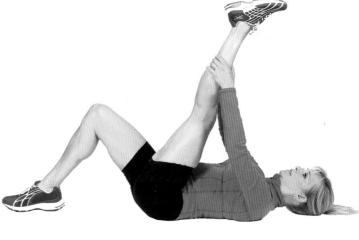

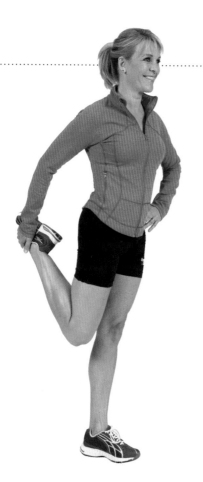

2. ÉTIREMENT DES QUADRICEPS

Position de départ : Debout, agrippez une cheville avec votre main. Maintenez le dos droit.

Action : Tirez légèrement la cheville vers l'arrière et serrez les muscles fessiers.

Principaux muscles sollicités :
Quadriceps.

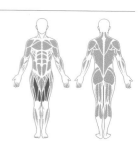

3. ÉTIREMENT DES PECTORAUX

Position de départ : Debout à côté du mur, les pieds écartés à la largeur des épaules, fléchissez les genoux. Appuyez le coude et l'avant-bras sur le mur.

Action : Effectuez une rotation externe du tronc.

Principaux muscles sollicités :
Pectoraux.

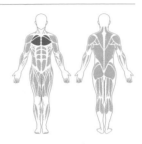

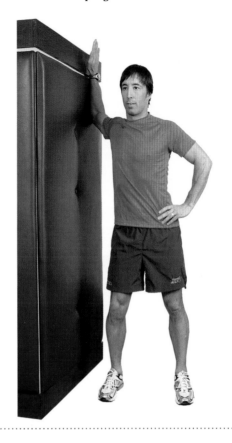

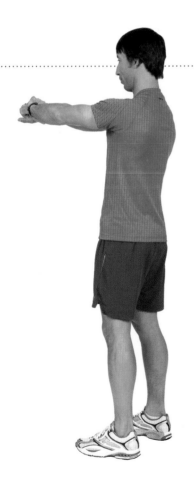

4. ÉTIREMENT DES RHOMBOÏDES

Position de départ : Debout, les pieds écartés à la largeur des épaules, gardez le tronc droit et fléchissez les genoux. Mettez les mains à la hauteur des épaules.

Action : Poussez vers l'avant afin que vos omoplates se déplacent vers les côtés de votre corps.

Principaux muscles sollicités :
Rhomboïdes et trapèzes.

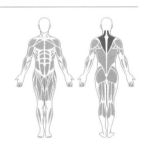

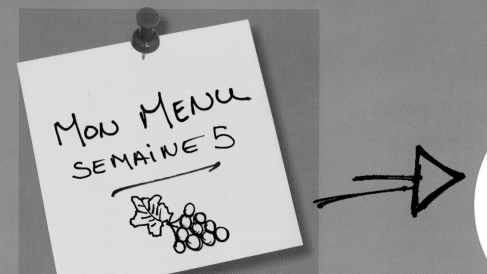

1200, 1500,
1800 Calories ?

Menu de base à
1200 Calories.

....

Menu à 1500 Calories,
ajouter ces aliments au menu de base.

....

Menu à 1800 Calories,
ajouter ces aliments au menu de base
ainsi qu'au menu à 1500 Calories.

	Déjeuner	Dîner	Souper	Collations
lundi • jour 1	1 muffin aux carottes et aux canneberges (p. 51)	Salade L'œuf en folie (p. 191)	★ Sardines grillées et tomates à la provençale (p. 121)	125 ml (½ tasse) de céleri
	125 ml (½ tasse) de fraises	1 muffin anglais de blé entier	250 ml (1 tasse) de couscous	30 ml (2 c. à soupe) d'amandes
	250 ml (1 tasse) de lait 1 %	1 petit yogourt à faible teneur en gras (100 g - 3 ½ oz)	125 ml (½ tasse) de lait 1 %	125 ml (½ tasse) de fromage cottage 1 %
	Café ou thé	125 ml (½ tasse) d'ananas	125 ml (½ tasse) de couscous	30 ml (2 c. à soupe) d'amandes
	25 g (1 oz) de fromage partiellement écrémé	250 ml (1 tasse) de jus de légumes	125 ml (½ tasse) d'ananas	
	125 ml (½ tasse) de bleuets		125 ml (½ tasse) de lait 1 %	
mardi • jour 2	1 bagel de son ou de blé entier	Sandwich Le sucré salé (p. 193)	★ Linguinis à l'italienne (p. 122)	1 prune
	20 ml (4 c. à thé) de beurre d'arachide léger	125 ml (½ tasse) de céleri	125 ml (½ tasse) de jus de légumes	125 ml (½ tasse) de fromage cottage 1 %
	250 ml (1 tasse) de lait 1 %	125 ml (½ tasse) de concombre	Salade La simplette (p. 192)	2 biscottes de type Melba
	Café ou thé	½ poire L'autre moitié est utilisée dans le sandwich.	125 ml (½ tasse) de jus de légumes	30 ml (2 c. à soupe) de graines de tournesol
	125 ml (½ tasse) de cantaloup	1 petit yogourt à faible teneur en gras (100 g - 3 ½ oz)	1 poire	
	125 ml (½ tasse) de jus d'orange	125 ml (½ tasse) de bleuets	125 ml (½ tasse) de lait 1 %	
		2 biscottes de type Melba		
mercredi • jour 3	2 tranches de pain aux raisins	Salade Les pâtes et bocconcinis (p. 191)*	★ Omelette au saumon fumé (p. 123)	30 ml (2 c. à soupe) d'amandes
	125 ml (½ tasse) de fromage cottage 1 %	125 ml (½ tasse) de jus de légumes	2 tranches de pain de blé entier	125 ml (½ tasse) de bleuets
	125 ml (½ tasse) de framboises	125 ml (½ tasse) de jus de légumes	1 pêche	30 ml (2 c. à soupe) d'amandes
	250 ml (1 tasse) de lait 1 %	1 petit yogourt à faible teneur en gras (100 g - 3 ½ oz)	5 ml (1 c. à thé) de beurre ou de margarine	1 prune
	Café ou thé	1 poire	Salade La simplette (p. 192)	
	5 ml (1 c. à thé) de beurre ou de margarine	*Remplacez les pâtes courtes par les linguinis cuits en surplus mardi soir.	25 g (1 oz) de fromage partiellement écrémé	

	Déjeuner	Dîner	Souper	Collations
jeudi • jour 4	175 ml (¾ tasse) de yogourt nature sans gras 60 ml (¼ tasse) de céréales de type granola légères 125 ml (½ tasse) de fraises 125 ml (½ tasse) de lait 1% Café ou thé 125 ml (½ tasse) de lait 1% 1 tranche de pain de blé entier +5 ml (1 c. à thé) de beurre ou de margarine	Salade Le pied marin (p. 193) 1 muffin anglais de blé entier 1 carré aux framboises (p. 49) 1 pêche 250 ml (1 tasse) de jus de légumes 30 ml (2 c. à soupe) de fromage à la crème léger	★ Bifteck à la moutarde (p. 124) 125 ml (½ tasse) d'orge 250 ml (1 tasse) de poivrons 125 ml (½ tasse) de lait 1% 125 ml (½ tasse) de cantaloup 125 ml (½ tasse) d'orge	125 ml (½ tasse) de concombre 25 g (1 oz) de fromage partiellement écrémé 125 ml (½ tasse) de radis 30 ml (2 c. à soupe) de noix de Grenoble
vendredi • jour 5	1 tranche de pain de blé entier 10 ml (2 c. à thé) de beurre d'amande 125 ml (½ tasse) de framboises 250 ml (1 tasse) de lait 1% Café ou thé 1 tranche de pain de blé entier 1 petit yogourt à faible teneur en gras (100 g - 3 ½ oz) 10 ml (2 c. à thé) de beurre d'amande	Sandwich Le végé (p. 193) 125 ml (½ tasse) de céleri 125 ml (½ tasse) de radis 30 ml (2 c. à soupe) de trempette légère 125 ml (½ tasse) d'ananas 30 ml (2 c. à soupe) de graines de tournesol	★ Escalope de poulet en croûte de noix de Grenoble (p. 125) 125 ml (½ tasse) de riz 250 ml (1 tasse) de courgettes 125 ml (½ tasse) de riz 1 poire	1 barre granola maison (p. 81) 1 prune 25 g (1 oz) de fromage partiellement écrémé
samedi • jour 6	175 ml (¾ tasse) de gruau nature préparé 125 ml (½ tasse) de cantaloup 25 g (1 oz) de fromage partiellement écrémé 250 ml (1 tasse) de lait 1% Café ou thé 1 tranche de pain raisin 5 ml (1 c. à thé) de beurre ou de margarine	★ Salade étagée de thon (p. 126) 1 pain pita de blé entier 1 petit yogourt à faible teneur en gras (100 g - 3 ½ oz) 1 poire	★ Hamburger de veau (p. 127) Salade La simplette (p. 192) 125 ml (½ tasse) de lait 1% 250 ml (1 tasse) de jus de légumes 25 g (1 oz) de fromage suisse allégé 125 ml (½ tasse) de bleuets	★ Muffins aux noix (p. 127) 125 ml (½ tasse) de fraises 30 ml (2 c. à soupe) d'amandes
dimanche • jour 7	1 muffin anglais de blé entier 1 petit yogourt à faible teneur en gras (100 g - 3 ½ oz) 125 ml (½ tasse) de jus d'orange 250 ml (1 tasse) de lait 1% Café ou thé 125 ml (½ tasse) d'ananas	Sandwich Le croque-monsieur (p. 193) 125 ml (½ tasse) de radis 125 ml (½ tasse) de bleuets 250 ml (1 tasse) de jus de légumes	★ Saumon glacé au miel (p. 128) 250 ml (1 tasse) de poivrons ★ Croustade aux prunes et aux framboises (p. 129) 125 ml (½ tasse) de nouilles de riz 125 ml (½ tasse) de nouilles de riz	125 ml (½ tasse) de concombre 125 ml (½ tasse) de fromage cottage 1% 45 ml (3 c. à soupe) de graines de tournesol

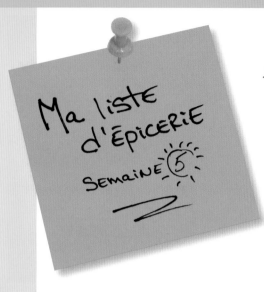

FRUITS ET LÉGUMES

	1200	1500	1800
FRUITS			
◯ Ananas :		1 ou 250 ml (1 t.)	+250 ml (1 t.)
◯ Bleuets : 125 ml (½ t.)		+250 ml (1 t.)	+250 ml (1 t.)
◯ Cantaloup : 1 ou 250 ml (1 t.)		+125 ml (½ t.)	-
◯ Fraises : 250 ml (1 t.)		+125 ml (½ t.)	-
◯ Framboises : 375 ml (1 ½ t.)		-	-
◯ Jus d'orange : 125 ml (½ t.)		-	+125 ml (½ t.)
◯ Pêche :		2	-
◯ Poire : 1			+4
◯ Prune : 5		-	+1
LÉGUMES			
◯ Carotte : 1 ou 125 ml (½ t.)		-	-
◯ Céleri : 3 branches ou 500 ml (2 t.)		-	-
◯ Concombre : 2-3 ou 625 ml (2 ½ t.)			+60 ml (¼ t.)
◯ Courgette : 1-2 ou 310 ml (1 ¼ t.)		-	-
◯ Jus de légumes : 250 ml (1 t.)		+500 ml (2 t.)	+750 ml (3 t.)
◯ Oignon vert : 3		-	-
◯ Poivron : 3 ou 750 ml (3 t.)		-	-
◯ Radis : 375 ml (1 ½ t.)			+250 ml (1 t.)
◯ Laitue : 1 ou 750 ml (3 t.)		-	+250 ml (1 t.)
◯ Tomate : 5			
◯ Tomates cerises : 175 ml (¾ t.)		-	-

VIANDE ET SUBSTITUTS

	1200	1500	1800
◯ Amandes : 30 ml (2 c. à s.)		+30 ml (2 c. à s.)	+90 ml (6 c. à s.)
◯ Bifteck haut de surlonge : 75 g (2 ½ oz)		-	-
◯ Dinde cuite tranchée : 75 g (2 ½ oz)		-	-
◯ Graines de tournesol		-	125 ml (½ t.)
◯ Jambon cuit tranché : 35 g (1 oz)		-	-
◯ Œufs : 6		-	-
◯ Noix de Grenoble : 175 ml (¾ t.)			+30 ml (2 c. à s.)
◯ Poulet (poitrine, escalope) : 90 g (3 oz)		-	-
◯ Sardines : 2-5 ou 75 g (2 ½ oz)		-	-
◯ Saumon : 90 g (3 oz)		-	-
◯ Saumon fumé : 30 g (1 oz)		-	-
◯ Thon pâle en conserve : 1 boîte de 120 g (4 oz)		-	-
◯ Veau haché : 75 g (2½ oz)		-	-

PRODUITS CÉRÉALIERS

	1200	1500	1800
◯ Bagel de son ou de blé entier : 1		-	+½
◯ Baguette de blé entier : 1 morceau 60 g - 2 oz (12 cm)		-	-
◯ Biscottes de type Melba :		2	-
◯ Ciabatta de blé entier : 1		-	-
◯ Muffins anglais de blé entier : 3			
◯ Nouilles de riz :		125 ml (½ t.)	+125 ml (½ t.)
◯ Pita de blé entier : 1		-	-
◯ Pain aux raisins : 2 tranches		+1	-
◯ Pain de blé entier : 5 tranches		+1	+1
◯ Pain à hamburger de blé entier : 1		-	-

LAIT ET SUBSTITUTS

	1200	1500	1800
◯ Bocconcinis : 30 g (1 oz)		-	-
◯ Fromage cottage 1% : 125 ml (½ t.)		+250 ml (1 t.)	+125 ml (½ t.)
◯ Fromage partiellement écrémé : 85 g (3 oz)		+50 g (2 oz)	+50 g (2 oz)
◯ Lait 1% : 2 l (8 t.)		+125 ml (½ t.)	+250 ml (1 t.)
◯ Fromage suisse léger : 25 g (1 oz)		-	+25 g (1 oz)
◯ Yogourt nature sans gras : 200 ml (¾ t.)		-	-
◯ Petits yogourts allégés de 100 g (3 ½ oz) : 3		+3	-

S'ASSURER D'AVOIR AU FRIGO, AU GARDE-MANGER OU AU JARDIN...

- ◯ Ail frais
- ◯ Basilic frais
- ◯ Beurre ou margarine
- ◯ Ciboulette fraîche
- ◯ Citrons
- ◯ Coriandre fraîche
- ◯ Fromage à la crème léger
- ◯ Mayonnaise
- ◯ Olives noires
- ◯ Parmesan
- ◯ Persil frais
- ◯ Quelques feuilles de laitue
- ◯ Salsa
- ◯ Trempette légère

Utilisez les fiches détachables à la fin du livre. Un outil pratique !

Ingrédients du menu de base à 1200 Calories.
Ajouter les ingrédients inscrits en bleu au menu de base
Ajouter les ingrédients inscrits en vert au menu de base
ainsi qu'au menu de 1500 Calories.

Valeur nutritive

lipides : 11 g
protéines : 18 g
glucides : 8 g
valeur énergétique :
200 kcal
équivalents : 1 VS,
2 LÉG, ½ Gras

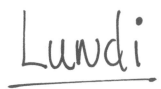

Lundi

★ **Sardines grillées et tomates à la provençale**

1 portion

Ingrédients

1	tomate mûre
2 ml	(½ c. à thé) d'huile d'olive
5 ml	(1 c. à thé) de parmesan
75 g	(2 ½ oz) de sardines fraîches (2 à 5 sardines selon la grosseur)
1	quartier de citron
	Basilic frais
Au goût	Sel d'ail, poivre, paprika et herbes de Provence

Préparation

- Trancher la tomate en deux sur la largeur et mettre les moitiés dans un plat de cuisson, peau vers le fond.
- Garnir le dessus d'huile, d'assaisonnements et de parmesan.
- Cuire à *broil* de 8 à 10 minutes.
- Pendant ce temps, dans une poêle ou sur le barbecue, griller les sardines de 3 à 5 minutes de chaque côté.
- Servir les sardines immédiatement avec le quartier de citron et les tomates décorées de basilic.

Variante

Cette recette serait tout aussi savoureuse avec une darne de thon frais ou un filet de saumon.

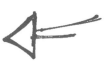

Menu du jour 1

Déjeuner

1 muffin aux carottes et aux canneberges (p. 51)

125 ml (½ tasse) de fraises

250 ml (1 tasse) de lait 1 %

Café ou thé

25 g (1 oz) de fromage partiellement écrémé

125 ml (½ tasse) de bleuets

Dîner

Salade L'œuf en folie (p. 191)

1 muffin anglais de blé entier

1 petit yogourt à faible teneur en gras (100 g - 3 ½ oz)

125 ml (½ tasse) d'ananas

250 ml (1 tasse) de jus de légumes

Souper

★ Sardines grillées et tomates à la provençale

250 ml (1 tasse) de couscous

125 ml (½ tasse) de lait 1 %

125 ml (½ tasse) de couscous

125 ml (½ tasse) d'ananas

125 ml (½ tasse) de lait 1 %

Collations

125 ml (½ tasse) de céleri

30 ml (2 c. à soupe) d'amandes

125 ml (½ tasse) de fromage cottage 1 %

30 ml (2 c. à soupe) d'amandes

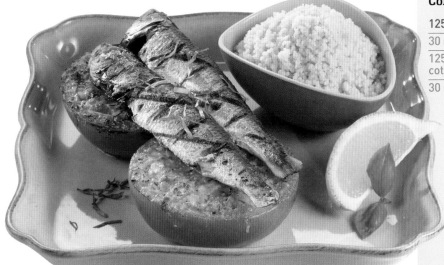

Menu du jour 2

Déjeuner

1 bagel de son ou de blé entier

20 ml (4 c. à thé) de beurre
d'arachide léger

250 ml (1 tasse) de lait 1 %

Café ou thé

125 ml (½ tasse) de cantaloup

125 ml (½ tasse) de jus d'orange

Dîner

Sandwich Le sucré salé (p. 193)

125 ml (½ tasse) de céleri

125 ml (½ tasse) de concombre

½ poire
L'autre moitié est utilisée
dans le sandwich.

1 petit yogourt à faible teneur
en gras (100 g - 3 ½ oz)

125 ml (½ tasse) de bleuets

2 biscottes de type Melba

Souper

★ Linguinis à l'italienne

125 ml (½ tasse) de jus
de légumes

Salade La simplette (p. 192)

125 ml (½ tasse) de jus
de légumes

1 poire

125 ml (½ tasse) de lait 1 %

Collations

1 prune

125 ml (½ tasse) de fromage
cottage 1 %

2 biscottes de type Melba

30 ml (2 c. à soupe)
de graines de tournesol

Valeur nutritive
lipides : 19 g
protéines : 14 g
glucides : 49 g
valeur énergétique :
420 kcal
équivalents : 2 PC,
2 LÉG, ½ LS, 3 Gras

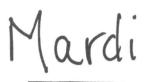

Mardi

★ Linguinis à l'italienne
1 portion

Ingrédients

500 ml	**(2 tasses)** de linguinis de blé entier, cuits (réserver **250 ml/1 tasse** pour le dîner de mercredi)
15 ml	**(1 c. à soupe)** d'huile d'olive
1	gousse d'ail, hachée
1	tomate mûre, en petits cubes
2 ml	**(½ c. à thé)** d'herbes de Provence
2 ml	**(½ c. à thé)** de sucre
5 ml	**(1 c. à thé)** de vinaigre
	Un peu d'eau de cuisson des pâtes au besoin
30 ml	**(2 c. à soupe)** de parmesan
	Quelques feuilles de basilic frais, ciselées
Au goût	Sel, poivre et piment fort

Préparation

• Cuire les linguinis dans l'eau bouillante salée jusqu'à cuisson *al dente.*

• Pendant ce temps, chauffer l'huile dans une poêle et faire revenir à feu moyen l'ail, les tomates, les herbes de Provence, le sucre et le vinaigre.

• Laisser cuire 5 minutes en remuant, puis ajouter le sel, le poivre et le piment.

• Ajouter les pâtes à la sauce et bien remuer. Ajouter un peu d'eau de cuisson au besoin.

• Servir immédiatement avec le parmesan et le basilic.

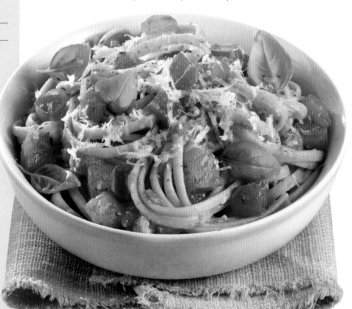

Variante

Pour une recette différente
mais tout aussi italienne,
remplacez la tomate
par de l'aubergine et
le parmesan par
de la mozzarella fraîche.

Valeur nutritive

lipides : 12 g
protéines : 12 g
glucides : 5 g
valeur énergétique :
220 kcal
équivalents :
1 ½ VS, 1 LÉG

Mercredi

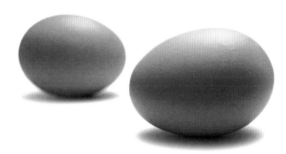

★ Omelette au saumon fumé

1 portion

Ingrédients

2	œufs
30 ml	(2 c. à soupe) de lait 1 %
60 ml	(¼ tasse) de tomates
60 ml	(¼ tasse) de céleri
30 g	(1 oz) de saumon fumé
10 ml	(2 c. à thé) de ciboulette fraîche

Préparation

- Battre les œufs et le lait.
- Ajouter les garnitures.
- Cuire l'omelette à la poêle.

Menu du jour 3

Déjeuner

2 tranches de pain aux raisins

125 ml (½ tasse) de fromage cottage 1 %

125 ml (½ tasse) de framboises

250 ml (1 tasse) de lait 1 %

Café ou thé

5 ml (1 c. à thé) de beurre ou de margarine

Dîner

Salade Les pâtes et bocconcinis (p. 191)*

125 ml (½ tasse) de jus de légumes

125 ml (½ tasse) de jus de légumes

1 petit yogourt à faible teneur en gras (100 g - 3 ½ oz)

1 poire

Souper

★ Omelette au saumon fumé

2 tranches de pain de blé entier

1 pêche

5 ml (1 c. à thé) de beurre ou de margarine

Salade La simplette (p. 192)

25 g (1 oz) de fromage partiellement écrémé

Collations

30 ml (2 c. à soupe) d'amandes

125 ml (½ tasse) de bleuets

30 ml (2 c. à soupe) d'amandes

1 prune

* Remplacez les pâtes courtes par les linguinis cuits en surplus mardi soir.

Menu du jour 4

Déjeuner

175 ml (¾ tasse) de yogourt
nature sans gras

60 ml (¼ tasse) de céréales
de type granola légères

125 ml (½ tasse) de fraises

125 ml (½ tasse) de lait 1%

Café ou thé

125 ml (½ tasse) de lait 1%

1 tranche de pain de blé entier
+5 ml (1 c. à thé) de beurre
ou de margarine

Dîner

Salade Le pied marin (p. 191)

1 muffin anglais de blé entier

1 carré aux framboises (p. 49)

1 pêche

250 ml (1 tasse) de jus
de légumes

30 ml (2 c. à soupe) de fromage
à la crème léger

Souper

★ Bifteck à la moutarde

125 ml (½ tasse) d'orge

250 ml (1 tasse) de poivrons

125 ml (½ tasse) de lait 1%

125 ml (½ tasse) de cantaloup

125 ml (½ tasse) d'orge

Collations

125 ml (½ tasse) de concombre

25 g (1 oz) de fromage
partiellement écrémé

125 ml (½ tasse) de radis

30 ml (2 c. à soupe) de noix
de Grenoble

Valeur nutritive
lipides : 20 g
protéines : 14 g
glucides : 0 g
valeur énergétique :
240 kcal
équivalents : 1 VS,
3 Gras

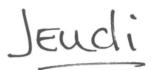

Jeudi

★ Bifteck à la moutarde

1 portion

Ingrédients

15 ml	(1 c. à soupe) d'huile d'olive
5 ml	(1 c. à thé) de vinaigre de vin rouge
5 ml	(1 c. à thé) de moutarde de Dijon
5 ml	(1 c. à thé) de sauce Worcestershire
2 ml	(½ c. à thé) de thym séché
75 g	(2 ½ oz) de bifteck de haut de surlonge de bœuf

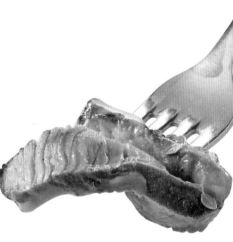

Variante

Remplacez le bœuf par
des viandes moins connues,
mais toutes aussi
savoureuses comme le cerf
ou le bison.

Préparation

- Dans un plat, mélanger les 5 premiers ingrédients.

- Mettre le bifteck dans la marinade et réserver quelques heures au réfrigérateur (idéalement, cette étape peut être effectuée le matin avant de partir au travail ou encore la veille).

- Mettre le bifteck dans un plat de cuisson et cuire au four à 200 °C (400 °F) de 8 à 10 minutes selon la cuisson désirée en retournant la viande une fois en cours de cuisson.

Valeur nutritive

lipides : 8 g
protéines : 23 g
glucides : 8 g
valeur énergétique :
200 kcal
équivalents : 2 VS,
½ PC

VeNdRedi

★ Escalope de poulet en croûte de noix de Grenoble

1 portion

Ingrédients

10 ml	**(2 c. à thé)** de farine de blé entier
1	œuf
30 ml	**(2 c. à soupe)** de noix de Grenoble, concassées finement
10 ml	**(2 c. à thé)** de chapelure
1	escalope de poulet de **90 g (3 oz)**
1	petit bouquet de persil frais
Au goût	Sel et poivre

Préparation

- Préchauffer le four à 190 ºC (375 ºF).

- Placer la farine dans une assiette creuse. Dans une autre assiette creuse, battre l'œuf. Dans une troisième assiette creuse, mélanger les noix, la chapelure, le sel et le poivre.

- Presser l'escalope de poulet de chaque côté dans le mélange de farine, puis la passer dans l'œuf battu avant de la presser dans le mélange de noix.

- Déposer l'escalope sur une plaque et cuire au four pour environ 7 à 8 minutes ou jusqu'à ce que l'escalope soit bien cuite.

- Servir immédiatement avec le persil frais.

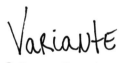

Variante

Cette recette est un pur régal avec un filet de poisson. Vous pourriez remplacer l'œuf battu par du pesto de basilic ou de tomates séchées.

Menu du jour 5

Déjeuner

1 tranche de pain de blé entier

10 ml (2 c. à thé) de beurre d'amande

125 ml (½ tasse) de framboises

250 ml (1 tasse) de lait 1 %

Café ou thé

1 tranche de pain de blé entier

1 petit yogourt à faible teneur en gras (100 g - 3 ½ oz)

10 ml (2 c. à thé) de beurre d'amande

Dîner

Sandwich Le végé (p. 193)

125 ml (½ tasse) de céleri

125 ml (½ tasse) de radis

30 ml (2 c. à soupe) de trempette légère

125 ml (½ tasse) d'ananas

30 ml (2 c. à soupe) de graines de tournesol

Souper

★ Escalope de poulet en croûte de noix de Grenoble

125 ml (½ tasse) de riz

250 ml (1 tasse) de courgettes

125 ml (½ tasse) de riz

1 poire

Collations

1 barre granola maison (p. 81)

1 prune

25 g (1 oz) de fromage partiellement écrémé

Valeur nutritive

lipides : 3 g
protéines : 20 g
glucides : 29 g
valeur énergétique : 220 kcal
équivalents : ¾ VS, 3 LÉG, 1 Gras

Menu du jour 6

Déjeuner

175 ml (¾ tasse) de gruau nature préparé

125 ml (½ tasse) de cantaloup

25 g (1 oz) de fromage partiellement écrémé

250 ml (1 tasse) de lait 1 %

Café ou thé

1 tranche de pain raisin

5 ml (1 c. à thé) de beurre ou de margarine

Dîner

★ Salade étagée de thon

1 pain pita de blé entier

1 petit yogourt à faible teneur en gras (100 g - 3 ½ oz)

1 poire

Souper

★ Hamburger de veau

Salade La simplette (p. 192)

125 ml (½ tasse) de lait 1 %

250 ml (1 tasse) de jus de légumes

25 g (1 oz) de fromage suisse allégé

125 ml (½ tasse) de bleuets

Collations

★ Muffins aux noix

125 ml (½ tasse) de fraises

30 ml (2 c. à soupe) d'amandes

Samedi

★ Salade étagée de thon

1 portion

Ingrédients

60 g	**(2 oz)** de thon égoutté (le reste de la boîte ouverte pour le dîner de jeudi)
125 ml	**(½ tasse)** de carottes, râpées
5 ml	**(1 c. à thé)** de mayonnaise
10 ml	**(2 c. à thé)** de yogourt nature
2	oignons verts, hachés finement
2 ml	**(½ c. à thé)** de moutarde
15 ml	**(1 c. à soupe)** de persil frais
1	tomate mûre
2	feuilles de laitue
	Ciboulette fraîche, ciselée

Préparation

- Dans un grand bol, mélanger les 7 premiers ingrédients. Réserver.
- Trancher la tomate en 5 rondelles de même grosseur.
- Effectuer le montage de la salade en déposant une petite quantité du mélange de thon entre les tranches de tomate.
- Servir sur un lit de laitue garni de ciboulette fraîche.

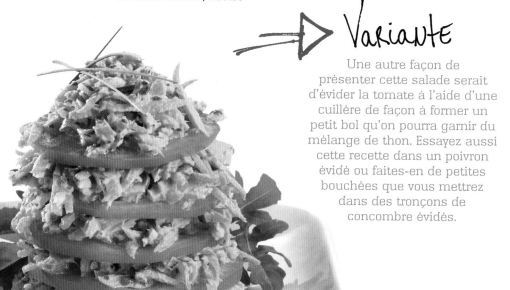

Variante

Une autre façon de présenter cette salade serait d'évider la tomate à l'aide d'une cuillère de façon à former un petit bol qu'on pourra garnir du mélange de thon. Essayez aussi cette recette dans un poivron évidé ou faites-en de petites bouchées que vous mettrez dans des tronçons de concombre évidés.

Valeur nutritive

lipides : 8 g
protéines : 19 g
glucides : 23 g
valeur énergétique :
240 kcal
équivalents : 1 VS,
2 PC, 1 LÉG

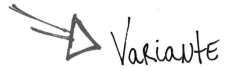

Variante

Utilisez le même mélange de veau pour préparer des keftas en mettant de petites quantités de la préparation au bout de brochettes. Faites cuire à la poêle ou sur le barbecue.

★ Hamburger de veau

1 portion

Ingrédients

75 g	(2 ½ oz) de veau haché
15 ml	(1 c. à soupe) d'oignons verts, hachés
5 ml	(1 c. à thé) de cari
Au goût	Sel et poivre
1	pain hamburger de blé entier ou de multicéréales
2	tranches de tomate
10 ml	(2 c. à thé) de salsa
1	feuille de laitue
5 ml	(1 c. à thé) de moutarde de Dijon

Préparation

- Dans un bol, mélanger les 4 premiers ingrédients.
- Façonner une boulette et cuire à la poêle ou sur le barbecue.
- Griller le pain et le garnir avec la boulette de veau, les tranches de tomate, la salsa, la laitue et la moutarde.

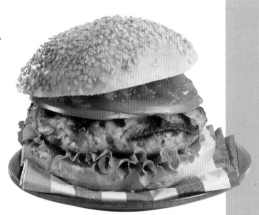

★ Muffins aux noix

6 portions

Ingrédients

75 ml	(⅓ tasse) de lait 1 %
5 ml	(1 c. à thé) de vinaigre blanc
45 ml	(3 c. à soupe) de beurre ou de margarine
45 ml	(3 c. à soupe) de cassonade
1	œuf
175 ml	(¾ tasse) de farine de blé entier
60 ml	(¼ tasse) de graines de lin, moulues
10 ml	(2 c. à thé) de levure chimique (poudre à pâte)
5 ml	(1 c. à thé) de bicarbonate de soude
1	pincée de sel
125 ml	(½ tasse) de noix de Grenoble

Préparation

- Mélanger le lait et le vinaigre dans un petit bol. Laisser reposer quelques instants.
- Préchauffer le four à 180 ºC (350 ºF) et beurrer 6 moules à muffins.
- Dans un bol, battre le beurre et la cassonade. Ajouter l'œuf, puis le lait.
- Ajouter la farine, les graines de lin, la levure chimique, le bicarbonate et le sel. Remuer pour bien humecter les ingrédients.
- Ajouter les noix, remuer légèrement et verser dans les moules.
- Cuire au four environ 30 minutes, jusqu'à ce qu'un cure-dent inséré au centre ressorte sec.

Note : Enveloppez les muffins restants séparément avant de les congeler.

Valeur nutritive

lipides : 13 g
protéines : 5 g
glucides : 18 g
valeur énergétique :
210 kcal
équivalents : 1 PC,
½ VS, 1 ½ Gras

Variante

Pour obtenir des muffins au goût ensoleillé, ajoutez des petits cubes d'ananas et remplacez les noix de Grenoble par de la noix de coco.

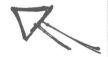

Menu du jour 7

Déjeuner

1 muffin anglais de blé entier

1 petit yogourt à faible teneur en gras (100 g - 3 ½ oz)

125 ml (½ tasse) de jus d'orange

250 ml (1 tasse) de lait 1 %

Café ou thé

125 ml (½ tasse) d'ananas

Dîner

Sandwich Le croque-monsieur (p. 193)

125 ml (½ tasse) de radis

125 ml (½ tasse) de bleuets

250 ml (1 tasse) de jus de légumes

Souper

★ Saumon glacé au miel

250 ml (1 tasse) de poivrons

★ Croustade aux prunes et aux framboises

125 ml (½ tasse) de nouilles de riz

125 ml (½ tasse) de nouilles de riz

Collations

125 ml (½ tasse) de concombre

125 ml (½ tasse) de fromage cottage 1 %

45 ml (3 c. à soupe) de graines de tournesol

Valeur nutritive

lipides : 16 g
protéines : 20 g
glucides : 12 g
valeur énergétique : 270 kcal
équivalents :
1 ¼ VS,
1 Gras

Dimanche

★ Saumon glacé au miel

1 portion

Ingrédients

5 ml	(1 c. à thé) d'huile d'olive
5 ml	(1 c. à thé) de miel
90 g	(3 oz) de filet de saumon
1	brin de coriandre fraîche
Au goût	Sel et poivre

Préparation

- Mélanger l'huile, le miel, le sel et le poivre dans un petit bol et badigeonner le saumon.

- Dorer le saumon à la poêle et terminer la cuisson au four si nécessaire.

- Servir immédiatement avec un brin de coriandre.

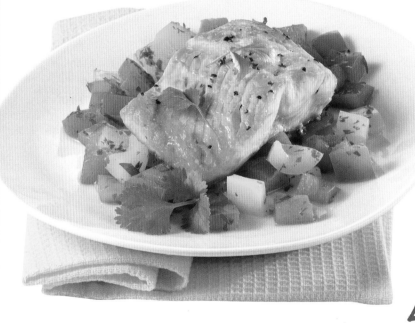

Variante

Le saumon se marie particulièrement bien avec les saveurs sucrées. Essayez cette recette en remplaçant le miel par du sirop d'érable et la coriandre par de l'estragon frais.

Valeur nutritive

lipides : 14 g
protéines : 5 g
glucides : 29 g
valeur énergétique :
260 kcal
équivalents : 1 PC,
1 FR, 3 Gras

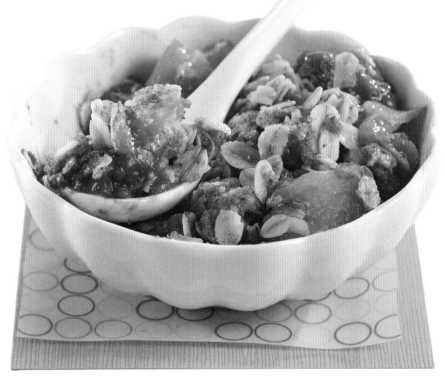

★ Croustade aux prunes et aux framboises

2 portions

Ingrédients

125 ml	(½ **tasse**) de prunes, en quartiers
125 ml	(½ **tasse**) de framboises
20 ml	(**2 c. à thé**) de farine de blé entier
45 ml	(**3 c. à soupe**) de flocons d'avoine
20 ml	(**2 c. à thé**) de cassonade
15 ml	(**1 c. à soupe**) de graines de lin, moulues
30 ml	(**2 c. à soupe**) de beurre, fondu

Préparation

- Préchauffer le four à 180 °C (350 °F).

- Peler et trancher finement les prunes et les framboises.

- Verser les fruits dans le fond de 2 petits ramequins allant au four.

- Dans un bol, mélanger tous les ingrédients secs et les lier avec le beurre.

- Répartir cette préparation sur les fruits et cuire au four de 25 à 30 minutes.

Note : Réservez la seconde portion pour le dîner de lundi prochain.

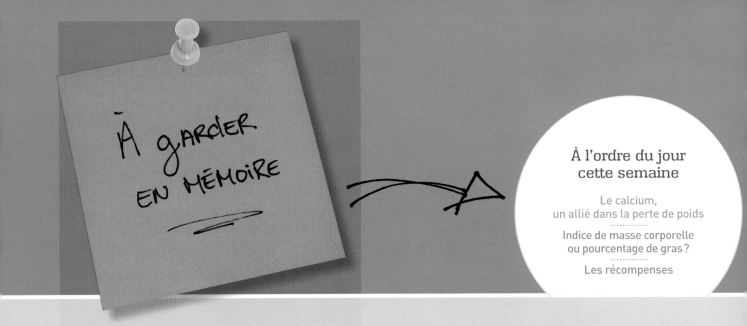

À l'ordre du jour
cette semaine

Le calcium,
un allié dans la perte de poids
....
Indice de masse corporelle
ou pourcentage de gras ?
....
Les récompenses

Les conseils d'Isabelle

Le calcium, un allié dans la perte de poids

Le calcium est le minéral le plus abondant dans l'organisme, 99 % de celui-ci se retrouvent dans les os et les dents. Il occupe une partie importante dans la structure de l'os, ce qui nous donne une charpente rigide, et est entreposé pour qu'il soit facilement disponible lorsque nous en avons besoin.

Ce minéral est également impliqué dans la contraction musculaire et la régulation de la pression artérielle. Si un apport en calcium (et en vitamine D) est associé depuis longtemps à la prévention de l'ostéoporose, ce n'est qu'à la fin des années 1990 que les premières données reliant la consommation de calcium à la gestion du poids corporel ont commencé à être publiées.

On a, entre autres, pu démontrer qu'une alimentation riche en calcium (1000 mg ou plus) est reliée à une masse adipeuse plus faible et qu'elle peut favoriser la perte de poids et la stabilité pondérale lorsque combinée à une restriction calorique. Le calcium jouerait un rôle dans le stockage des gras et leur oxydation (ou élimination). D'après les études, le calcium contenu dans les produits laitiers serait plus efficace que celui des suppléments, en raison de la présence d'autres composés actifs. Il est aussi conseillé de consommer suffisamment de vitamine D pour faciliter son absorption. Les études indiquent qu'une personne ayant une diète riche en calcium et en vitamine D aurait moins de difficulté à perdre du poids. Si les produits laitiers constituent la première source de calcium et de vitamine D, plusieurs ne rencontrent pas leurs besoins. En fait, des enquêtes ont permis de démontrer que plus de 60 % des adultes canadiens ne consomment pas le minimum de 2 portions de produits laitiers par jour.

S'il faut augmenter ses apports en calcium, il faut aussi surveiller sa consommation en gras. Les produits laitiers plus riches en gras (crème glacée, crème, fromages riches, etc.) peuvent faire grimper le cholestérol sanguin. Même si peu de yogourts sont enrichis en vitamine D, ils représentent d'excellentes sources de calcium pour peu de matières grasses. Pour obtenir plus de bénéfices santé, on choisira des yogourts qui contiennent des probiotiques, soit des bactéries « amies », qui influencent positivement la santé (notamment en accélérant le transit intestinal ou en renforçant nos défenses naturelles).

Les personnes intolérantes au lactose pourront se tourner vers les boissons de soya enrichies en calcium et en vitamine D, ou encore le lait dont le lactose est déjà hydrolysé.

En augmentant nos apports en calcium, on améliore non seulement notre santé osseuse, mais on favorise aussi la perte de poids. Bien que les études soient préliminaires et ne fassent pas l'unanimité auprès des chercheurs, vous ne perdez rien à enrichir vos menus en calcium.

Semaine 5

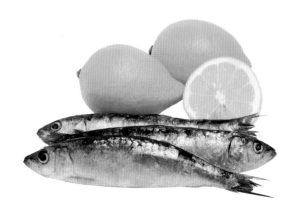

Nos besoins en calcium	
19-50 ans	1000 mg
51 et plus	1200 mg

Nos besoins en vitamine D*	
19-50 ans :	5 ug (200 UI)
51 à 70 ans :	10 ug (400 UI)
71 ans et plus :	15 ug (600 UI)

* Selon plusieurs spécialistes, les apports nutritionnels de référence pour la vitamine D sont largement insuffisants. Plusieurs recommandent 1000 UI par jour pour profiter des multiples bénéfices de cette vitamine.

▶ Les meilleures sources de vitamine D

Aliments	Vitamine D (UI)
Huile de foie de morue (10 ml - 2 c. à thé)	855
Espadon cru (90 g - 3 oz)	713
Huître atlantique à vapeur ou bouillie (75 g - 2 ½ oz)	240
Saumon atlantique cuit au four ou grillé (75 g - 2 ½ oz)	204
Hareng atlantique cuit au four ou grillé (75 g - 2 ½ oz)	162
Truite cuite au four ou grillée (75 g - 2 ½ oz)	150
Flétan atlantique cuit au four ou grillé (75 g - 2 ½ oz)	144
Côtelette de veau de lait (maigre et gras) crue (90 g - 3 oz)	112
Lait écrémé (250 ml - 1 tasse)	107
Jaune d'œuf (4)	101
Boisson de soya enrichie (250 ml - 1 tasse)	88
Dindon rôti (75 g - 2 ½ oz)	87
Margarine molle non hydrogénée (15 ml - 1 c. à soupe)	78
Sardine atlantique en conserve (75 g - 2 ½ oz)	70
Thon à chair blanche en conserve (75 g - 2 ½ oz)	60
Goberge atlantique cuit au four ou grillé (75 g - 2 ½ oz)	57

▶ Les meilleures sources de calcium

Aliments	Calcium (mg)*
Fromage parmesan (50 g - 2 oz)	554
Fromage mozzarella sans gras (50 g - 2 oz)	480
Graines de sésame rôties et grillées (60 ml - ¼ tasse)	376
Fromage cheddar (50 g - 2 oz)	360
Tofu nature, mi-ferme ou ferme (1 portion)	347
Lait écrémé (250 ml - 1 tasse)	324
Yogourt nature 1 % à 2 % de matières grasses (175 g - 6 oz)	320
Lait 2 % de matières grasses (250 ml - 1 tasse)	302
Sardine en conserve dans l'huile, égouttée avec arêtes (75 g - 3 oz)	286
Fromage feta (50 g - 2 oz)	246
Yogourt aux fruits (75 g - 2 ½ oz)	214
Flan aux œufs préparé avec lait entier (125 ml - ½ tasse)	201
Crème sure légère (125 ml - ½ tasse)	185
Crème glacée à la vanille légère (125 ml - ½ tasse)	146
Graines de lin entières ou moulues (60 ml - ¼ tasse)	142
Épinards bouillis et égouttés (125 ml - ½ tasse)	129
Crème de table 18 % de matières grasses (125 ml - ½ tasse)	124
Yogourt glacé à la vanille (125 ml - ½ tasse)	109
Amandes grillées non blanchies (60 ml - ¼ tasse)	99
Jaune d'œuf de poule frais (4 jaunes d'œufs)	95
Pétoncle cuit à la vapeur (75 g - 2 ½ oz)	86
Fromage cottage, 2 % de matières grasses (125 ml - ½ tasse)	82
Haricots verts ou jaunes bouillis (175 ml - ¾ tasse)	82
Hareng au four ou grillé (75 g - 2 ½ oz)	80
Saucisse fumée (75 g - 2 ½ oz)	74
Hoummos du commerce (175 ml - ¾ tasse)	70
Orange crue (1 fruit)	65
Truite arc-en-ciel, au four ou grillée (75 g - 2 ½ oz)	64
Artichaut cru (moyen)	56
Chou vert cru (125 ml - ½ tasse)	48
Céleri cru (175 ml - ¾ tasse)	36
Pain de blé entier (1 tranche)	25
Brocoli cru (125 ml - ½ tasse)	22

* La quantité de calcium d'un aliment peut varier d'une marque à l'autre.

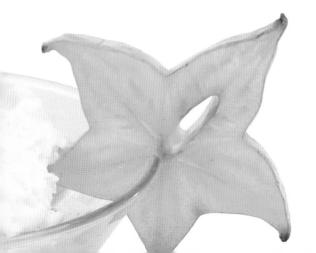

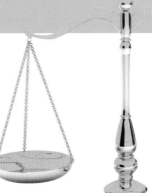
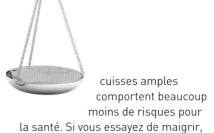

Les conseils de Josée

Indice de masse corporelle ou pourcentage de gras ?

Les évaluations de la composition corporelle sont de plus en plus populaires. Les deux méthodes les plus connues pour le faire sont le calcul du pourcentage de gras et le calcul de l'indice de masse corporel.

Le calcul du pourcentage de gras

Même si les deux méthodes ont pour but de vous classer par rapport à la moyenne des gens en évaluant votre composition corporelle, le calcul du pourcentage de gras est un outil plus précis. La raison est simple : il fait la différence entre le poids du tissu gras et celui du tissu maigre incluant les os, les organes, les muscles et tout le tissu conjonctif.

Il n'y a pourtant pas de chiffre magique en ce qui a trait au pourcentage idéal.

Par exemple, certains diront que la limite supérieure pour qu'une femme soit en santé est de 32 %, alors que d'autres la situeront à 35 %. De toute façon, on a démontré que le site où le gras est entreposé reste plus important à étudier que le pourcentage de gras.

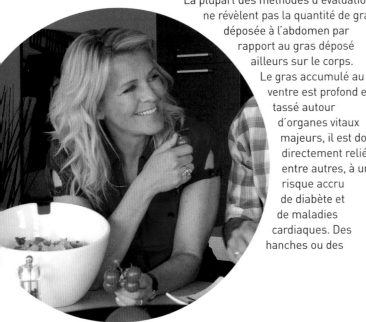

La plupart des méthodes d'évaluation ne révèlent pas la quantité de gras déposée à l'abdomen par rapport au gras déposé ailleurs sur le corps. Le gras accumulé au ventre est profond et tassé autour d'organes vitaux majeurs, il est donc directement relié, entre autres, à un risque accru de diabète et de maladies cardiaques. Des hanches ou des cuisses amples comportent beaucoup moins de risques pour la santé. Si vous essayez de maigrir, le pourcentage de gras peut s'avérer pratique pour obtenir une référence d'une semaine à l'autre, mais soyez tout de même prudent : la marge d'erreur est grande. Même les méthodes d'évaluation les plus scientifiques, incluant la pesée hydrostatique*, comportent entre 1 et 3 % de marge d'erreur.

Les outils les plus populaires comme la mesure du pli cutané et l'impédance corporelle**, appliqués ou non par des experts, peuvent quant à eux comporter jusqu'à 4 % de marge d'erreur.

Le calcul de l'indice de masse corporelle

En ce qui concerne l'indice de masse corporelle, le calcul est simple. La formule est d'ailleurs bien expliquée à la page 13.

Toutefois, vous devez ici aussi mettre un bémol et éviter de vous fier uniquement à ce chiffre pour évaluer votre santé.

Puisque le calcul de l'IMC ne tient compte que de votre poids et de votre taille, il peut être erroné chez un individu qui a une masse musculaire imposante pesant plus que sa masse adipeuse. Un athlète mince et musclé pourrait être catégorisé comme obèse avec le calcul de l'IMC.

De la même façon, l'indice de masse corporelle peut être trompeur chez une toute petite personne. En vieillissant, la plupart des gens perdent de la masse musculaire au profit de la masse adipeuse. Le poids et l'IMC peuvent donc rester identiques même si le taux de gras a augmenté.

---

* Elle repose sur le principe d'Archimède. Le volume corporel est déterminé par la différence entre la masse corporelle mesurée dans l'air et la masse corporelle mesurée pendant une immersion dans l'eau.

** Mesure directement le pourcentage de graisse en envoyant un courant électrique par deux électrodes situées sous les pieds ou dans la paume des mains. Selon la présence plus ou moins importante de graisse, la résistance au courant électrique varie.

Les conseils de Guy

Les récompenses

Avez-vous envie de tricher parfois ? Vous n'êtes pas seul ! Mais qu'est-ce que tricher ? Selon *Le Petit Larousse*, tricher, c'est enfreindre certaines règles dans le but de gagner. Si on le prend au pied de la lettre, on pourrait dire que, dans ce cas-ci, c'est dans le but de gagner… du poids.

Lors de mes tentatives infructueuses de me mettre en forme et de perdre du poids, j'étais très strict sur tout. Je suivais scrupuleusement mon régime alimentaire et faisais tous mes entraînements sans broncher. Mais après quelques semaines sans manger de frites ou de dessert, la tentation devenait tellement forte qu'elle frôlait l'obsession. Et puis, un jour, la fatigue aidant, je succombais.

Je sais, c'est parfois difficile et la tentation d'abandonner est fréquente et normale. Souvent je me suis dit : « Je suis tanné de me priver de tout et j'en ai assez de m'entraîner. J'ai mal partout. Je suis aussi bien d'abandonner. Je ne suis pas prêt. » Et j'abandonnais. Ceux qui ont suivi trois, quatre, cinq régimes ou plus savent de quoi je parle.

Je vous suggère une nouvelle façon de voir les choses. Vous devez compenser les difficultés que vous vous êtes imposées par des récompenses. Freud a démontré que l'être humain performe plus si on lui promet une récompense que si on le punit. Rappelez-vous l'image de l'âne sur lequel est attaché un bâton au bout duquel pend une carotte. L'être humain est comme un âne, il a besoin d'une carotte pour se motiver à avancer. C'est vrai pour n'importe quelle performance humaine, des diplômes scolaires aux médailles olympiques. Ce sont toutes des carottes.

Alors jouons le jeu de la récompense. Voici ce que je vous suggère : vous en êtes à la 5ᵉ semaine de votre programme Kilo Cardio, vous devez donc être conscient des changements positifs qui se sont opérés jusqu'à présent et

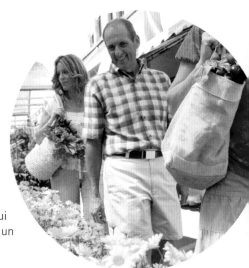

vous octroyer des récompenses, comme vous acheter un nouveau vêtement, faire une sortie spéciale ou participer à une nouvelle activité. Si vous vous récompensez, vous allez stabiliser votre équilibre émotionnel, ce qui va vous permettre de faire un pas de plus dans votre démarche santé.

▶ CINQUIÈME PAS

5 Faites un tableau des progrès que vous avez réalisés grâce à vos efforts. Ce tableau devrait comporter trois colonnes pour chaque semaine. Dans la première colonne, vous inscrivez vos statistiques personnelles au départ : votre poids, vos mensurations, votre IMC, votre rythme cardiaque au repos et à l'effort, vos résultats d'entraînement, etc.

Dans la deuxième, vous inscrivez les objectifs que vous avez atteints par rapport à vos statistiques de départ, et dans la troisième, les récompenses que vous vous permettrez lorsque vous aurez atteint les objectifs souhaités. Par exemple : « Quand je vais avoir perdu 5 kg (11 lb), je vais m'acheter un nouveau jean ou assister à un spectacle » ou encore « Lorsque j'aurai atteint 80 cm (32 po) de tour de taille, je vais m'offrir un bon massage dans un centre de santé ou aller faire de l'équitation. »

Faites-vous plaisir ! Vous le méritez.

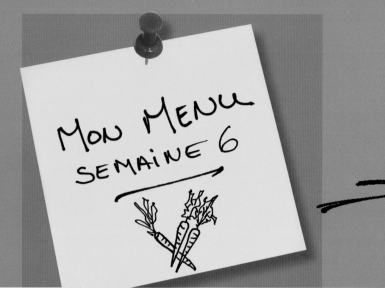

Mon Menu
Semaine 6

1200, 1500,
1800 Calories ?

Menu de base à
1200 Calories.

Menu à 1500 Calories,
ajouter ces aliments au menu de base.

Menu à 1800 Calories,
ajouter ces aliments au menu de base
ainsi qu'au menu à 1500 Calories.

	Déjeuner	Dîner	Souper	Collations
lundi • jour 1	1 muffin anglais de blé entier 25 g (1 oz) de fromage partiellement écrémé 250 ml (1 tasse) de lait 1 % Café ou thé 125 ml (½ tasse) de jus d'orange 1 œuf	Salade La multicolore (p. 191) Remplacer le saumon par 60 g (2 oz) de thon. 2 biscottes de type Melba 1 portion de croustade (p. 129) La 2e portion de dimanche soir. 1 pain pita de blé entier 250 ml (1 tasse) de jus de légumes	★ Escalope de veau à la dijonnaise (p. 137) 125 ml (½ tasse) de riz 250 ml (1 tasse) de poivrons 125 ml (½ tasse) de lait 1 % 1 kiwi	125 ml (½ tasse) de tomates cerises 30 ml (2 c. à soupe) de pistaches 1 petit yogourt à faible teneur en gras (100 g - 3 ½
mardi • jour 2	125 ml (½ tasse) de céréales de blé filamenté 250 ml (1 tasse) de lait 1 % 125 ml (½ tasse) d'ananas Café ou thé 125 ml (½ tasse) de céréales de blé filamenté	Sandwich L'italien (p. 193) 1 petit yogourt à faible teneur en gras (100 g - 3 ½ oz) 1 prune 125 ml (½ tasse) de concombre 125 ml (½ tassè) de carottes +30 ml (2 c. à soupe) de trempette légère 25 g (1 oz) de fromage partiellement écrémé	★ Crevettes à la cantonaise (p. 138) 125 ml (½ tasse) de riz 250 ml (1 tasse) de chou-fleur 125 ml (½ tasse) de riz 125 ml (½ tasse) de bleuets 250 ml (1 tasse) de lait 1 %	1 carré aux framboises (p. 49) 1 kiwi 30 ml (2 c. à soupe) d'amandes
mercredi • jour 3	2 tranches de pain aux raisins 125 ml (½ tasse) de fromage cottage 1 % 125 ml (½ tasse) de bleuets 250 ml (1 tasse) de lait 1 % Café ou thé 125 ml (½ tasse) de jus d'orange	Sandwich Le pita de la mer (p. 193) 125 ml (½ tasse) de concombre 125 ml (½ tasse) de chou-fleur 30 ml (2 c. à soupe) de trempette légère 1 petit yogourt à faible teneur en gras (100 g - 3 ½ oz) 250 ml (1 tasse) de jus de légumes 125 ml (½ tasse) de tomates cerises	★ Sauté de tofu aux légumes (p. 139) 125 ml (½ tasse) de nouilles de riz 125 ml (½ tasse) de mangue 125 ml (½ tasse) de nouilles de riz 250 ml (1 tasse) de lait 1 %	25 g (1 oz) de fromage partiellement écrémé 3 biscottes de type Melba 1 prune 30 ml (2 c. à soupe) d'amandes

	Déjeuner	Dîner	Souper	Collations
jeudi • jour 4	1 muffin aux noix (p. 127) 1 œuf 250 ml (1 tasse) de lait 1 % Café ou thé 1 kiwi	Salade La grecque (p. 191) 1 pain pita de blé entier 175 ml (¾ tasse) de yogourt nature sans gras 60 ml (¼ tasse) de céréales de type granola légères 125 ml (½ tasse) d'ananas	★ Filet de porc primavera (p. 140) 250 ml (1 tasse) de couscous 250 ml (1 tasse) d'asperges Salade La simplette (p. 192) 125 ml (½ tasse) de lait 1 %	125 ml (½ tasse) de fraises 2 biscottes de type Melba +30 ml (2 c. à soupe) de fromage à la crème léger
vendredi • jour 5	2 tranches de pain de blé entier 25 g (1 oz) de fromage partiellement écrémé 250 ml (1 tasse) de lait 1 % Café ou thé 125 ml (½ tasse) de jus d'orange +5 ml (1 c. à thé) de beurre ou de margarine	Filet de porc La 2e portion de jeudi soir. 125 ml (½ tasse) de couscous Salade La simplette (p. 192) 60 ml (¼ tasse) de croûtons de blé entier 125 ml (½ tasse) de couscous 1 petit yogourt à faible teneur en gras (100 g - 3 ½ oz) 250 ml (1 tasse) de jus de légumes 60 ml (¼ tasse) de feta	★ Poivron farci au bœuf et au tofu (p. 141) ½ pain pita de blé entier 125 ml (½ tasse) d'ananas 125 ml (½ tasse) de fraises 125 ml (½ tasse) de lait 1 %	1 barre granola maison (p. 81)
samedi • jour 6	★ Smoothie (p. 142) 1 tranche de pain de blé entier 5 ml (1 c. à thé) de beurre d'amande Café ou thé 1 tranche de pain de blé entier +10 ml (2 c. à thé) de beurre d'amande	Omelette aux herbes du jardin (p. 176) Salade La simplette (p. 192) 60 ml (¼ tasse) de croûtons de blé entier 1 muffin anglais de blé entier 25 g (1 oz) de fromage partiellement écrémé 125 ml (½ tasse) d'ananas	★ Poulet tex-mex (p. 143) 1 pain pita de blé entier ★ Mousse aux bananes (p. 143) 125 ml (½ tasse) de jus de légumes 125 ml (½ tasse) de jus de légumes 250 ml (1 tasse) de lait 1 %	175 ml (¾ tasse) de yogourt nature sans gras 125 ml (½ tasse) de fraises 125 ml (½ tasse) de bleuets 60 ml (¼ tasse) de céréales de type granola légère
dimanche • jour 7	175 ml (¾ tasse) de gruau nature préparé 1 tranche de pain aux raisins 125 ml (½ tasse) de fraises 250 ml (1 tasse) de lait 1 % Café ou thé 125 ml (½ tasse) de fromage cottage 1 %	Sandwich Le poulet-mangue (p. 193) 125 ml (½ tasse) de céleri 125 ml (½ tasse) de radis 1 petit yogourt à faible teneur en gras (100 g - 3 ½ oz) 125 ml (½ tasse) de jus de légumes 30 ml (2 c. à soupe) de trempette légère 1 kiwi	★ Poisson exotique (p. 144) 175 ml (¾ tasse) de riz 125 ml (½ tasse) de jus de légumes ½ banane 250 ml (1 tasse) de poivrons Salade La simplette (p. 192) 125 ml (½ tasse) de lait 1 %	★ Yogourt latté Frappuccino (p. 145) 125 ml (½ tasse) de bleuets 30 ml (2 c. à soupe) d'amandes

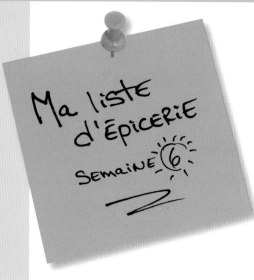

Ma liste
d'épicerie
Semaine 6

PRODUITS CÉRÉALIERS

	1200	1500	1800
○ Biscottes de type Melba : 5		-	+2
○ Ciabatta de blé entier : 1		-	-
○ Muffins anglais de blé entier : 2		-	-
○ Nouilles de riz : 125 ml (½ t.)		+125 ml (½ t.)	-
○ Pain de blé entier : 3 tranches		+1	-
○ Pain aux raisins : 3 tranches		-	-
○ Pitas de blé entier : 4		+1	-

LAIT ET SUBSTITUTS

	1200	1500	1800
○ Fromage cottage 1% : 125 ml (½ t.)		+125 ml (½ t.)	-
○ Feta : 75 ml (⅓ t.)		-	+60 ml (¼ t.)
○ Fromage partiellement écrémé : 175 g (5 ½ oz)		+50 g (1 ½ oz)	-
○ Lait 1% : 2 l (8 t.)		-	+1,25 l (5 t.)
○ Yogourt nature sans gras : 500 ml (2 t.)		+175 ml (¾ t.)	-
○ Petits yogourts allégés de 100 g (3 ½ oz) : 1		+3	+1

FRUITS ET LÉGUMES

	1200	1500	1800
FRUITS			
○ Ananas : 1 ou 175 ml (¾ t.)		+125 ml (½ t.)	+250 ml (1 t.)
○ Banane : 1		-	-
○ Bleuets : 125 ml (½ t.)		+125 ml (½ t.)	+250 ml (1 t.)
○ Fraises : 500 ml (2 t.)		-	+125 ml (½ t.)
○ Jus d'orange : 250 ml (1 t.)		+250 ml (1 t.)	+125 ml (½ t.)
○ Kiwi :		2	+2
○ Mangue : 1 ou 300 ml (1 ¼ tasse)		-	-
○ Prune : 1		+1	-
LÉGUMES			
○ Asperges : 1 botte ou 250 ml (1 t.)		-	-
○ Carotte : 60 ml (¼ t.)		+125 ml (½ t.)	-
○ Céleri : 1-2 branches ou 175 ml (¾ t.)		-	-
○ Chou-fleur : 1 ou 500 ml (2 t.)		-	-
○ Concombre : 1-2 ou 375 ml (1 ½ t.)		+125 ml (½ t.)	+125 ml (½ t.)
○ Haricots verts : 250 ml (1 t.)		-	-
○ Jus de légumes : 125 ml (½ t.)		+125 ml (½ t.)	+1 l (4 t.)
○ Laitue : 1 ou 1 l (4 t.)		-	+500 ml (2 t.)
○ Maïs : 125 ml (½ t.)		-	-
○ Poivron : 3-4 ou 625 ml (2 ½ t.)		+250 ml (1 t.)	-
○ Radis : 250 ml (1 t.)		-	+125 ml (½ t.)
○ Tomate : 1		-	-
○ Tomates cerises : 250 ml (1 t.)		-	+125 ml (½ t.)

VIANDE ET SUBSTITUTS

	1200	1500	1800
○ Amandes :		-	90 ml (6 c. à s.)
○ Bœuf haché maigre : 45 g (1 ½ oz)		-	-
○ Crevettes décortiquées : 120 g (4 oz)		-	-
○ Œufs : 4		-	+1
○ Filet de porc : 180 g (6 oz)		-	-
○ Pistaches :		30 ml (2 c. à s.)	-
○ Poitrine de poulet : 140 g (4 ½ oz)		-	-
○ Prosciutto : 25 g (1 oz)		-	-
○ Thon en conserve : 1 boîte de 120 g (4 oz)		-	-
○ Tofu ferme : 225 g (7 ½ oz)		-	-
○ Escalope de veau : 75 g (2 ½ oz)		-	-
○ Vivaneau : 140 g (4 ½ oz)		-	--

S'ASSURER D'AVOIR AU FRIGO, AU GARDE-MANGER OU AU JARDIN...

- ○ Ail frais
- ○ Aneth frais
- ○ Café ou thé
- ○ Ciboulette fraîche
- ○ Citrons
- ○ Coriandre fraîche
- ○ Estragon frais
- ○ Fromage à la crème léger
- ○ Gingembre frais
- ○ Mayonnaise
- ○ Oignons
- ○ Olives noires
- ○ Pâte de tomate
- ○ Persil frais
- ○ Quelques feuilles de laitue
- ○ Salsa
- ○ Thym frais
- ○ Trempette légère

Utilisez les fiches détachables à la fin du livre. Un outil pratique !

Ingrédients du menu de base à 1200 Calories.
Ajouter les ingrédients inscrits en bleu au menu de base.
Ajouter les ingrédients inscrits en vert au menu de base ainsi qu'au menu de 1500 Calories.

Valeur nutritive

lipides : 3 g
protéines : 30 g
glucides : 2 g
valeur énergétique :
160 kcal
équivalents : 1 VS

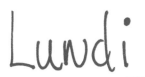

Lundi

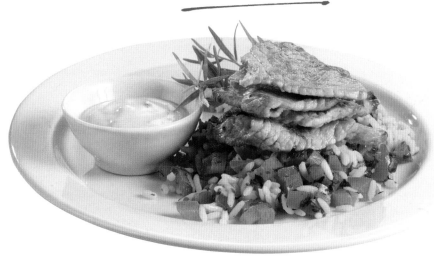

★ Escalope de veau à la dijonnaise
1 portion

Ingrédients

1	escalope de veau de **75 g (2 ½ oz)**
30 ml	**(2 c. à soupe)** de yogourt nature sans gras
10 ml	**(2 c. à thé)** de moutarde de Dijon
5 à 7 ml	**(1 à 1 ½ c. à thé)** d'estragon frais
Au goût	Sel et poivre

Préparation

- Faire griller l'escalope dans une poêle recouverte de vaporisateur antiadhésif jusqu'à la cuisson désirée.

- Pendant ce temps, mélanger le yogourt, la moutarde et l'estragon. Saler et poivrer au goût.

- Servir l'escalope accompagnée de la sauce au yogourt.

Variante

Remplacez la moutarde par un peu de pâte de tomates et l'estragon par un mélange d'épices à l'indienne incluant curcuma, paprika, cannelle et piment fort.

Menu du jour 1

Déjeuner

1 muffin anglais de blé entier

25 g (1 oz) de fromage partiellement écrémé

250 ml (1 tasse) de lait 1 %

Café ou thé

125 ml (½ tasse) de jus d'orange

1 œuf

Dîner

Salade La multicolore (p. 191)
Remplacer le saumon par 60 g (2 oz) de thon.

2 biscottes de type Melba

1 portion de croustade (p. 129)
La 2e portion de dimanche soir.

1 pain pita de blé entier

250 ml (1 tasse) de jus de légumes

Souper

★ Escalope de veau à la dijonnaise

125 ml (½ tasse) de riz

250 ml (1 tasse) de poivrons

125 ml (½ tasse) de lait 1 %

1 kiwi

Collations

125 ml (½ tasse) de tomates cerises

30 ml (2 c. à soupe) de pistaches

1 petit yogourt à faible teneur en gras (100 g - 3 ½ oz)

Menu du jour 2

Déjeuner

125 ml (½ tasse) de céréales de blé filamenté

250 ml (1 tasse) de lait 1 %

125 ml (½ tasse) d'ananas

Café ou thé

125 ml (½ tasse) de céréales de blé filamenté

Dîner

Sandwich L'italien (p. 193)

1 petit yogourt à faible teneur en gras (100 g - 3 ½ oz)

1 prune

125 ml (½ tasse) de concombre

125 ml (½ tasse) de carottes +30 ml (2 c. à soupe) de trempette légère

25 g (1 oz) de fromage partiellement écrémé

Souper

★ Crevettes à la cantonaise

125 ml (½ tasse) de riz

250 ml (1 tasse) de chou-fleur

125 ml (½ tasse) de riz

125 ml (½ tasse) de bleuets

250 ml (1 tasse) de lait 1 %

Collations

1 carré aux framboises (p. 49)

1 kiwi

30 ml (2 c. à soupe) d'amandes

Valeur nutritive

lipides : 7 g
protéines : 25 g
glucides : 5 g
valeur énergétique : 180 kcal
équivalents : 1 ½ VS, 1 LÉG, 1 Gras

Mardi

★ Crevettes à la cantonaise

1 portion

Ingrédients

5 ml	(1 c. à thé)	de fécule de maïs
125 ml	(½ tasse)	de bouillon de poulet à faible teneur en sel
5 ml	(1 c. à thé)	d'huile d'olive
1		gousse d'ail, hachée
120 g	(4 oz)	de crevettes, décortiquées et déveinées
125 ml	(½ tasse)	de haricots verts
5 ml	(1 c. à thé)	de sauce soya
Au goût		Sel, poivre, coriandre et persil frais

Préparation

- Délayer la fécule dans le bouillon et réserver.

- Dans une poêle, chauffer l'huile et faire blondir l'ail.

- Ajouter les crevettes et cuire 5 minutes. Retirer et réserver.

- Ajouter les haricots verts, la sauce soya et le bouillon. Laisser mijoter en remuant de temps à autre, jusqu'à ce que la sauce épaississe et que les haricots soient *al dente*. Ajouter les crevettes et mélanger pour bien les enrober de sauce.

- Avant de servir, saler, poivrer et ajouter les fines herbes.

Variante

Remplacez les crevettes par les poissons ou fruits de mer de votre choix et remplacez les haricots verts par tout légume que vous aimez consommer *al dente* !

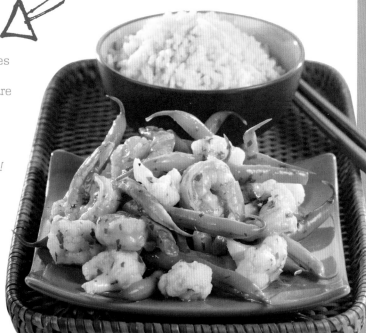

Mercredi

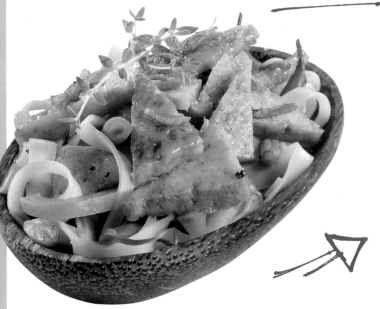

Variante

Voici une recette qui peut être variée à l'infini. Utilisez les viandes, fruits de mer et légumes de votre choix. Rien de mieux qu'un savoureux sauté pour apprêter les restes.

★ Sauté de tofu aux légumes

1 portion

Ingrédients

15 ml	**(1 c. à soupe)** de sauce soya
15 ml	**(1 c. à soupe)** de sirop d'érable
15 ml	**(1 c. à soupe)** de thym frais
60 ml	**(¼ tasse)** d'eau
150 g	**(5 oz)** de tofu ferme, en cubes
15 ml	**(1 c. à soupe)** d'huile d'olive
2	gousses d'ail, hachées
10 ml	**(2 c. à thé)** de gingembre frais, haché finement
125 ml	**(½ tasse)** de haricots verts
125 ml	**(½ tasse)** de poivrons, en lanières
Au goût	Sel et poivre

Préparation

- Mélanger les 4 premiers ingrédients et faire mariner le tofu pendant quelques heures.
- Dans un grand wok, faire chauffer l'huile et dorer les cubes de tofu.
- Retirer et réserver.
- Dans le même wok, faire sauter l'ail, le gingembre, les haricots verts et les poivrons. Remettre le tofu dans la poêle, saler, poivrer et servir immédiatement.

Menu du jour 3

Déjeuner

2 tranches de pain aux raisins

125 ml (½ tasse) de fromage cottage 1 %

125 ml (½ tasse) de bleuets

250 ml (1 tasse) de lait 1 %

Café ou thé

125 ml (½ tasse) de jus d'orange

Dîner

Sandwich Le pita de la mer (p. 193)

125 ml (½ tasse) de concombre

125 ml (½ tasse) de chou-fleur

30 ml (2 c. à soupe) de trempette légère

1 petit yogourt à faible teneur en gras (100 g - 3 ½ oz)

250 ml (1 tasse) de jus de légumes

125 ml (½ tasse) de tomates cerises

Souper

★ Sauté de tofu aux légumes

125 ml (½ tasse) de nouilles de riz

125 ml (½ tasse) de mangue

125 ml (½ tasse) de nouilles de riz

250 ml (1 tasse) de lait 1 %

Collations

25 g (1 oz) de fromage partiellement écrémé

3 biscottes de type Melba

1 prune

30 ml (2 c. à soupe) d'amandes

Valeur nutritive

lipides : 3 g
protéines : 23 g
glucides : 10 g
valeur énergétique : 160 kcal
équivalents : 1 ¼ VS, 1 LÉG

Menu du jour 4

Déjeuner

1 muffin aux noix (p. 127)

1 œuf

250 ml (1 tasse) de lait 1 %

Café ou thé

1 kiwi

Dîner

Salade La grecque (p. 191)

1 pain pita de blé entier

175 ml (¾ tasse) de yogourt nature sans gras

60 ml (¼ tasse) de céréales de type granola légères

125 ml (½ tasse) d'ananas

Souper

★ Filet de porc primavera

250 ml (1 tasse) de couscous

250 ml (1 tasse) d'asperges

Salade La simplette (p. 192)

125 ml (½ tasse) de lait 1 %

Collations

125 ml (½ tasse) de fraises

2 biscottes de type Melba
  +30 ml (2 c. à soupe) de fromage à la crème léger

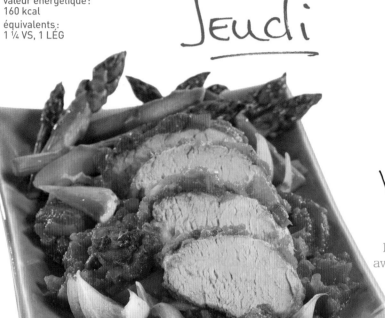

Jeudi

Variante

Cette recette est savoureuse avec le porc, mais aussi avec le poulet, le veau et l'agneau.

★ Filet de porc primavera

2 portions

Ingrédients

180 g	**(6 oz)** filet de porc
1	oignon, en quartiers
5 ml	**(1 c. à thé)** de sauce Worcestershire
15 ml	**(1 c. à soupe)** de vinaigre blanc
125 ml	**(½ tasse)** de sauce primavera (p. 45)
125 ml	**(½ tasse)** d'eau
15 ml	**(1 c. à soupe)** de pâte de tomates
5 ml	**(1 c. à thé)** de sucre
Au goût	Sel, poivre et piment de Cayenne

Préparation

- Préchauffer le four à 180 °C (350 °F).
- Faire dorer le filet de porc à la poêle.
- Pendant ce temps, mélanger les oignons avec les autres ingrédients.
- Réserver.
- Placer les oignons dans le fond d'un plat de cuisson, disposer le filet de porc sur le dessus et napper de sauce. Cuire au four de 15 à 18 minutes, jusqu'à cuisson désirée.

Note : Réservez la portion supplémentaire pour le dîner de vendredi.

Valeur nutritive

lipides : 19 g
protéines : 29 g
glucides : 22 g
valeur énergétique :
380 kcal
équivalents : 1 VS,
3 LÉG, ½ LS, 1 Gras

Vendredi

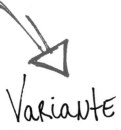

Variante

Vous pouvez aussi
farcir des tomates
et des courgettes avec
la même préparation
à base de bœuf
et de tofu.

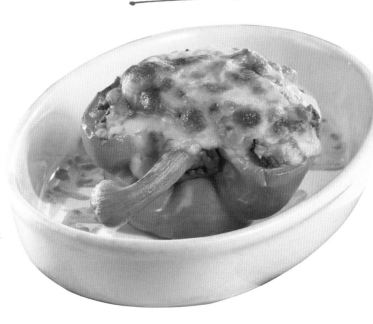

Menu du jour 5

Déjeuner

2 tranches de pain de blé entier

25 g (1 oz) de fromage
partiellement écrémé

250 ml (1 tasse) de lait 1 %

Café ou thé

125 ml (½ tasse) de jus d'orange
+5 ml (1 c. à thé) de beurre
ou de margarine

Dîner

Filet de porc
La 2ᵉ portion de jeudi soir.

125 ml (½ tasse) de couscous

Salade La simplette (p. 192)

60 ml (¼ tasse) de croûtons
de blé entier

125 ml (½ tasse) de couscous

1 petit yogourt à faible teneur
en gras (100 g - 3 ½ oz)

250 ml (1 tasse) de jus
de légumes

60 ml (¼ tasse) de feta

Souper

★ Poivron farci au bœuf et
au tofu

½ pain pita de blé entier

125 ml (½ tasse) d'ananas

125 ml (½ tasse) de fraises

125 ml (½ tasse) de lait 1 %

Collation

1 barre granola maison (p. 81)

★ Poivron farci au bœuf et au tofu

1 portion

Ingrédients

1	poivron coloré
5 ml	(1 c. à thé) d'huile d'olive
60 ml	(¼ tasse) d'oignons, hachés
45 g	(1 ½ oz) de bœuf haché maigre
75 g	(2 ½ oz) de tofu ferme, émietté
60 ml	(¼ tasse) de salsa
60 ml	(¼ tasse) de maïs en grains
30 g	(1 oz) de fromage partiellement allégé
Au goût	Sel, poivre et paprika

Préparation

- Préchauffer le four à 190 ºC (375 ºF).

- Couper la tête du poivron et l'évider
(au besoin, stabiliser la base du
poivron en tranchant une rondelle
à la base).

- Dans un poêlon, chauffer l'huile d'olive
et faire dorer les oignons, puis le bœuf
haché et le tofu émietté.

- Ajouter la salsa, le maïs et les
assaisonnements.

- Farcir le poivron avec la préparation et
le mettre sur une plaque. Cuire au four
de 20 à 25 minutes.

- Ajouter le fromage sur le dessus,
passer sous le gril quelques instants
et servir immédiatement.

Menu du jour 6

Déjeuner

★ *Smoothie*

1 tranche de pain de blé entier

5 ml (1 c. à thé) de beurre d'amande

Café ou thé

1 tranche de pain de blé entier
+10 ml (2 c. à thé)
de beurre d'amande

Dîner

Omelette aux herbes du jardin (p. 176)

Salade La simplette (p. 192)

60 ml (¼ tasse) de croûtons de blé entier

1 muffin anglais de blé entier

25 g (1 oz) de fromage partiellement écrémé

125 ml (½ tasse) d'ananas

Souper

★ Poulet tex-mex

1 pain pita de blé entier

★ Mousse aux bananes

125 ml (½ tasse) de jus de légumes

125 ml (½ tasse) de jus de légumes

250 ml (1 tasse) de lait 1%

Collations

175 ml (¾ tasse) de yogourt nature sans gras

125 ml (½ tasse) de fraises

125 ml (½ tasse) de bleuets

60 ml (¼ tasse) de céréales de type granola légère

Valeur nutritive

lipides : 3 g
protéines : 7 g
glucides : 30 g
valeur énergétique : 180 kcal
équivalents : 2 FR, ½ LS

Samedi

★ Smoothie

1 portion

Ingrédients

125 ml	(½ tasse)	de lait 1 % ou de boisson de soya
125 ml	(½ tasse)	de jus d'orange
60 ml	(¼ tasse)	de mangue
60 ml	(¼ tasse)	de fraises

Préparation

- Mélanger tous les ingrédients à l'aide du mélangeur ou du robot de cuisine et servir très froid.

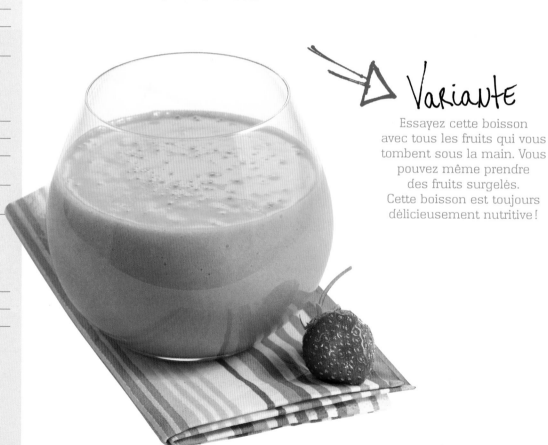

Variante

Essayez cette boisson avec tous les fruits qui vous tombent sous la main. Vous pouvez même prendre des fruits surgelés. Cette boisson est toujours délicieusement nutritive !

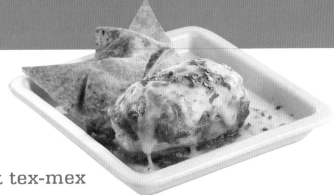

Valeur nutritive

lipides : 6 g
protéines : 34 g
glucides : 5 g
valeur énergétique :
210 kcal
équivalents :
1 ¼ VS, ½ LS

★ Poulet tex-mex

1 portion

Ingrédients

140 g	**(4 ½ oz)** de poitrine de poulet (réserver **50 g (1 ½ oz)** pour le dîner de dimanche)
30 ml	**(2 c. à soupe)** de salsa
5 ml	**(1 c. à thé)** de chapelure
30 g	**(1 oz)** de fromage partiellement écrémé, râpé
	Persil frais
Au goût	Sel et poivre

Préparation

- Préchauffer le four à 190 °C (375 °F).
- Mettre le poulet sur une plaque de cuisson et cuire au four de 30 à 40 minutes, jusqu'à ce qu'il soit bien cuit.
- Lorsque le poulet est cuit, retirer la portion de poulet qui doit être réservée pour dimanche midi et garnir l'autre de salsa, de chapelure et de fromage. Saler et poivrer.
- Remettre la plaque sous le gril, jusqu'à ce que le fromage soit bien gratiné.
- Garnir de persil frais et servir immédiatement.

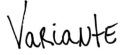

Variante

Pour un menu tout aussi facile et délicieux, remplacez la salsa par du pesto ou de la tapenade et gratinez avec un fromage québécois tel que le oka ou le migneron.

★ Mousse aux bananes

1 portion

Valeur nutritive

lipides : 0 g
protéines : 2 g
glucides : 18 g
valeur énergétique :
80 kcal
équivalents : 1 FR

Ingrédients

1	blanc d'œuf
10 ml	**(2 c. à thé)** de sucre
½	banane
1 ml	**(¼ c. à thé)** de vanille

Préparation

- Monter le blanc d'œuf jusqu'à la formation de pics mous.
- Incorporer graduellement le sucre.
- Écraser la banane et l'incorporer au blanc d'œuf.
- Ajouter la vanille, bien mélanger et servir immédiatement.

Note : Il est possible de congeler le jaune d'œuf pour une utilisation ultérieure.

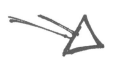

Variante

Essayez d'autres mariages de fruits et d'aromates tels qu'une purée de fraises avec un peu de basilic frais, une purée de poires avec un soupçon de gingembre ou une purée de pêches aromatisée à la cannelle.

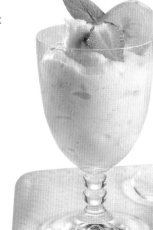

Menu du jour 7

Déjeuner

175 ml (¾ tasse) de gruau nature préparé

1 tranche de pain aux raisins

125 ml (½ tasse) de fraises

250 ml (1 tasse) de lait 1 %

Café ou thé

125 ml (½ tasse) de fromage cottage 1 %

Dîner

Sandwich Le poulet-mangue (p. 193)

125 ml (½ tasse) de céleri

125 ml (½ tasse) de radis

1 petit yogourt à faible teneur en gras (100 g - 3 ½ oz)

125 ml (½ tasse) de jus de légumes

30 ml (2 c. à soupe) de trempette légère

1 kiwi

Souper

★ Poisson exotique

175 ml (¾ tasse) de riz

125 ml (½ tasse de jus de légumes

½ banane

250 ml (1 tasse) de poivrons

Salade La simplette (p. 192)

125 ml (½ tasse) de lait 1 %

Collations

★ Yogourt latté Frappuccino

125 ml (½ tasse) de bleuets

30 ml (2 c. à soupe) d'amandes

Valeur nutritive

lipides : 7 g
protéines : 28 g
glucides : 25 g
valeur énergétique : 280 kcal
équivalents : 1 ½ VS, 2 FR, 1 Gras

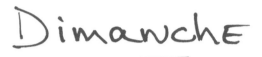
Dimanche

★ Poisson exotique

1 portion

Ingrédients

140 g	(4 ½ oz) de vivaneau (réserver 45 g (1 ½ oz) pour le dîner de lundi prochain)
5 ml	(1 c. à thé) d'huile d'olive
125 ml	(½ tasse) de jus d'orange
60 ml	(¼ tasse) de mangue, en cubes
60 ml	(¼ tasse) d'ananas, en cubes
2 ml	(½ c. à thé) de vanille
30 ml	(2 c. à soupe) de coriandre fraîche, hachée
Au goût	Sel et poivre

Préparation

- Faire dorer le poisson dans l'huile d'olive.

- Déglacer avec le jus d'orange et ajouter les cubes de fruits et la vanille.

- Assaisonner et laisser cuire quelques instants.

- Lorsque le poisson se défait facilement à la fourchette et que la chair est opaque, servir aussitôt avec un peu de coriandre.

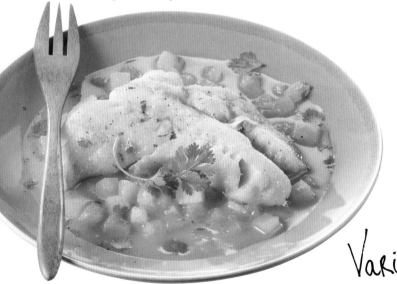

Variante

Cette recette est idéale pour apprêter tous les poissons exotiques (tilapia, rouget, mahi-mahi, etc.). Variez aussi les fruits. Les baies, les pommes, les poires et les pêches sont toutes délicieuses servies tièdes avec le poisson.

Valeur nutritive

lipides : 2 g
protéines : 9 g
glucides : 12 g
valeur énergétique :
100 kcal
équivalents : 1 LS

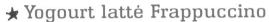

★ Yogourt latté Frappuccino
1 portion

Ingrédients

125 ml	(½ tasse)	de yogourt nature sans gras
30 ml	(2 c. à soupe)	de café fort, tiédi
60 ml	(¼ tasse)	de lait ou de boisson de soya
2 ml	(½ c. à thé)	de vanille
		Quelques glaçons
		Poudre de cacao

Préparation

- Passer tous les ingrédients au mélangeur ou au robot de cuisine.
- Verser dans un grand verre et décorer de cacao.

Note : Vous pouvez ajouter un peu de sucre, de miel ou de sirop d'érable pour un petit goût sucré.

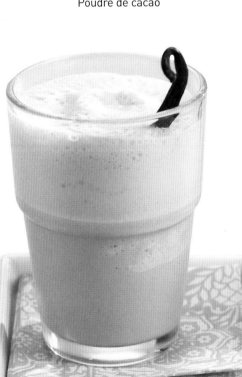

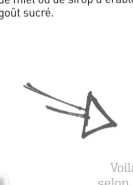

Variante

Voilà une recette qui s'ajuste selon les goûts et les ingrédients qu'on a sous la main. Il est possible d'utiliser des boissons de soya ou des yogourts aromatisés et de remplacer le café par du chocolat, du thé ou du caramel.

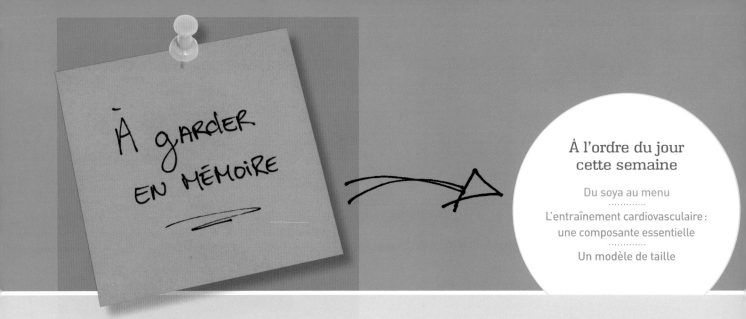

À l'ordre du jour cette semaine

Du soya au menu
....
L'entraînement cardiovasculaire :
une composante essentielle
....
Un modèle de taille

Les conseils d'Isabelle

Du soya au menu

Consommé abondamment en Asie, le soya n'était pas, jusqu'à récemment, très populaire au Québec. La publication récente de nombreuses études vantant ses vertus et la permission, aux États-Unis, de l'allégation-santé indiquant que l'inclusion de protéines de soya peut réduire les risques de maladies cardiaques, a contribué à rehausser sa crédibilité, au plus grand bonheur des amateurs de tofu.

Les phytoestrogènes

Retrouvés naturellement dans les aliments, les phytoestrogènes ont une action œstrogénique une fois transformés par une bactérie intestinale. Les types de phytoestrogènes incluent les isoflavones, les lignanes et le coumestan. De tous les types de phytoestrogènes, les isoflavones, retrouvés principalement dans la fève de soya mais également dans les lentilles et les pois chiches, sont les plus étudiés. Alors qu'entre 70 et 80 % des Nord-Américaines sont incommodées par des bouffées de chaleur, elles sont moins de 20 % à en souffrir en Asie. En compensant en partie pour la baisse d'œstrogènes sécrétés naturellement, les phytoestrogènes, pris en grande quantité, pourraient minimiser ces symptômes (bouffées de chaleur, sécheresse vaginale, perte de libido et sautes d'humeur). Bien que les études soient encore controversées, plusieurs femmes semblent bénéficier de la consommation de phytoestrogènes.

Santé cardiaque

Outre son contenu en phytoestrogènes, le soya a plusieurs attributs qui lui confèrent une place de choix dans une alimentation préventive. De toutes ses vertus, l'impact du soya sur la cholestérolémie recueille le plus de preuves scientifiques. En 1999, la Food and Drug Administration américaine approuvait l'allégation selon laquelle les protéines de soya, à raison de 25 g par jour, diminuaient, dans le cadre d'un régime à faible teneur en gras saturés et en cholestérol, le risque de maladies cardiovasculaires. L'introduction du soya dans l'alimentation quotidienne peut diminuer le cholestérol total et le mauvais cholestérol (LDL). Même si les publications récentes n'arrivent pas à des résultats aussi convaincants que ceux des années 1990, le soya reste associé à une bonne santé cardiaque.

▶ Quelques sources de soya à l'épicerie

Aliments	Portions	Calories (kcal)
Boisson de soya avec fruits (de type *smoothies*)	250 ml (1 tasse)	110
Boisson de soya enrichie à faible teneur en gras, non sucrée	250 ml (1 tasse)	70
Boisson de soya enrichie à faible teneur en gras, saveur originale	250 ml (1 tasse)	80
Boisson de soya enrichie, chocolat	250 ml (1 tasse)	160
Boisson de soya enrichie originale	250 ml (1 tasse)	100
Burger au soya	70 g (2 ½ oz)	136
Fèves de soya fraîches (edamame)	125 ml (½ tasse)	100
Grignotines de soya barbecue	50 ml (¼ tasse)	115
Grignotines de soya original ou au sel de mer	50 ml (¼ tasse)	119
Miso	15 ml (1 c. à soupe)	35
Mousse à la limette	125 g (4 ½ oz)	137
Mousse coco-banane	125 g (4 ½ oz)	137
Mousse légère aux cerises noires	100 g (3 ½ oz)	93
Mousse légère aux pêches	100 g (3 ½ oz)	89
Saucisse au tofu	1	60
Tofu soyeux (pour trempettes, sauces et *smoothies*)	85 g (3 oz)	45
Yogourt de soya naturel	125 g (4 ½ oz)	90
Yogourt de soya vanille	175 g (6 oz)	180

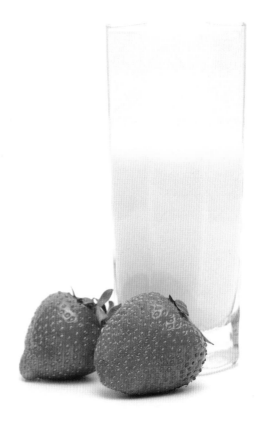

Prévention des cancers

Si les Japonaises affichent un taux de cancer du sein correspondant au quart du nôtre, il semble bien que leur exposition aux phytoestrogènes depuis l'enfance joue en leur faveur. En consommant une moyenne de 45 mg par jour d'isoflavones, elles dépassent largement la consommation nord-américaine évaluée à 3 mg. Les phytoestrogènes se lieraient aux récepteurs œstrogéniques et empêcheraient les œstrogènes endogènes de s'y lier. Ils semblent aussi inhiber les enzymes impliqués dans la prolifération cancéreuse. Outre le cancer du sein, la consommation de soya a aussi été associée à une réduction du risque de cancer de la prostate et du côlon. Par contre, les femmes qui prennent du tamoxifène (un médicament pour traiter les cancers du sein hormonodépendants) devront éviter le soya puisqu'il peut contrecarrer l'action de la médication. Chez les femmes ménopausées qui ont eu un cancer du sein, les phytoestrogènes ne seraient pas non plus recommandés en excès, puisqu'ils stimuleraient les cellules cancéreuses. Or si la prise de suppléments est déconseillée, il semble qu'une consommation sporadique de soya ne soit pas associée à un risque accru de récidive.

Prévention de l'ostéoporose

Une femme sur quatre de plus de 50 ans souffre d'ostéoporose. Ici encore, les isoflavones pourraient diminuer la perte osseuse due à la ménopause, voire augmenter la formation des os, grâce à leur action œstrogénique. Le remplacement des protéines animales par des protéines de soya diminue aussi les pertes de calcium dans l'urine.

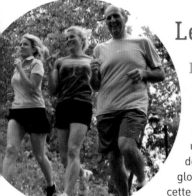

Les conseils de Josée

L'entraînement cardiovasculaire : une composante essentielle

L'entraînement cardiovasculaire est un incontournable. Il est clair désormais qu'une meilleure santé globale passe par l'amélioration de cette composante de la condition physique. Pour vous en convaincre définitivement, voici ses effets bénéfiques :

▶ Il améliore l'approvisionnement du cœur en oxygène et augmente le débit sanguin.

▶ Il améliore la capacité des systèmes circulatoire et respiratoire à approvisionner les organes et les muscles en oxygène, ce qui permet d'augmenter l'endurance et la force du cœur et d'être plus résistant à la fatigue.

L'entraînement cardiovasculaire engendre plusieurs adaptations physiologiques, entre autres :

▶ une augmentation du nombre de mitochondries. Celles-ci sont de petites usines de production d'énergie (atp) essentielle à la contraction musculaire ;

▶ une augmentation de la quantité de sang expulsé par le cœur dans le corps. Cette adaptation, avec le temps, est percevable par une diminution de la fréquence cardiaque de repos ;

▶ une utilisation optimale de l'oxygène par les mitochondries. Cette adaptation augmente la production d'énergie disponible pour le muscle.

Toutes ces adaptations se traduisent par une plus grande facilité à effectuer les activités de la vie quotidienne. De plus, vous verrez une augmentation de vos performances sportives.

L'exercice cardiovasculaire régulier a aussi le grand avantage de permettre une meilleure combustion des aliments, notamment des lipides.

En résumé, voici pourquoi l'entraînement cardiovasculaire est essentiel

▶ Le niveau d'énergie disponible est augmenté pour répondre aux exigences de la vie moderne et on peut accomplir certaines tâches plus facilement en accumulant moins de fatigue.

▶ Les risques de succomber à une maladie coronarienne sont réduits.

▶ L'efficacité du système immunitaire est améliorée : on devient donc plus résistant aux virus environnants et si la maladie ou une infection se pointe, on la combattra plus facilement et plus rapidement.

▶ Les effets du vieillissement sont diminués. Il est démontré que la pratique régulière d'exercices cardiovasculaires peut diminuer jusqu'à près de 70 % les effets normalement reconnus du vieillissement.

▶ D'autres recherches* rapportent que les personnes possédant une endurance cardiovasculaires supérieure à la moyenne ont une libido plus élevée.

▶ La lutte que livrent des individus à des dépendances comme le tabagisme, l'alcoolisme, les drogues, la compulsion alimentaire et les médicaments est facilitée par l'exercice régulier.

▶ La personne qui s'entraîne régulièrement, en incluant des exercices cardiovasculaires, connaîtra une amélioration de son apparence physique et observera une diminution de son pourcentage de gras. Son image corporelle et son estime de soi en seront nettement améliorées.

Pour faire un lien direct avec la santé...

▶ Diminution du pourcentage de gras.

▶ Augmentation du cholestérol HDL (bon cholestérol) et réduction du LDL («mauvais» cholestérol).

▶ Diminution de l'hypertension artérielle.

▶ Diminution des symptômes cliniques du stress, de l'anxiété et de la dépression nerveuse.

▶ Contrôle du diabète de types 1 et 2.

▶ Contrôle des troubles du sommeil.

Référez-vous à la page 21 pour déterminer la zone cible de votre entraînement cardiovasculaire.
Visez cette zone pendant vos exercices cardiovasculaires pour obtenir un maximum d'efficacité autant sur le plan de la performance que de la dépense calorique. La difficulté ou le «confort» de l'exercice dépendra de la région que vous choisirez : plus vous viserez le haut de cette cible, plus l'exercice sera exigeant et bien entendu, plus vous viserez le bas, plus l'exercice sera léger !

* Kino Québec : http://www.kino-quebec.qc.ca

Les conseils de Guy

Un modèle de taille

Qui est votre idole ? Madonna ? Elton John ? Brad Pitt ? Nous avons tous nos préférés, n'est-ce pas ? Moi, mon idole c'est Marc. Qui est Marc ? C'est mon beau-frère. Pourquoi est-ce mon idole, me demanderez-vous ? Est-il un médaillé olympique, un chanteur, un homme d'affaires prospère ? Non, rien de tout cela. Marc a perdu 45 kg (100 lb) il y a 30 ans et il maintient toujours son poids. Il a aujourd'hui plus de 60 ans et il est toujours en grande forme. Il est devenu un cycliste hors pair et fait plus de 5000 km à vélo chaque année. C'est un gars comme tout le monde, mais à mes yeux, c'est un être extraordinaire parce qu'il a relevé le défi de maintenir son poids santé.

Depuis plusieurs années, secrètement, je l'observais et je l'enviais. Ce n'était pas une envie malsaine : j'enviais sa détermination qui lui avait permis d'atteindre son objectif de poids santé et de se mettre en forme, et il est devenu mon modèle. Au début, je ne lui ai pas dit qu'il était ma source d'inspiration. C'était mon secret. Ce n'est qu'après avoir atteint mon objectif santé que je lui ai annoncé la nouvelle, et je pense que ça lui a fait plaisir.

Évidemment, Marc n'est pas le seul à avoir accompli un tel exploit. Il y en a des milliers comme lui et je suis certain que vous en connaissez quelques-uns.

Voilà où je veux en venir. L'esprit humain est très influençable et même une personne qui, de prime abord, semble être indépendante d'esprit ne l'est pas complètement. « Qui se ressemble s'assemble » ou « Dis-moi qui tu côtoies et je te dirai qui tu es ! » sont des dictons bien connus. D'ailleurs, vous avez peut-être entrepris votre démarche de mise en forme à cause des influences externes captées ici et là, soit celle d'amis qui ont entrepris le même processus ou parce qu'à la télé et dans les magazines on en parle fréquemment. Bref, vous êtes en partie influençable, que vous le vouliez ou non.

Afin de poursuivre votre démarche vers votre poids santé et de le maintenir à long terme, vous devez nourrir votre esprit d'influences positives et bannir toutes les influences négatives. Je vous suggère donc ceci : entourez-vous de personnes qui ont une influence positive sur vous (il n'est pas nécessaire que ce soit uniquement des gens qui ont perdu du poids, mais c'est préférable) et côtoyez-les le plus souvent possible. Fréquentez des endroits qui sont motivants pour la mise en forme, par exemple, des centres d'entraînement et des centres sportifs, ou inscrivez-vous à un club de marche ou de vélo.

Croyez-moi, vous tenir avec des gens soucieux de leur santé et vous éloigner de ceux qui mangent de la poutine matin, midi et soir est une excellente idée. Un entraîneur personnel et un nutritionniste peuvent aussi être des personnes très motivantes à côtoyer.

▶ **SIXIÈME PAS**

6 Si ce n'est déjà fait, trouvez-vous un modèle et soyez en contact avec lui le plus souvent possible. Il va devenir votre mentor. Si vous êtes mal à l'aise dans cette situation ou que vous croyez que cette personne le sera, vous n'êtes pas obligé de le lui dire. Le rencontrer, comme si de rien n'était, amènera les mêmes résultats. Ce sera votre secret.

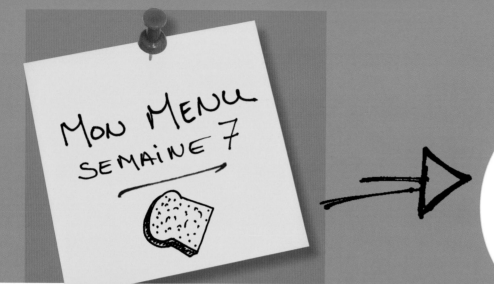

Mon Menu semaine 7

1200, 1500, 1800 Calories ?

Menu de base à 1200 Calories.

....

Menu à 1500 Calories, ajouter ces aliments au menu de base.

....

Menu à 1800 Calories, ajouter ces aliments au menu de base ainsi qu'au menu à 1500 Calories.

	Déjeuner	Dîner	Souper	Collations
lundi • jour 1	1 muffin aux noix (p. 127) 175 ml (¾ tasse) de fraises 250 ml (1 tasse) de lait 1 % Café ou thé 1 petit yogourt à faible teneur en gras (100 g - 3 ½ oz) 1 tranche de pain aux raisins	Salade La saumonée (p. 191) Remplacer le saumon par le poisson cuit en extra dimanche dernier. 1 muffin anglais de blé entier 125 ml (½ tasse) de céleri 1 pomme 30 ml (2 c. à soupe) de fromage à la crème léger	⭐ Agneau au vin rouge (p. 153) 125 ml (½ tasse) de spaghettis de blé entier* 250 ml (1 tasse) de poivrons 125 ml (½ tasse) de lait 1 % 125 ml (½ tasse) de spaghettis de blé entier 125 ml (½ tasse) de lait 1 % 125 ml (½ tasse) de framboises	25 g (1 oz) de fromage partiellement écrémé 1 tranche de pain de blé entier 30 ml (2 c. à soupe) de pistaches * Cuire 250 ml (1 tasse) de spaghettis supplémentaires pour le dîner de mardi.
mardi • jour 2	1 tranche de pain aux raisins 175 ml (¾ tasse) de yogourt nature sans gras 125 ml (½ tasse) de melon miel 250 ml (1 tasse) de lait 1 % Café ou thé 60 ml (¼ tasse) de céréales de type granola légères 5 ml (1 c. à thé) de beurre ou de margarine	Salade La saucissonne (p. 191) 1 barre granola maison (p. 81) ½ pamplemousse	⭐ Poulet aux agrumes (p. 154) 125 ml (½ tasse) de riz 125 ml (½ tasse) de brocoli 250 ml (1 tasse) de jus de légumes 125 ml (½ tasse) de riz 125 ml (½ tasse) de lait 1 %	125 ml (½ tasse) de céleri 125 ml (½ tasse) de carottes +30 ml (2 c. à soupe) de trempette légère 30 ml (2 c. à soupe) de noix de Grenoble
mercredi • jour 3	1 muffin anglais de blé entier 25 g (1 oz) de fromage partiellement écrémé 125 ml (½ tasse) de fraises 250 ml (1 tasse) de lait 1 % Café ou thé ½ pamplemousse 1 œuf	Sandwich Le poulet-mangue (p. 193) 125 ml (½ tasse) de céleri 125 ml (½ tasse) de radis 30 ml (2 c. à soupe) de trempette légère 25 g (1 oz) de fromage partiellement écrémé 250 ml (1 tasse) de jus de légumes	⭐ Tilapia aux noix et à l'érable (p. 155) 175 ml (¾ tasse) d'orge 250 ml (1 tasse) de brocoli 125 ml (½ tasse) de lait 1 % Salade La simplette (p. 192) 60 ml (¼ tasse) de croûtons de blé entier 125 ml (½ tasse) de mangue	125 ml (½ tasse) de melon miel 1 petit yogourt à faible teneur en gras (100 g - 3 ½ oz) 125 ml (½ tasse) de framboises

	Déjeuner	Dîner	Souper	Collations
jeudi • jour 4	125 ml (½ tasse) de céréales de blé filamenté 125 ml (½ tasse) de jus d'orange 250 ml (1 tasse) de lait 1% Café ou thé 125 ml (½ tasse) de céréales de blé filamenté 125 ml (½ tasse) de jus d'orange	Sandwich Le dinde-légumes (p. 193) Remplacer la dinde par du jambon et les courgettes par des concombres. 125 ml (½ tasse) de tomates cerises 125 ml (½ tasse) de concombre 1 petit yogourt à faible teneur en gras (100 g - 3 ½ oz) 125 ml (½ tasse) de framboises 30 ml (2 c. à soupe) de trempette légère	★ Saucisse et gratin de chou aux pommes (p. 156) 1 pain pita de blé entier 125 ml (½ tasse) de jus de légumes Salade La simplette (p. 192) 250 ml (1 tasse) de lait 1%	125 ml (½ tasse) de fraises 30 ml (2 c. à soupe) de pistaches
vendredi • jour 5	175 ml (¾ tasse) de gruau nature préparé 1 tranche de pain de blé entier 250 ml (1 tasse) de lait 1% Café ou thé 10 ml (2 c. à thé) de beurre d'amande 125 ml (½ tasse) de jus d'orange	Saucisse et gratin de chou aux pommes (p. 156) La 2e portion de jeudi soir. 2 biscottes de type Melba 125 ml (½ tasse) de jus de légumes 125 ml (½ tasse) de jus de légumes 1 pomme	★ Bœuf aux poivrons (p. 157) 250 ml (1 tasse) de couscous 125 ml (½ tasse) de mangue Salade La simplette (p. 192) 125 ml (½ tasse) de lait 1%	75 ml (⅓ tasse) de yogourt nature sans gras 125 ml (½ tasse) de framboises 75 ml (⅓ tasse) de yogourt nature sans gras 60 ml (¼ tasse) de céréales de type granola légères
samedi • jour 6	1 muffin aux noix (p. 127) 1 petit yogourt à faible teneur en gras (100 g - 3 ½ oz) 125 ml (½ tasse) de melon miel 250 ml (1 tasse) de lait 1% Café ou thé 175 ml (¾ tasse) de gruau nature préparé	★ Grilled cheese de luxe (p. 158) Salade La simplette (p. 192) 60 ml (¼ tasse) de croûtons de blé entier ½ pamplemousse 1 pomme 125 ml (½ tasse) de jus de légumes	★ Espadon à la salsa de tomates cerises (p. 159) 250 ml (1 tasse) de nouilles de riz 250 ml (1 tasse) de brocoli 175 ml (¾ tasse) de yogourt nature sans gras +10 ml (2 c. à thé) de sirop d'érable 125 ml (½ tasse) de framboises	125 ml (½ tasse) de concombre 25 g (1 oz) de fromage partiellement écrémé 125 ml (½ tasse) de carottes 30 ml (2 c. à soupe) de trempette légère
dimanche • jour 7	1 muffin anglais de blé entier 25 g (1 oz) de fromage partiellement écrémé 250 ml (1 tasse) de lait 1% Café ou thé 125 ml (½ tasse) de jus d'orange 125 ml (½ tasse) de melon miel 1 œuf	Omelette tomate et fromage (p. 192) 2 tranches de pain de blé entier 125 ml (½ tasse) de jambon 125 ml (½ tasse) de jus de légumes 5 ml (1 c. à thé) de beurre ou de margarine ½ pamplemousse	★ Poulet aux framboises (p. 160) 3 biscottes de type Melba 250 ml (1 tasse) de pois mange-tout Pamplemousse grillé (p. 161)	125 ml (½ tasse) de mangue 1 petit yogourt à faible teneur en gras (100 g - 3 ½ oz) 30 ml (2 c. à soupe) de noix de Grenoble 125 ml (½ tasse) de fraises

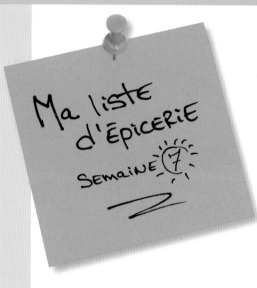

Ma liste
d'épicerie

semaine ⑦

▶ PRODUITS CÉRÉALIERS

	1200	1500	1800
○ Biscottes de type Melba : 5		-	-
○ Muffins anglais de blé entier : 3		-	-
○ Nouilles de riz : 250 ml (1 t.)		-	-
○ Pain de blé entier : 6 tranches			
○ Pain aux raisins : 3 tranches		-	+1
○ Pita de blé entier : 2		-	-

▶ LAIT ET SUBSTITUTS

	1200	1500	1800
○ Fromage partiellement écrémé : 175 g (5 ½ oz)		+25 g (1 oz)	+25 g (1 oz)
○ Fromage suisse léger : 25 g (1 oz)		-	-
○ Lait 1% : 2,25 l (9 t.)		-	+625 ml (2 ½ t.)
○ Petits yogourts allégés de 100 g (3 ½ oz) : 1		+3	+1
○ Yogourt nature sans gras : 375 ml (1 ½ t.)		+75 ml (1/3 t.)	+175 ml (¾ t.)

▶ FRUITS ET LÉGUMES

	1200	1500	1800
FRUITS			
○ Fraises : 500 ml (2 t.)		-	+125 ml (½ t.)
○ Framboises : 175 ml (¾ t.)		-	+500 ml (2 t.)
○ Jus d'orange : 250 ml (1 t.)		+250 ml (1 t.)	+125 ml (½ t.)
○ Mangues : 1 ou 250 ml (1 t.)		+125 ml (½ t.)	+125 ml (½ t.)
○ Melon miel : 1 ou 375 ml (1 ½ t.)		-	+125 ml (½ t.)
○ Orange : 1		-	-
○ Pamplemousse : 1		+1	+1
○ Pomme : 1 ou 60 ml (¼ t.)		+1	+2
LÉGUMES			
○ Brocoli : 1 ou 375 ml (1 ½ t.)		+250 ml (1 t.)	-
○ Carotte :		1 ou 250 ml (1 t.)	-
○ Céleri : 3-4 branches ou 500 ml (2 t.)		-	-
○ Chou : 1 ou 250 ml (1 t.)		-	-
○ Concombre : 1-2 ou 375 ml (1 ½ t.)		+60 ml (¼ t.)	+125 ml (½ t.)
○ Jus de légumes : 250 ml (1 t.)		+250 ml (1 t.)	+625 ml (2 ½ t.)
○ Laitue : 1 ou 500 ml (2 t.)		+250 ml (1 t.)	+500 ml (2 t.)
○ Poivron : 575 ml (2 ¼ t.)		-	-
○ Pois mange-tout : 375 ml (1 ½ t.)		-	-
○ Radis : 175 ml (¾ t.)		+60 ml (¼ t.)	+125 ml (½ t.)
○ Tomate : 4 ou 375 ml (1 ½ t.)		-	-
○ Tomates cerises : 375 ml (1 ½ t.)		-	-

Utilisez les
fiches détachables
à la fin du livre.
Un outil pratique !

▶ VIANDE ET SUBSTITUTS

	1200	1500	1800
○ Côtelette d'agneau : 150 à 175 g (5 à 5 ½ oz)		-	-
○ Espadon : 90 g (3 oz)		-	-
○ Jambon cuit : 120 g (4 oz)		+60 g (2 oz)	-
○ Noix de Grenoble : 30 ml (2 c. à s.)		-	+60 ml (¼ t.)
○ Œufs : 2		-	+2
○ Pistaches :		60 ml (¼ t.)	-
○ Poitrine de poulet : 305 g (¾ lb)		-	-
○ Prosciutto : 1 tranche		-	-
○ Saucisse de porc : 2 x 75 g (2 ½ oz)		-	-
○ Saucisson : 45 g (1 ½ oz)		-	-
○ Saumon en conserve : 1 boîte 40 g (1 ¼ oz)		-	-
○ Steak de bœuf : 75 g (2 ½ oz)		-	-
○ Tilapia : 100 g (3 ½ oz)		-	-

▶ S'ASSURER D'AVOIR AU FRIGO, AU GARDE-MANGER OU AU JARDIN...

- ○ Ail frais
- ○ Basilic frais
- ○ Citrons
- ○ Coriandre fraîche
- ○ Fromage à la crème léger
- ○ Gingembre frais
- ○ Mayonnaise
- ○ Oignons
- ○ Olives noires
- ○ Persil frais
- ○ Pesto
- ○ Quelques feuilles de laitue
- ○ Romarin frais
- ○ Sucre d'érable
- ○ Trempette légère
- ○ Vin rouge

Ingrédients du menu de base à 1200 Calories.
Ajouter les ingrédients inscrits en bleu au menu de base.
Ajouter les ingrédients inscrits en vert au menu de base ainsi qu'au menu de 1500 Calories.

Valeur nutritive

lipides : 14 g
protéines : 21 g
glucides : 1 g
valeur énergétique :
210 kcal
équivalents : 1 VS,
1 Gras

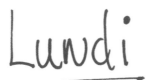

Lundi

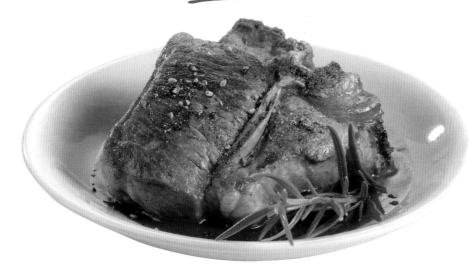

★ Agneau au vin rouge

1 portion

Ingrédients

5 ml	**(1 c. à thé)** d'huile d'olive
1	côtelette d'agneau d'environ **150 à 175 g (5 à 6 oz)** (de façon à avoir **75 g (2 ½ oz)** de partie comestible une fois le gras et l'os retiré)
75 ml	**(⅓ tasse)** de vin rouge
5 ml	**(1 c. à thé)** de moutarde de Dijon
2 ml	**(½ c. à thé)** de fécule de maïs
2 ml	**(½ c. à thé)** de sucre
	Romarin frais
Au goût	Sel, poivre et herbes de Provence

Préparation

- Chauffer l'huile dans une poêle et faire dorer la côtelette de chaque côté.
- Lorsque le degré de cuisson désiré est atteint, retirer la côtelette et réserver au chaud.
- Délayez la fécule dans 5 ml d'eau et ajouter au mélange.
- Mélanger le vin, la moutarde et le sucre, puis verser dans la poêle pour déglacer. Laisser mijoter jusqu'à ce que la sauce épaississe légèrement.
- Assaisonner au goût et verser sur la côtelette.
- Garnir de romarin frais.

Variante

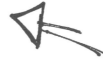

Voici une recette idéale pour les viandes goûteuses ! Essayez-la avec le gibier et ce sera tout aussi délicieux !

Menu du jour 1

Déjeuner

1 muffin aux noix (p. 127)

175 ml (¾ tasse) de fraises

250 ml (1 tasse) de lait 1 %

Café ou thé

1 petit yogourt à faible teneur en gras (100 g - 3 ½ oz)

1 tranche de pain aux raisins

Dîner

Salade La saumonée (p. 191)
Remplacer le saumon par le poisson cuit en extra dimanche dernier.

1 muffin anglais de blé entier

125 ml (½ tasse) de céleri

1 pomme

30 ml (2 c. à soupe) de fromage à la crème léger

Souper

★ Agneau au vin rouge

125 ml (½ tasse) de spaghettis de blé entier*

250 ml (1 tasse) de poivrons

125 ml (½ tasse) de lait 1 %

125 ml (½ tasse) de spaghettis de blé entier

125 ml (½ tasse) de lait 1 %

125 ml (½ tasse) de framboises

Collations

25 g (1 oz) de fromage partiellement écrémé

1 tranche de pain de blé entier

30 ml (2 c. à soupe) de pistaches

*Cuire 250 ml (1 tasse) de spaghettis supplémentaires pour le dîner de mardi.

Valeur nutritive

lipides : 3 g
protéines : 30 g
glucides : 32 g
valeur énergétique :
270 kcal
équivalents : 1 ¼ VS,
2 ½ FR, ½ LÉG

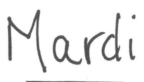

Mardi

Menu du jour 2

Déjeuner

1 tranche de pain aux raisins

175 ml (¾ tasse) de yogourt nature sans gras

125 ml (½ tasse) de melon miel

250 ml (1 tasse) de lait 1 %

Café ou thé

60 ml (¼ tasse) de céréales de type granola légères

5 ml (1 c. à thé) de beurre ou de margarine

Dîner

Salade La saucissonne (p. 191)

1 barre granola maison (p. 81)

½ pamplemousse

Souper

★ Poulet aux agrumes

125 ml (½ tasse) de riz

125 ml (½ tasse) de brocoli

250 ml (1 tasse) de jus de légumes

125 ml (½ tasse) de riz

125 ml (½ tasse) de lait 1 %

Collations

125 ml (½ tasse) de céleri

125 ml (½ tasse) de carottes
+30 ml (2 c. à soupe) de trempette légère

30 ml (2 c. à soupe) de noix de Grenoble

★ Poulet aux agrumes

1 portion

Ingrédients

140 g   (4 ½ oz) de poitrines de poulet (réserver **50 g (1 ½ oz)** pour le dîner de mercredi)

1   orange

½   pamplemousse

2 ml   (½ c. à thé) d'huile d'olive

60 ml   (¼ tasse) d'oignons, hachés finement

2 ml   (½ c. à thé) de farine

60 ml   (¼ tasse) de jus d'orange
         Coriandre fraîche

Au goût Sel et poivre

Préparation

- Préchauffer le four à 180 °C (350 °F).

- Faire dorer les poitrines de poulet à la poêle et les mettre sur une plaque pour terminer la cuisson au four (réserver 50 g (1 ½ oz) de volaille pour mercredi midi).

- Pendant ce temps, prélever les suprêmes de l'orange et du demi-pamplemousse.

- Dans une petite casserole, faire revenir l'oignon dans l'huile. Ajouter la farine et le jus d'orange. Brasser jusqu'à ce que la sauce épaississe, puis ajouter les suprêmes d'agrumes.

- Remuer délicatement en prenant soin de ne pas briser les suprêmes. Servir le poulet nappé de sauce et de coriandre fraîche

Variante

Remplacez le poulet par n'importe quel poisson de votre choix pour cette recette rafraîchissante et délicieuse.

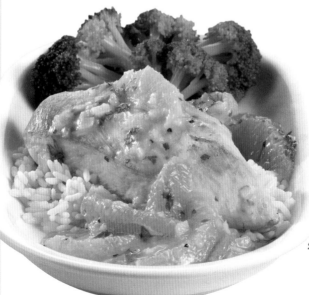

Valeur nutritive

lipides : 14 g
protéines : 32 g
glucides : 15 g
valeur énergétique :
310 kcal
équivalents : 2 VS,
¼ FR, ¼ LÉG, 1 Gras

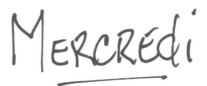

MERCRÉdi

★ **Tilapia aux noix et à l'érable**

1 portion

Ingrédients

1	filet de tilapia de **100 g** (**3 ½ oz**)
30 ml	(**2 c. à soupe**) de jus d'orange
5 ml	(**1 c. à thé**) d'huile d'olive
1	gousse d'ail, hachée
30 ml	(**2 c. à soupe**) d'oignons, hachés
1	tranche de prosciutto, en petits morceaux
30 ml	(**2 c. à soupe**) de noix de Grenoble, hachées
10 ml	(**2 c. à thé**) de sirop d'érable
Au goût	Poivre

Préparation

- Préchauffer le four à 200 °C (400 °F).
- Mettre le filet de tilapia dans un plat de cuisson, arroser de jus d'orange et cuire au four environ 8 minutes, ou jusqu'à ce que la chair devienne opaque et qu'elle se défasse à la fourchette.
- Pendant ce temps, dans une poêle, chauffer l'huile d'olive et y faire revenir l'ail, les oignons, le prosciutto et les noix quelques instants.
- Ajouter le sirop d'érable, poivrer et bien mélanger.
- Garnir le filet avec la préparation et servir immédiatement.

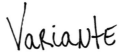

Remplacez le prosciutto par des canneberges séchées, les noix de Grenoble par des pistaches et le sirop d'érable par du miel.

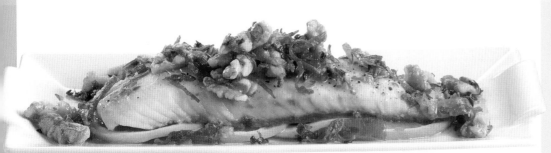

Menu du jour 3

Déjeuner

1 muffin anglais de blé entier

25 g (1 oz) de fromage partiellement écrémé

125 ml (½ tasse) de fraises

250 ml (1 tasse) de lait 1 %

Café ou thé

½ pamplemousse

1 œuf

Dîner

Sandwich Le poulet-mangue (p. 193)

125 ml (½ tasse) de céleri

125 ml (½ tasse) de radis

30 ml (2 c. à soupe) de trempette légère

25 g (1 oz) de fromage partiellement écrémé

250 ml (1 tasse) de jus de légumes

Souper

★ Tilapia aux noix et à l'érable

175 ml (¾ tasse) d'orge

250 ml (1 tasse) de brocoli

125 ml (½ tasse) de lait 1 %

Salade La simplette (p. 192)

60 ml (¼ tasse) de croûtons de blé entier

125 ml (½ tasse) de mangue

Collations

125 ml (½ tasse) de melon miel

1 petit yogourt à faible teneur en gras (100 g - 3 ½ oz)

125 ml (½ tasse) de framboises

Menu du jour 4

Déjeuner

125 ml (½ tasse) de céréales
de blé filamenté

125 ml (½ tasse) de jus d'orange

250 ml (1 tasse) de lait 1%

Café ou thé

125 ml (½ tasse) de céréales
de blé filamenté

125 ml (½ tasse) de jus d'orange

Dîner

Sandwich Le dinde-légumes
(p. 193)
> Remplacer la dinde par
> du jambon et les courgettes
> par des concombres.

125 ml (½ tasse) de tomates
cerises

125 ml (½ tasse) de concombre

1 petit yogourt à faible teneur
en gras (100 g - 3 ½ oz)

125 ml (½ tasse) de framboises

30 ml (2 c. à soupe)
de trempette légère

Souper

★ Saucisse et gratin de chou
aux pommes

1 pain pita de blé entier

125 ml (½ tasse) de jus
de légumes

Salade La simplette (p. 192)

250 ml (1 tasse) de lait 1%

Collations

125 ml (½ tasse) de fraises

30 ml (2 c. à soupe) de pistaches

Valeur nutritive

lipides : 29 g
protéines : 21 g
glucides : 14 g
valeur énergétique :
400 kcal
équivalents : 1 VS,
½ LS, ¼ FR,
1 ¼ LÉG, 1 ½ Gras

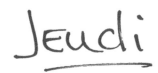

Jeudi

★ Saucisse et gratin de chou aux pommes

2 portions

Ingrédients

10 ml	**(2 c. à thé)** de beurre ou de margarine
10 ml	**(2 c. à thé)** de farine tout usage
125 ml	**(½ tasse)** de lait 1 %
60 ml	**(¼ tasse)** d'oignons, hachés
1	gousse d'ail, hachée
5 ml	**(1 c. à thé)** d'huile d'olive
250 ml	**(1 tasse)** de chou, haché grossièrement
60 ml	**(¼ tasse)** de pomme, en cubes
Au goût	Sel, poivre et muscade
2	saucisses de porc de **75 g (2 ½ oz)** chacune
30 g	**(1 oz)** de fromage partiellement écrémé

Préparation

- Préchauffer le four à 190 °C (375 °F).

- Préparer une béchamel en faisant fondre le beurre dans une petite casserole. Ajouter la farine, puis le lait, en fouettant sans cesse, jusqu'à ce que le mélange épaississe.

- Réserver.

- Dans une autre casserole, faire revenir les oignons et l'ail dans l'huile et ajouter le chou. Saler, poivrer et laisser cuire de 5 à 8 minutes. Ajouter les pommes et bien remuer pour enrober.

- Verser la préparation dans un plat de cuisson, ajouter la béchamel, couvrir d'une feuille de papier d'aluminium et cuire au four environ 25 minutes. Faire cuire les saucisses au four en même temps en vérifiant la cuisson de temps à autre.

- Retirer le papier d'aluminium, ajouter le fromage et gratiner sous le gril.

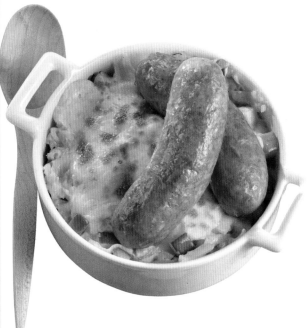

Variante

Remplacez les pommes
par des pommes de
terre et optez pour un
fromage de chèvre ou
de brebis !

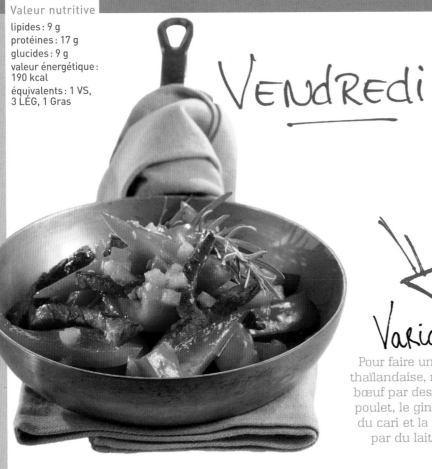

Vendredi

Variante

Pour faire un sauté à la thaïlandaise, remplacez le bœuf par des lanières de poulet, le gingembre par du cari et la sauce soya par du lait de coco.

★ Bœuf aux poivrons

1 portion

Ingrédients

5 ml	**(1 c. à thé)** de fécule de maïs
30 ml	**(2 c. à soupe)** de sauce soya
60 ml	**(¼ tasse)** de bouillon de bœuf à faible teneur en sel
1	steak de bœuf de **75 g (2 ½ oz)**
5 ml	**(1 c. à thé)** d'huile d'olive
250 ml	**(1 tasse)** de poivrons rouges, en lanières
1	gousse d'ail, hachée
5 ml	**(1 c. à thé)** de gingembre frais, haché
125 ml	**(½ tasse)** de tomate, en cubes
1	brin de romarin frais

Préparation

- Dans un petit bol, délayer la fécule dans la sauce soya et le bouillon
- Trancher le steak en lanières.
- Dans une poêle, chauffer l'huile d'olive et faire sauter les lanières de bœuf, les poivrons, l'ail et le gingembre.
- Retirer le bœuf de la poêle lorsqu'il a atteint la cuisson désirée.
- Déglacer avec le mélange liquide et laisser épaissir quelques instants.
- Remettre le bœuf et les poivrons dans la sauce et ajouter les tomates.
- Servir avec un brin de romarin.

Menu du jour 5

Déjeuner

175 ml (¾ tasse) de gruau nature préparé

1 tranche de pain de blé entier

250 ml (1 tasse) de lait 1%

Café ou thé

10 ml (2 c. à thé) de beurre d'amande

125 ml (½ tasse) de jus d'orange

Dîner

★ Saucisse et gratin de chou aux pommes
La 2e portion de jeudi soir.

2 biscottes de type Melba

125 ml (½ tasse) de jus de légumes

125 ml (½ tasse) de jus de légumes

1 pomme

Souper

★ Bœuf aux poivrons

250 ml (1 tasse) de couscous

125 ml (½ tasse) de mangue

Salade La simplette (p. 192)

125 ml (½ tasse) de lait 1%

Collations

75 ml (⅓ tasse) de yogourt nature sans gras

125 ml (½ tasse) de framboises

75 ml (⅓ tasse) de yogourt nature sans gras

60 ml (¼ tasse) de céréales de type granola légères

Menu du jour 6

Déjeuner

1 muffin aux noix (p. 127)

1 petit yogourt à faible teneur en gras (100 g - 3 ½ oz)

125 ml (½ tasse) de melon miel

250 ml (1 tasse) de lait 1%

Café ou thé

175 ml (¾ tasse) de gruau nature préparé

Dîner

★ *Grilled cheese* de luxe

Salade La simplette (p. 192)

60 ml (¼ tasse) de croûtons de blé entier

½ pamplemousse

1 pomme

125 ml (½ tasse) de jus de légumes

Souper

★ Espadon à la salsa de tomates cerises

250 ml (1 tasse) de nouilles de riz

250 ml (1 tasse) de brocoli

175 ml (¾ tasse) de yogourt nature sans gras
+10 ml (2 c. à thé) de sirop d'érable

125 ml (½ tasse) de framboises

Collations

125 ml (½ tasse) de concombre

25 g (1 oz) de fromage partiellement écrémé

125 ml (½ tasse) de carottes

30 ml (2 c. à soupe) de trempette légère

Valeur nutritive

lipides : 10 g
protéines : 18 g
glucides : 31 g
valeur énergétique : 290 kcal
équivalents : 2 PC, ½ VS, ½ LÉG, ½ LS

Samedi

★ *Grilled cheese* de luxe

1 portion

Ingrédients

2	tranches de pain aux raisins
25 g	**(1 oz)** de fromage partiellement écrémé
45 g	**(1 ½ oz)** de jambon cuit
15 ml	**(1 c. à soupe)** d'oignons, hachés finement
60 ml	**(¼ tasse)** de tomates

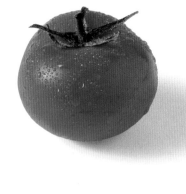

Préparation

- Garnir une des tranches de pain de jambon et de tomates, et l'autre avec le fromage et les passer sous le gril.

- Lorsque le fromage est bien fondu, ramener les 2 tranches ensemble.

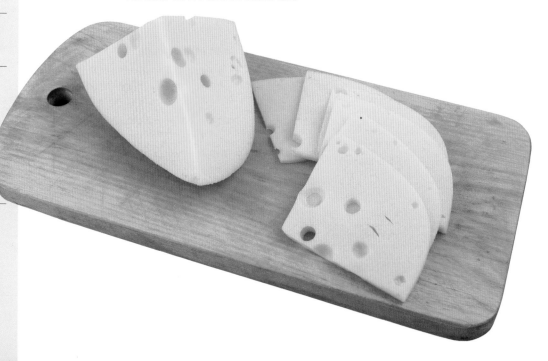

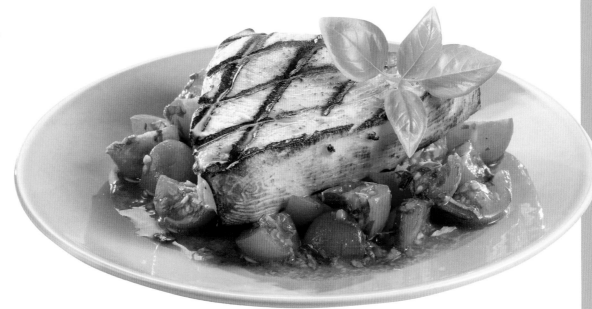

★ Espadon à la salsa de tomates cerises

1 portion

Ingrédients

250 ml	**(1 tasse)** de tomates cerises, coupées en 4
1	gousse d'ail, hachée
5 ml	**(1 c. à thé)** d'huile d'olive
2 ml	**(½ c. à thé)** de vinaigre balsamique
2 ml	**(½ c. à thé)** de jus de citron
30 ml	**(2 c. à soupe)** de basilic frais
30 ml	**(2 c. à soupe)** de coriandre fraîche, hachée
Au goût	Sel, poivre et paprika
1	morceau d'espadon de **90 g (3 oz)**

Préparation

- Faire la salsa en mélangeant les 8 premiers ingrédients.

- Cuire l'espadon sur le gril ou à la poêle de chaque côté jusqu'au degré de cuisson désiré (attention de ne pas trop cuire !).

- Servir l'espadon nappé de salsa.

Variante

Pour un mariage sucré-salé intéressant, ajoutez des fruits frais à la salsa de tomates. Tomates et fraises, tomates et mangue, tomates et cantaloup ou tomate et melon d'eau sont tous des mélanges heureux.

Menu du jour 7

Déjeuner

1 muffin anglais de blé entier

25 g (1 oz) de fromage partiellement écrémé

250 ml (1 tasse) de lait 1%

Café ou thé

125 ml (½ tasse) de jus d'orange

125 ml (½ tasse) de melon miel

1 œuf

Dîner

Omelette tomate et fromage (p. 192)

2 tranches de pain de blé entier

125 ml (½ tasse) de jambon

125 ml (½ tasse) de jus de légumes

5 ml (1 c. à thé) de beurre ou de margarine

½ pamplemousse

Souper

★ Poulet aux framboises

3 biscottes de type Melba

250 ml (1 tasse) de pois mange-tout

★ Pamplemousse grillé

Collations

125 ml (½ tasse) de mangue

1 petit yogourt à faible teneur en gras (100 g - 3 ½ oz)

30 ml (2 c. à soupe) de noix de Grenoble

125 ml (½ tasse) de fraises

Valeur nutritive

lipides : 11 g
protéines : 27 g
glucides : 9 g
valeur énergétique : 240 kcal
équivalents :
1 ¼ VS, ½ FR,
2 Gras

Dimanche

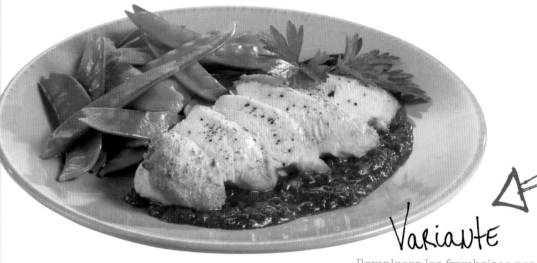

Variante

Remplacez les framboises par des bleuets et le poulet par un filet de porc. Une recette très différente, mais tout aussi savoureuse.

★ Poulet aux framboises

1 portion

Ingrédients

165 g	(5 ½ oz) de poitrine de poulet (réserver 75 g - 2 ½ oz pour le souper de lundi prochain)
60 ml	(¼ tasse) de framboises fraîches
15 ml	(1 c. à soupe) d'oignons, hachés finement
10 ml	(2 c. à thé) d'huile d'olive
5 ml	(1 c. à thé) de sauce soya
5 ml	(1 c. à thé) de sirop d'érable
5 ml	(1 c. à thé) de vinaigre balsamique
5 ml	(1 c. à thé) de moutarde de Dijon
	Brins de persil frais
Au goût	Sel et poivre

Préparation

- Préchauffer le four à 180 °C (350 °F).

- Faire dorer le poulet à la poêle et compléter la cuisson au four de 20 à 25 minutes, jusqu'à ce qu'il soit bien cuit.

- Pendant ce temps, écraser les framboises à la fourchette et ajouter tous les autres ingrédients, sauf le persil.

- Porter la préparation à ébullition et laisser mijoter doucement pendant que le poulet cuit au four.

- Napper le poulet de sauce et garnir de persil.

Valeur nutritive

lipides : 0 g
protéines : 1 g
glucides : 13 g
valeur énergétique :
60 kcal
équivalents : 1 FR

★ Pamplemousse grillé
1 portion

Ingrédients

½	pamplemousse
5 ml	**(1 c. à thé)** de sucre d'érable
1 ml	**(¼ c. à thé)** de cannelle

Préparation

• Mettre le demi-pamplemousse dans un plat
de cuisson et saupoudrer de sucre.

• Chauffer sous le gril, jusqu'à ce que le sucre
devienne doré, saupoudrer de cannelle et
servir immédiatement.

Variante

Essayez le même dessert
avec des pêches et de la
cassonade ou encore avec
un ananas et un peu de
sucre à la vanille.

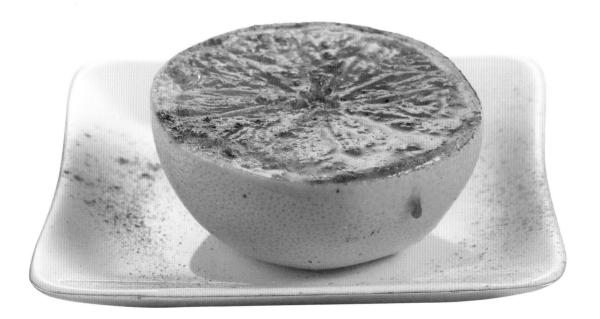

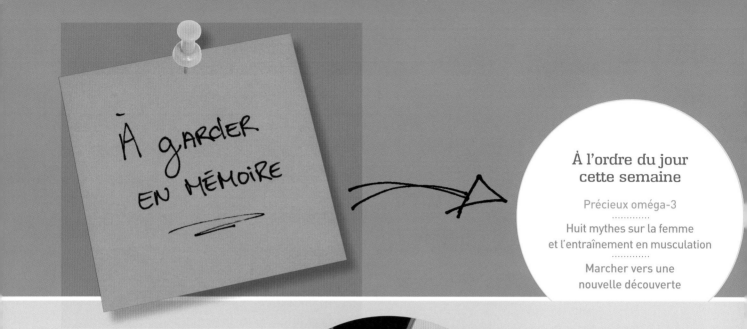

À l'ordre du jour
cette semaine

Précieux oméga-3
....
Huit mythes sur la femme
et l'entraînement en musculation
....
Marcher vers une
nouvelle découverte

Les conseils d'Isabelle

Précieux oméga-3

Les publications scientifiques des dernières années ont largement contribué à valoriser les gras de la famille des oméga-3. Les oméga-3 réduisent l'agrégation des plaquettes, diminuent la pression artérielle et ont des propriétés anti-inflammatoires. Ils amélioreraient l'équilibre émotionnel, et diminueraient les risques de cancer et de maladie d'Alzheimer. Contrairement aux oméga-3 d'origine végétale, retrouvés entre autres dans les graines de lin, de chia et de chanvre, le poisson contient des oméga-3 hautement insaturés appelés EPA et DHA (acide eicosapentaénoïque et acide docosahexaénoïque). Ces gras ont un impact beaucoup plus important sur la prévention des maladies que ceux d'origine végétale. Les recommandations quant à la consommation de poisson sont universelles ; il faut en consommer au moins deux fois par semaine.

Graines de lin et Cie.

Les oméga-3 d'origine végétale sont aussi nécessaires à l'organisme. Les besoins quotidiens sont établis à 1,1 g pour les femmes et à 1,6 g pour les hommes. Les graines de lin et de chanvre, leurs huiles ainsi que plusieurs produits enrichis sur le marché permettent d'atteindre ces recommandations.

Poisson d'élevage ou poisson sauvage ?

Comparativement aux poissons sauvages, les poissons d'élevage contiennent plus de matières grasses. Ils contiennent tout autant d'oméga-3 en quantité absolue, bien que proportionnellement à leur masse totale de gras, ils en contiennent moins. Les poissons d'élevage sont tout aussi recommandables que les autres, en fait, leur teneur en oméga-3 dépend du type d'alimentation qui leur est fourni.

Semaine 7

▶ Sources marines d'oméga-3

Aliments	Oméga-3 (g)
Huile de saumon (15 ml - 1 c. à soupe)	4,45
Huile de foie de morue (15 ml - 1 c. à soupe)	3,56
Maquereau (75 g - 2 ½ oz)	2,59
Saumon atlantique au four ou grillé (75 g - 2 ½ oz)	1,70
Hareng atlantique cuit au four ou grillé (75 g - 2 ½ oz)	1,61
Thon rouge cuit au four ou grillé (75 g - 2 ½ oz)	1,13
Sardine atlantique en conserve (75 g - 2 ½ oz)	1,11
Huître atlantique à vapeur ou bouillie (75 g - 2 ½ oz)	0,91
Truite au four ou grillée (75 g - 2 ½ oz)	0,85
Espadon cuit au four ou grillé (75 g - 2 ½ oz)	0,79
Moule à la vapeur ou bouillie (75 g - 2 ½ oz)	0,62
Carpe cuite au four ou grillée (75 g - 2 ½ oz)	0,60
Crevettes crues (90 g - 3 oz)	0,45
Flétan atlantique cuit au four ou grillé (75 g - 2 ½ oz)	0,41
Merlu cuit au four ou grillé (75 g - 2 ½ oz)	0,40
Crabe des neiges à la vapeur ou bouilli (75 g - 2 ½ oz)	0,36
Thon à chair blanche en conserve (75 g - 2 ½ oz)	0,34
Sébaste atlantique cuit au four ou grillé (75 g - 2 ½ oz)	0,34
Pétoncle cuit à la vapeur (75 g - 2 ½ oz)	0,27
Perchaude crue (90 g - 3 oz)	0,24
Aiglefin au four ou grillé (75 g - 2 ½ oz)	0,18
Thon à chair pâle en conserve (75 g - 2 ½ oz)	0,15
Morue atlantique cuite au four ou grillé (75 g - 2 ½ oz)	0,12

Et le mercure ?

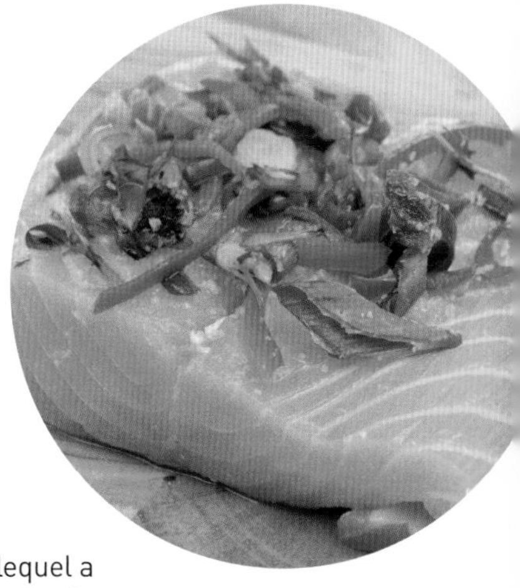

Le niveau de contamination de la population québécoise est très faible. Les études sur l'impact du mercure ont été réalisées auprès des peuples nordiques, grands consommateurs de phoques et de baleines, des espèces beaucoup plus contaminées que les poissons consommés par la majorité des gens. De plus, le poisson est une source intéressante de sélénium (lequel a des propriétés antagonistes au mercure). En suivant les limites de consommation recommandées pour certaines espèces par le ministère de la Santé et des Services sociaux (MSSS) et le ministère de l'Agriculture, des Pêcheries et de l'Alimentation (MAPAQ), il n'y a pas de raison de s'inquiéter. Les limites concernent principalement le thon rouge, le requin et l'espadon (des poissons prédateurs).

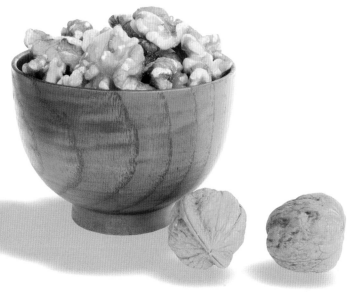

▶ Sources végétales d'oméga-3

Aliments	Oméga-3 (g)
Huile de lin (15 ml - 1 c. à soupe)	7,74
Noix de Grenoble (60 ml - ¼ tasse)	2,76
Graines de chia (15 ml - 1 c. à soupe)	2,4
Graines de lin (15 ml - 1 c. à soupe)	2,0
Huile de noix (15 ml - 1 c. à soupe)	1,43
Huile de canola (15 ml - 1 c. à soupe)	1,32
Graines de chanvre (15 ml - 1 c. à soupe)	1,0
Huile de soya (15 ml - 1 c. à soupe)	0,94
Graines de soya (60 ml - ¼ tasse)	0,74
Miso (125 ml - ½ tasse)	0,65
Haricots de soya bouillis (125 ml - ½ tasse)	0,54
Haricots mungo bouillis (125 ml - ½ tasse)	0,32
Noix de pacanes (60 ml - ¼ tasse)	0,29
Haricots verts bouillis (125 ml - ½ tasse)	0,27
Boisson de soya enrichie (250 ml - 1 tasse)	0,23
Haricots jaunes bouillis (125 ml - ½ tasse)	0,20
Haricots pinto bouillis (125 ml - ½ tasse)	0,12
Haricots de Lima crus (125 ml - ½ tasse)	0,11
Huile d'olive (15 ml - 1 c. à soupe)	0,11

Les conseils de Josée

Huit mythes sur la femme et l'entraînement en musculation

Dans le processus de perte de poids, il y a une composante de la condition physique qui prend de plus en plus d'importance. Il s'agit bien entendu de la force et de l'endurance musculaire.

Il est démontré clairement que la masse musculaire joue un rôle de premier plan dans le maintien ou l'amélioration du métabolisme de base.

En développant votre musculature, vous vous assurez de brûler plus de calories au repos tout au long de votre vie, peu importe votre âge. Pourtant, encore bien des femmes sont freinées dans leur élan vers cette facette de l'activité physique par des mythes malheureusement encore bien présents.

J'espère réussir une fois pour toutes à vous convaincre qu'il est essentiel que les femmes s'entraînent en force et en endurance musculaire.

Voici les mythes les plus populaires :

1. Une femme ne peut pas devenir forte.
Les femmes ont un potentiel, trop souvent négligé, pour développer leur force et leur endurance musculaires, en particulier dans les membres supérieurs. Saviez-vous que l'augmentation de la force et de l'endurance musculaires n'entraîne pas nécessairement une augmentation de la masse musculaire.

2. La musculation diminue la féminité.
Heureusement, les nombreux bienfaits de la musculation (physiques, fonctionnels et mentaux) sont tout aussi nécessaires à la femme qu'à l'homme. Des muscles fermes n'enlèvent rien à la féminité.

3. Soulever des poids va faire grossir les bras et les jambes d'une femme.
En réalité, les femmes n'ont pas le potentiel génétique pour développer des muscles volumineux. Sauf dans de rares cas, l'hormone appelée testostérone, nécessaire au développement du volume musculaire, n'est pas présente en quantité suffisante chez la femme.

4. La musculation fera perdre toute sa souplesse à une femme.
Non seulement la femme ne perdra pas sa souplesse, mais si son entraînement est équilibré et bien conçu par un entraîneur qualifié, elle pourra aussi améliorer sa flexibilité.

5. Les muscles d'une femme vont éventuellement se transformer en graisse.
Un muscle ne peut tout simplement pas se transformer en gras. Les tissus sont totalement différents et indépendants. Si on cesse d'utiliser un muscle, quelle qu'en soit la raison, il va littéralement fondre... pour les femmes ET pour les hommes ! La graisse ne prendra pas sa place mais s'installera par-dessus les fibres musculaires restantes.

6. Une femme peut prendre des suppléments de protéines pour favoriser le développement musculaire.
Les prises excédentaires de suppléments de protéines ne favoriseront aucunement la prise de masse maigre puisqu'au-delà d'un niveau donné, l'excédent en protéines est soit excrété, soit transformé en graisse.

7. Un entraînement rigoureux en musculation fera disparaître la graisse localisée.
Il est désormais bien établi que même si un programme de musculation raffermit les muscles de la zone ciblée, il n'a aucun effet direct sur la couche adipeuse de cette même zone.

8. La musculation, c'est pour les jeunes femmes.
Il n'est jamais trop tard pour prendre les moyens nécessaires pour améliorer sa qualité de vie. Un entraînement musculaire approprié offre de nombreux bienfaits aux femmes. Il peut notamment allonger leur durée de vie fonctionnelle et autonome.

Alors... convaincues ?

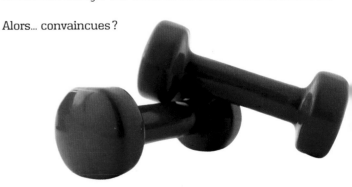

Les conseils de Guy

Marcher vers une nouvelle découverte

C'est toujours insécurisant de marcher vers l'inconnu, n'est-ce pas ? C'est souvent ce qui se passe lorsqu'on commence un voyage d'exploration. C'est ce que vous avez débuté, il y a sept semaines. Vous vous êtes dit : « O.K. là je suis décidé. Je vais me mettre en forme et perdre du poids », sans savoir exactement les bénéfices collatéraux que vous alliez en retirer.

La suite ? Vous ne la connaissiez pas vraiment. Que ressentiriez-vous ? Quels seraient les avantages qui en découleraient ? Quelles seraient les difficultés que vous alliez rencontrer ? Ça, c'était l'inconnu. C'est d'ailleurs pour cette raison que l'on vous a proposé d'y aller pas à pas.

J'ai ressenti la même chose en débutant mon programme de mise en forme en 2005. Tout ce que je savais, c'est que je le faisais pour vivre plus vieux que mon père, qui est décédé à 66 ans de maladie cardiaque. Son premier infarctus s'est produit lorsqu'il avait 50 ans. En 2005, j'avais 47 ans et 34 kg (75 lb) en trop. Croyez-moi, je voyais poindre avec effroi le nombre 50 et je ne voulais pas qu'il m'arrive la même chose que lui.

J'ai donc marché vers l'inconnu et j'ai découvert une nouvelle personne, un Guy Bourgeois renouvelé. Évidemment, la situation diffère pour chacun de nous, selon le poids à perdre et notre niveau de forme physique, mais en ce qui me concerne, je suis passé des vêtements « xx large » à moyen, des cols de chemises de 44 cm (17 ½ po) à ceux de 38 cm (15 po), et des pantalons de taille 46 à la taille 33. J'ai dû faire rapetisser mon bracelet de montre, mes bagues, même mes chaussures sont devenues trop grandes et j'ai dû les prendre un demi-point plus petit. Bref, mon corps s'est métamorphosé petit à petit et j'ai savouré chaque changement perceptible.

Ce que j'ai surtout découvert, c'est un nouveau visage avec deux mentons en moins, et une nouvelle silhouette où les bourrelets avaient disparu. Mon souffle et mon rythme cardiaque à l'effort s'en sont aussi trouvés grandement améliorés. Les escaliers ne me font plus peur, et je ne sens plus mon ventre se coincer sur ma cuisse lorsque je pédale à vélo. Mes joues sont moins gonflées, mes yeux moins enfouis dans le gras (de même que mon nombril), et tout cela sans compter les avantages reliés à ma vie sexuelle, qui s'est métamorphosée. Les gens qui font de l'embonpoint et les obèses parlent rarement de ce sujet, mais je vous jure qu'il y a un monde de différence entre faire l'amour à 109 kg (240 lb) et à 75 kg (165 lb).

Je savais bien, en débutant ma démarche de mise en forme, que je me sentirais mieux, mais je ne savais pas à quel point. Ma marche vers l'inconnu m'a fait redécouvrir ma vie. Ça vous semble peut-être exagéré ? Je vous jure que c'est vraiment ce que je ressens. Et vous ?

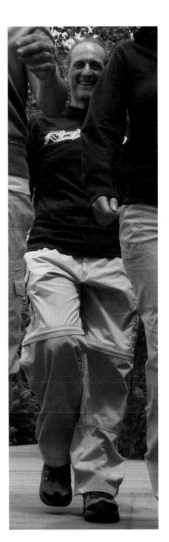

▶ **SEPTIÈME PAS**

Grâce à votre entraînement et aux quelques kilos que vous avez perdus jusqu'à maintenant, votre corps a probablement commencé à changer. Faites-vous plaisir et rédigez la liste des changements observés.

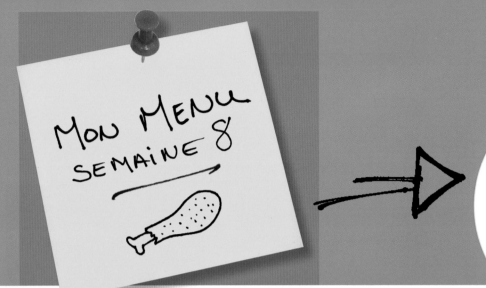

MON MENU
SEMAINE 8

**1200, 1500,
1800 Calories ?**

Menu de base à
1200 Calories.
....

Menu à 1500 Calories,
ajouter ces aliments au menu de base.
....

Menu à 1800 Calories,
ajouter ces aliments au menu de base
ainsi qu'au menu à 1500 Calories.

	Déjeuner	Diner	Souper	Collations
lundi • jour 1	1 muffin aux noix (p. 127) 175 ml (¾ tasse) de gruau nature préparé 60 ml (¼ tasse) de cantaloup 250 ml (1 tasse) de lait 1% Café ou thé 125 ml (½ tasse) de cantaloup 10 ml (2 c. à thé) de beurre d'arachide léger 125 ml (½ tasse) de jus d'orange	Salade La multicolore (p. 191) Remplacer le saumon par des crevettes. 3 biscottes de type Melba 25 g (1 oz) de fromage partiellement écrémé 1 pomme	⭐ Souvlaki (p. 169) 125 ml (½ tasse) de concombre 125 ml (½ tasse) de jus de légumes 125 ml (½ tasse) de jus de légumes 125 ml (½ tasse) d'ananas	175 ml (¾ tasse) de yogourt nature sans gras 125 ml (½ tasse) de framboises 60 ml (¼ tasse) de céréales de type granola légères 30 ml (2 c. à soupe) de noix de Grenoble
mardi • jour 2	1 bagel de son ou de blé entier 10 ml (2 c. à thé) de beurre d'amande 125 ml (½ tasse) de fraises 250 ml (1 tasse) de lait 1% Café ou thé 1 petit yogourt à faible teneur en gras (100 g - 3 ½ oz)	Sandwich Le végé (p. 193) 125 ml (½ tasse) de jus de légumes 60 ml (¼ tasse) d'ananas 125 ml (½ tasse) d'ananas 125 ml (½ tasse) de carottes 125 ml (½ tasse) de concombre +30 ml (2 c. à soupe) de trempette légère	⭐ Flétan à l'antillaise (p. 170) 125 ml (½ tasse) d'orge 125 ml (½ tasse) d'orge 250 ml (1 tasse) de chou-fleur 125 ml (½ tasse) de framboises 125 ml (½ tasse) de lait 1%	1 carré aux framboises (p. 49) 30 ml (2 c. à soupe) de pistaches 1 prune
mercredi • jour 3	1 muffin aux noix (p. 127) 175 ml (¾ tasse) de gruau nature préparé 30 ml (2 c. à soupe) de noix de Grenoble 125 ml (½ tasse) de lait 1% Café ou thé 125 ml (½ tasse) de lait 125 ml (½ tasse) de framboises	Sandwich Le bagel surprise (p. 193) 125 ml (½ tasse) de carottes 125 ml (½ tasse) de poivrons 1 pomme 30 ml (2 c. à soupe) de trempette légère 1 petit yogourt à faible teneur en gras (100 g - 3 ½ oz)	⭐ Risotto aux champignons (p. 171) Salade La simplette (p. 192) 250 ml (1 tasse) de jus de légumes 125 ml (½ tasse) de cantaloup	1 prune 25 g (1 oz) de fromage partiellement écrémé 1 prune 1 tranche de pain aux raisins +5 ml (1 c. à thé) de beurre ou de margarine

	Déjeuner	Dîner	Souper	Collations
jeudi • jour 4	1 muffin anglais de blé entier 1 œuf 125 ml (½ tasse) de fraises 250 ml (1 tasse) de lait 1% Café ou thé 1 œuf 25 g (1 oz) de fromage partiellement écrémé 125 ml (½ tasse) de jus d'orange	Salade Le pied marin (p. 191) 3 biscottes de type Melba 1 biscotte de type Melba 1 petit yogourt à faible teneur en gras (100 g - 3 ½ oz) 1 pomme 250 ml (1 tasse) de jus de légumes	★ Poulet et quinoa épicé (p. 172) 250 ml (1 tasse) de poivrons 125 ml (½ tasse) de lait 1% 125 ml (½ tasse) de framboises	25 g (1oz) de fromage partiellement écrémé 1 prune 30 ml (2 c. à soupe) de noix de Grenoble
vendredi • jour 5	125 ml (½ tasse) de céréales de blé filamenté 250 ml (1 tasse) de lait 1% 125 ml (½ tasse) de jus d'orange Café ou thé 125 ml (½ tasse) de framboises 60 ml (¼ tasse) de céréales de type granola légères	Salade de quinoa (p. 172) Intégrer le poulet en cubes au quinoa. 175 ml (¾ tasse) de yogourt nature sans gras 125 ml (½ tasse) de fraises 250 ml (1 tasse) de jus de légumes	★ Paella (p. 173) Salade La simplette (p. 192) 125 ml (½ tasse) de lait 1% 125 ml (½ tasse) de cantaloup	175 ml (¾ tasse) d'ananas 1 tranche de pain de blé entier +5 ml (1 c. à thé) de beurre d'arachide léger 30 ml (2 c. à soupe) de pistaches
samedi • jour 6	1 tranche de pain aux raisins 175 ml (¾ tasse) de gruau nature préparé 125 ml (½ tasse) de lait 1% Café ou thé 125 ml (½ tasse) de lait 1% 125 ml (½ tasse) de cantaloup 5 ml (1 c. à thé) de beurre ou de margarine 1 tranche de pain aux raisins +5 ml (1 c. à thé) de beurre ou de margarine	Sandwich Le croque-monsieur (p. 193) Remplacer le jambon par du thon en conserve. Salade La simplette (p. 192) 1 pomme 250 ml (1 tasse) de jus de légumes	★ Bœuf à l'asiatique (p. 174) 125 ml (½ tasse) de couscous 2 demi-tomates rôties ★ Yogourt à la grecque (p. 175) 125 ml (½ tasse) de couscous 125 ml (½ tasse) de fraises	1 carré aux framboises (p. 49) 25 g (1 oz) de fromage partiellement écrémé 1 prune
dimanche • jour 7	1 muffin anglais de blé entier 25 g (1 oz) de fromage partiellement écrémé 125 ml (½ tasse) de framboises 250 ml (1 tasse) de lait 1% Café ou thé 125 ml (½ tasse) de jus d'orange	★ Omelette aux herbes du jardin (p. 176) 2 tranches de pain de blé entier Salade La simplette (p. 192) 1 petit yogourt à faible teneur en gras (100 g - 3 ½ oz) 30 ml (2 c. à soupe) de parmesan 60 ml (¼ tasse) de croûtons de blé entier	★ Thon frais poêlé (p. 177) 125 ml (½ tasse) de nouilles de riz 250 ml (1 tasse) de courgettes 125 ml (½ tasse) de lait 1% 125 ml (½ tasse) d'ananas 125 ml (½ tasse) de nouilles de riz	125 ml (½ tasse) de poivrons 2 biscottes de type Melba 25 g (1 oz) de fromage partiellement écrémé 125 ml (½ tasse) de radis

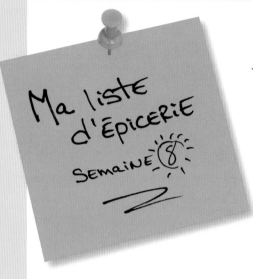

FRUITS ET LÉGUMES

	1200	1500	1800
FRUITS			
◯ Ananas : 1 ou 325 ml (1 ⅓ t.)		+250 ml (1 t.)	+125 ml (½ t.)
◯ Cantaloup : 1 ou 60 ml (¼ t.)		+250 ml (1 t.)	+250 ml (1 t.)
◯ Fraises : 375 ml (1 ½ t.)		-	+125 ml (½ t.)
◯ Framboises : 250 ml (1 t.)		+250 ml (1 t.)	+250 ml (1 t.)
◯ Jus d'orange : 125 ml (½ t.)		-	+375 ml (1 ½ t.)
◯ Pomme :		3	+1
◯ Prune : 2		+1	+2
LÉGUMES			
◯ Carotte : 1 ou 175 ml (¾ t.)		-	+125 ml (½ t.)
◯ Champignons : 325 ml (1 ⅓ t.)		-	-
◯ Chou-fleur : 1 ou 125 ml (½ t.)		+250 ml (1 t.)	-
◯ Céleri : 1 branche ou 125 ml (½ t.)		-	-
◯ Concombre : 1-2 ou 375 ml (1 ½ t.)		+60 ml (¼ t.)	+125 ml (½ t.)
◯ Courgette : 2 ou 325 ml (1 ⅓ t.)		-	-
◯ Jus de légumes : 175 ml (¾ t.)		+625 ml (2 ½ t.)	+625 ml (2 ½ t.)
◯ Laitue : 1 ou 1,25 l (5 t.)		+250 ml (1 t.)	-
◯ Maïs : 125 ml (½ t.)		-	-
◯ Oignon vert : 1		-	-
◯ Petits pois : 60 ml (¼ t.)		-	-
◯ Poivron : 4		+125 ml (½ t.)	-
◯ Radis : 175 ml (¾ t.)		+60 ml (¼ t.)	+125 ml (½ t.)
◯ Tomate : 60 ml (¼ t.)		-	-

VIANDES ET SUBSTITUTS

	1200	1500	1800
◯ Crevettes : 120 g (4 oz)		-	-
◯ Haut de surlonge de bœuf : 75 g (2 ½ oz)		-	-
◯ Flétan : 100 g (3 ½ oz)		-	-
◯ Noix de Grenoble : 30 ml (2 c. à s.)		-	+60 ml (¼ t.)
◯ Œufs : 5		+1	-
◯ Pétoncles : 30 g (1 oz)		-	-
◯ Pistaches : 60 ml (¼ t.)		+30 ml (2 c. à s.)	+30 ml (2 c. à s.)
◯ Poitrine de poulet : 120 g (4 oz)		-	-
◯ Thon en conserve : 1 boîte de 120 g (4 oz)		-	-
◯ Thon frais : 100 g (3 ½ oz)		-	-

PRODUITS CÉRÉALIERS

	1200	1500	1800
◯ Bagels de son ou de blé entier : 2		-	-
◯ Baguette de blé entier : 1 morceau de 60 g - 2 oz (12 cm)		-	-
◯ Biscottes de type Melba : 6 biscottes		+3	-
◯ Ciabatta de blé entier : 1		-	-
◯ Muffins anglais de blé entier : 2		-	-
◯ Nouilles de riz : 125 ml (½ t.)		-	+125 ml (½ t.)
◯ Pain de blé entier : 2 tranches		+1	-
◯ Pain aux raisin : 1 tranche		-	+2
◯ Pita de blé entier : 1		-	-

LAIT ET SUBSTITUTS

	1200	1500	1800
◯ Fromage partiellement écrémé : 135 g (4 ½ oz)		+75 g (3 ½ oz)	+50 g (2 ½ oz)
◯ Fromage suisse léger : 60 g (3 oz)		-	-
◯ Lait 1% : 2 l (8 t.)		+250 ml (1 t.)	+250 ml (1 t.)
◯ Petits yogourts allégés de 100 g (3 ½ oz) :		2	+2
◯ Yogourt nature sans gras : 625 ml (2 ½ t.)		-	-

S'ASSURER D'AVOIR AU FRIGO, AU GARDE-MANGER OU AU JARDIN...

- ◯ Ail frais
- ◯ Aneth frais
- ◯ Ciboulette fraîche
- ◯ Citrons
- ◯ Coriandre fraîche
- ◯ Gingembre frais
- ◯ Mayonnaise
- ◯ Menthe fraîche
- ◯ Oignons
- ◯ Olives noires
- ◯ Parmesan
- ◯ Persil frais
- ◯ Pesto
- ◯ Quelques feuilles de laitue
- ◯ Quinoa
- ◯ Riz arborio
- ◯ Safran
- ◯ Thym frais
- ◯ Trempette légère
- ◯ Tzatziki
- ◯ Vin blanc

Utilisez les fiches détachables à la fin du livre. Un outil pratique !

Ingrédients du menu de base à 1200 Calories.
Ajouter les ingrédients inscrits en bleu au menu de base.
Ajouter les ingrédients inscrits en vert au menu de base ainsi qu'au menu de 1500 Calories.

Valeur nutritive

lipides : 6 g
protéines : 32 g
glucides : 42 g
valeur énergétique :
350 kcal
équivalents : 2 PC,
1 VS, 1 ½ LÉG,
1 Gras

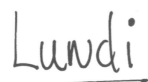

Lundi

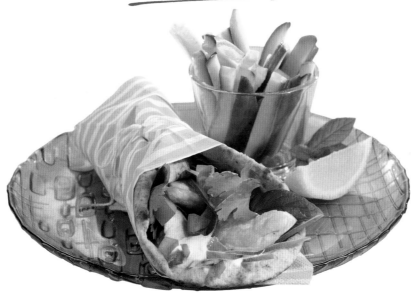

★ Souvlaki

1 portion

Ingrédients

1	pain pita de blé entier
75 g	**(2 ½ oz)** de poulet (surplus de dimanche dernier)
125 ml	**(½ tasse)** de tomates, en dés
60 ml	**(¼ tasse)** d'oignons, en fines lanières
20 ml	**(4 c. à thé)** de tzatziki
	Quelques feuilles de coriandre et de menthe fraîche

Préparation

- Sur un côté du pain pita, disposez les morceaux de poulet réchauffés, les tomates et les oignons.
- Napper de tzatziki.
- Ajouter les fines herbes avant de rouler le pain pita pour faire un sandwich de style souvlaki.

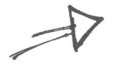

Variante

Ce type de sandwich chaud roulé est savoureux avec de la viande de porc ou encore avec de grosses crevettes.

Menu du jour 1

Déjeuner

1 muffin aux noix (p. 127)

175 ml (¾ tasse) de gruau nature préparé

60 ml (¼ tasse) de cantaloup

250 ml (1 tasse) de lait 1%

Café ou thé

125 ml (½ tasse) de cantaloup

10 ml (2 c. à thé) de beurre d'arachide léger

125 ml (½ tasse) de jus d'orange

Dîner

Salade La multicolore (p. 191)
Remplacer le saumon par des crevettes.

3 biscottes de type Melba

25 g (1 oz) de fromage partiellement écrémé

1 pomme

Souper

★ Souvlaki

125 ml (½ tasse) de concombre

125 ml (½ tasse) de jus de légumes

125 ml (½ tasse) de jus de légumes

125 ml (½ tasse) d'ananas

Collations

175 ml (¾ tasse) de yogourt nature sans gras

125 ml (½ tasse) de framboises

60 ml (¼ tasse) de céréales de type granola légères

30 ml (2 c. à soupe) de noix de Grenoble

Menu du jour 2

Déjeuner

1 bagel de son ou de blé entier

10 ml (2 c. à thé) de beurre d'amande

125 ml (½ tasse) de fraises

250 ml (1 tasse) de lait 1%

Café ou thé

1 petit yogourt à faible teneur en gras (100 g - 3 ½ oz)

Dîner

Sandwich Le végé (p. 193)

125 ml (½ tasse) de jus de légumes

60 ml (¼ tasse) d'ananas

125 ml (½ tasse) d'ananas

125 ml (½ tasse) de carottes

125 ml (½ tasse) de concombre +30 ml (2 c. à soupe) de trempette légère

Souper

★ Flétan à l'antillaise

125 ml (½ tasse) d'orge

125 ml (½ tasse) d'orge

250 ml (1 tasse) de chou-fleur

125 ml (½ tasse) de framboises

125 ml (½ tasse) de lait 1%

Collations

1 carré aux framboises (p. 49)

30 ml (2 c. à soupe) de pistaches

1 prune

Valeur nutritive

lipides : 3 g
protéines : 22 g
glucides : 12 g
valeur énergétique : 160 kcal
équivalents : 1 ½ VS, 2 LÉG, ½ FR

Mardi

Variante

Remplacez les ananas par des tomates séchées, la coriandre par du basilic et ajoutez des olives noires pour faire du flétan à la mode méditerranéenne.

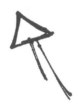

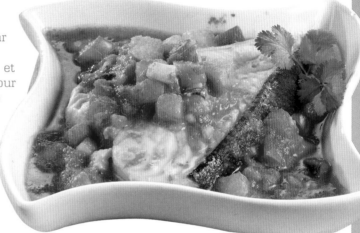

★ Flétan à l'antillaise

1 portion

Ingrédients

60 ml	(¼ tasse)	de concombres, en dés
60 ml	(¼ tasse)	de poivrons rouges, en dés
60 ml	(¼ tasse)	d'ananas, en dés
15 ml	(1 c. à soupe)	d'oignons, hachés
125 ml	(½ tasse)	de tomates, en dés
5 ml	(1 c. à thé)	de vinaigre de vin rouge
2 ml	(½ c. à thé)	de sauce Worcestershire
100 g	(3 ½ oz)	de flétan
		Coriandre fraîche
Au goût	Sel, poivre et tabasco	

Préparation

- Dans un bol, mélanger les 7 premiers ingrédients, le sel, le poivre et le tabasco.

- Réduire la moitié de cette préparation en purée à l'aide du robot de cuisine.

- Incorporer la purée aux ingrédients non réduits en purée afin d'obtenir une sauce antillaise.

- Mettre le flétan dans un plat de cuisson, verser la sauce sur le dessus et cuire au four à 200 ºC (400 ºF) environ 15 minutes, jusqu'à ce que le poisson soit bien cuit.

Mercrédi

★ Risotto aux champignons

1 portion

Ingrédients

5 ml	**(1 c. à thé)** d'huile d'olive
1	oignon vert, haché finement
2	gousses d'ail, hachées finement
175 ml	**(¾ tasse)** de champignons, en tranches
60 ml	**(¼ tasse)** de riz arborio sec
30 ml	**(2 c. à soupe)** de vin blanc
250 ml	**(1 tasse)** de bouillon de poulet à faible teneur en sel
60 ml	**(¼ tasse)** de parmesan, râpé
15 ml	**(1 c. à soupe)** de thym frais
5 ml	**(1 c. à thé)** d'origan séché
5 ml	**(1 c. à thé)** de zeste de citron, râpé
Au goût	Sel, poivre et copeaux de parmesan

Préparation

- Dans une casserole, faire revenir l'oignon vert, l'ail et les champignons dans l'huile.
- Ajouter le riz, bien enrober et laisser cuire 1 minute.
- Déglacer au vin blanc et remuer.
- Lorsque le vin est presque tout absorbé, ajouter le bouillon et les fines herbes, baisser le feu et laisser cuire en remuant sans arrêt environ 20 minutes, jusqu'à ce que le riz soit cuit et ait une consistance crémeuse.
- Retirer du feu, ajouter le parmesan râpé et bien remuer pour faire fondre.
- Saler, poivrer, garnir de copeaux de parmesan et servir immédiatement.

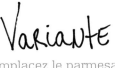

Variante

Remplacez le parmesan par du oka, du cheddar ou un mélange de fromages que vous appréciez. Vous pouvez aussi servir le risotto avec des épinards.

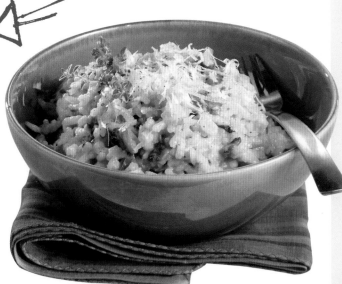

Menu du jour 3

Déjeuner

1 muffin aux noix (p. 127)

175 ml **(¾ tasse)** de gruau nature préparé

30 ml **(2 c. à soupe)** de noix de Grenoble

125 ml **(½ tasse)** de lait 1%

Café ou thé

125 ml **(½ tasse)** de lait

125 ml **(½ tasse)** de framboises

Dîner

Sandwich Le bagel surprise (p. 193)

125 ml **(½ tasse)** de carottes

125 ml **(½ tasse)** de poivrons

1 pomme

30 ml **(2 c. à soupe)** de trempette légère

1 petit yogourt à faible teneur en gras (100 g - 3 ½ oz)

Souper

★ Risotto aux champignons

Salade La simplette (p. 192)

250 ml **(1 tasse)** de jus de légumes

125 ml **(½ tasse)** de cantaloup

Collations

1 prune

25 g **(1 oz)** de fromage partiellement écrémé

1 prune

1 tranche de pain aux raisins
+5 ml **(1 c. à thé)** de beurre ou de margarine

Menu du jour 4

Déjeuner

1 muffin anglais de blé entier

1 œuf

125 ml (½ tasse) de fraises

250 ml (1 tasse) de lait 1%

Café ou thé

1 œuf

25 g (1 oz) de fromage
partiellement écrémé

125 ml (½ tasse) de jus d'orange

Dîner

Salade Le pied marin (p. 191)

3 biscottes de type Melba

1 biscotte de type Melba

1 petit yogourt à faible teneur
en gras (100 g - 3 ½ oz)

1 pomme

250 ml (1 tasse) de jus
de légumes

Souper

★ Poulet et quinoa épicé

250 ml (1 tasse) de poivrons

125 ml (½ tasse) de lait 1%

125 ml (½ tasse) de framboises

Collations

25 g (1oz) de fromage
partiellement écrémé

1 prune

30 ml (2 c. à soupe) de noix
de Grenoble

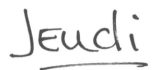

Valeur nutritive

lipides : 23 g
protéines : 26 g
glucides : 34 g
valeur énergétique :
450 kcal
équivalents : 1 VS,
2 PC, 1 LÉG,
1 ½ Gras

Jeudi

★ Poulet et quinoa épicé

2 portions

Ingrédients

1	poitrine de poulet de **120 g (4 oz)**
125 ml	(**½ tasse**) de quinoa sec
125 ml	(**½ tasse**) d'oignons, hachés
15 ml	(**1 c. à soupe**) de beurre ou de margarine
250 ml	(**1 tasse**) de bouillon de poulet réduit en sel
15 ml	(**1 c. à soupe**) de gingembre frais, haché finement
1	gousse d'ail, hachée finement
2 ml	(**½ c. à thé**) de cannelle moulue
5 ml	(**1 c. à thé**) de cari
125 ml	(**½ tasse**) de céleri, haché
30 ml	(**2 c. à soupe**) d'huile d'olive
30 ml	(**2 c. à soupe**) de jus de citron
125 ml	(**½ tasse**) de persil frais, haché
Au goût	Sel, poivre et paprika

Préparation

- Préchauffer le four à 190 °C (375 °F).

- Dorer le poulet à la poêle, puis le mettre sur une plaque et le cuire au four de 20 à 25 minutes, jusqu'à ce qu'il soit cuit.

- Pendant ce temps, rincer le quinoa environ 1 minute.

- Dans une casserole, faire fondre le beurre et y faire revenir les oignons et le quinoa environ 2 minutes. Ajouter le bouillon, porter à ébullition et cuire à feu doux environ 20 minutes.

- Laisser tiédir quelques instants.

- Mélanger tous les autres ingrédients ensemble, et ajouter au quinoa tiédi. Servir avec la poitrine de poulet.

Note : Réservez la seconde portion pour le dîner de vendredi en salade froide.

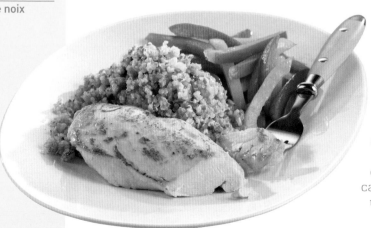

Variante

Pour une salade de quinoa
des plus estivales, remplacez
le céleri par des morceaux
d'orange, les oignons par des
canneberges séchées et l'ail par
un soupçon de sirop d'érable.

Valeur nutritive

lipides : 2 g
protéines : 21 g
glucides : 68 g
valeur énergétique :
370 kcal
équivalents : 2 PC,
1 VS, 3 LÉG

Vendredi

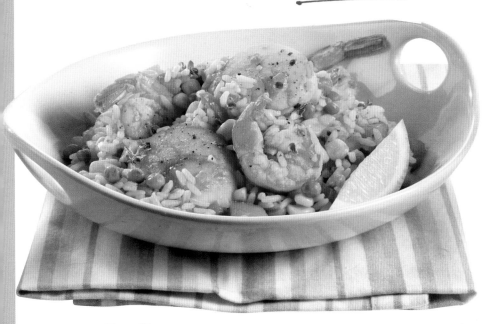

★ Paella

1 portion

Ingrédients

30 g	**(1 oz)** de crevettes
30 g	**(1 oz)** de pétoncles
60 ml	**(¼ tasse)** d'oignons, hachés
1	gousse d'ail, hachée
60 ml	**(¼ tasse)** de maïs
60 ml	**(¼ tasse)** de petits pois
1	tomate, en dés
1	pincée de safran
250 ml	**(1 tasse)** de riz, cuit
30 ml	**(2 c. à soupe)** de jus de légumes
1	quartier de citron
Au goût	Sel, poivre et thym

Préparation

- Faire revenir les crevettes, les pétoncles, les oignons et l'ail dans une casserole.
- Ajouter les légumes, le safran et le thym.
- Ajouter le riz et le jus de légumes et bien remuer. Saler et poivrer au goût.
- Servir immédiatement avec un quartier de citron.

Variante

La paella est un plat idéal pour essayer de nouveaux fruits de mer : calmars, langoustes, buccins, pieuvre, etc.

Menu du jour 5

Déjeuner

125 ml (½ tasse) de céréales de blé filamenté

250 ml (1 tasse) de lait 1%

125 ml (½ tasse) de jus d'orange

Café ou thé

125 ml (½ tasse) de framboises

60 ml (¼ tasse) de céréales de type granola légères

Dîner

Salade de quinoa
Intégrer le poulet en cubes au quinoa.

175 ml (¾ tasse) de yogourt nature sans gras

125 ml (½ tasse) de fraises

250 ml (1 tasse) de jus de légumes

Souper

★ Paella

Salade La simplette (p. 192)

125 ml (½ tasse) de lait 1%

125 ml (½ tasse) de cantaloup

Collations

175 ml (¾ tasse) d'ananas

1 tranche de pain de blé entier
+5 ml (1 c. à thé) de beurre d'arachide léger

30 ml (2 c. à soupe) de pistaches

Menu du jour 6

Déjeuner

1 tranche de pain aux raisins

175 ml (¾ tasse) de gruau
nature préparé

125 ml (½ tasse) de lait 1%

Café ou thé

125 ml (½ tasse) de lait 1%

125 ml (½ tasse) de cantaloup

5 ml (1 c. à thé) de beurre ou
de margarine

1 tranche de pain aux raisins
+5 ml (1 c. à thé) de beurre
ou de margarine

Dîner

Sandwich Le croque-monsieur
(p. 193)
Remplacer le jambon
par du thon en conserve.

Salade La simplette (p. 192)

1 pomme

250 ml (1 tasse) de jus
de légumes

Souper

★ Bœuf à l'asiatique

125 ml (½ tasse) de couscous

2 demi-tomates rôties

★ Yogourt à la grecque

125 ml (½ tasse) de couscous

125 ml (½ tasse) de fraises

Collations

1 carré aux framboises (p. 49)

25 g (1 oz) de fromage
partiellement écrémé

1 prune

Valeur nutritive

lipides : 7 g
protéines : 15 g
glucides : 1 g
valeur énergétique :
130 kcal
équivalents :
1 ½ VS, 1 LÉG

Samedi

★ Bœuf à l'asiatique

1 portion

Ingrédients

75 g	(2 ½ oz) de haut de surlonge de bœuf
45 ml	(3 c. à soupe) de vinaigre de vin rouge
45 ml	(3 c. à soupe) de sauce soya
2 ml	(½ c. à thé) de gingembre frais
1	gousse d'ail
125 ml	(½ tasse) de champignons, en tranches
Au goût	Sel et poivre

Préparation

- Couper le bœuf en cubes.

- Mélanger les autres ingrédients dans un bol, sauf les champignons, et faire mariner le bœuf de 1 à 2 heures au réfrigérateur.

- Sur une brochette, piquer et faire alterner les cubes de bœuf et les champignons.

- Griller les brochettes de 4 à 5 minutes sous le gril en les tournant de temps à autre pour uniformiser la cuisson.

Variante

Essayez cette idée recette avec des cubes de tofu. Voilà une bonne façon de l'intégrer à son alimentation.

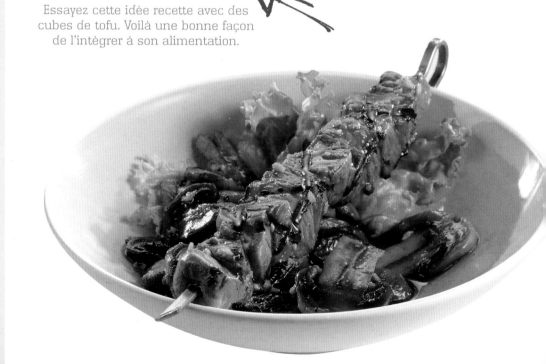

Valeur nutritive

lipides : 7 g
protéines : 13 g
glucides : 29 g
valeur énergétique :
230 kcal
équivalents : 1 LS,
½ VS

★ Yogourt à la grecque

1 portion

Ingrédients

175 ml	(**¾ tasse**) de yogourt nature sans gras
30 ml	(**2 c. à soupe**) de pistaches, concassées
10 ml	(**2 c. à thé**) de miel
	Zeste de citron au goût

Préparation

- Mettre le yogourt dans une coupe et superposer les autres ingrédients sur le dessus.
- Servir immédiatement.

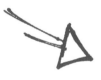

Variante

Pour faire un yogourt tropical, remplacez le miel et le zeste d'orange par de la pulpe de fruit de la Passion que vous mélangerez bien avec le yogourt. Remplacez les pistaches par de la noix de coco.

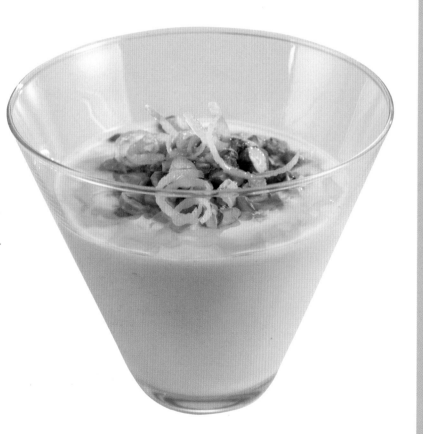

Valeur nutritive

lipides : 10 g
protéines : 14 g
glucides : 5 g
valeur énergétique :
170 kcal
équivalents : 1 VS,
1 LÉG

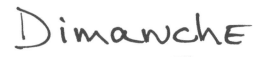

Dimanche

Menu du jour 7

Déjeuner

1 muffin anglais de blé entier

25 g (1 oz) de fromage
partiellement écrémé

125 ml (½ tasse) de framboises

250 ml (1 tasse) de lait 1%

Café ou thé

125 ml (½ tasse) de jus d'orange

Dîner

★ Omelette aux herbes
du jardin

2 tranches de pain de blé entier

Salade La simplette (p. 192)

1 petit yogourt à faible teneur
en gras (100 g - 3 ½ oz)

30 ml (2 c. à soupe)
de parmesan

60 ml (¼ tasse) de croûtons
de blé entier

Souper

★ Thon frais poêlé

125 ml (½ tasse) de nouilles
de riz

250 ml (1 tasse) de courgettes

125 ml (½ tasse) de lait 1%

125 ml (½ tasse) d'ananas

125 ml (½ tasse) de nouilles
de riz

Collations

125 ml (½ tasse) de poivrons

2 biscottes de type Melba

25 g (1 oz) de fromage
partiellement écrémé

125 ml (½ tasse) de radis

★ Omelette aux herbes du jardin

1 portion

Ingrédients

2	œufs
30 ml	(2 c. à soupe) de lait 1%
125 ml	(½ tasse) de poivrons rouges, en fines lanières
10 ml	(2 c. à thé) de thym séché
10 ml	(2 c. à thé) de ciboulette fraîche
15 ml	(1 c. à soupe) de persil frais

Préparation

- Battre les œufs et le lait.
- Ajouter les garnitures.
- Cuire l'omelette à la poêle.

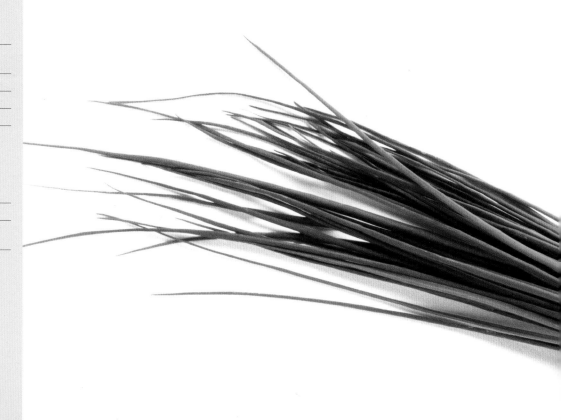

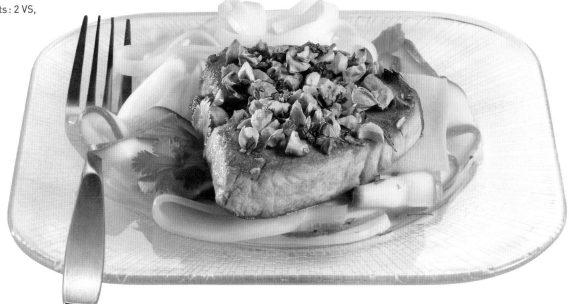

★ Thon frais poêlé

1 portion

Ingrédients

1	darne de thon frais de **100 g (3 ½ oz)**
5 ml	**(1 c. à thé)** d'huile d'olive
Au goût	Sel et poivre
2 ml	**(½ c. à thé)** de miel
30 ml	**(2 c. à soupe)** de pistaches, concassées
	Coriandre fraîche

Préparation

• Chauffer l'huile dans une poêle et faire dorer le thon à feu moyen, jusqu'à ce qu'il soit bien doré de chaque côté. Saler et poivrer.

• Napper le miel sur un côté de la darne et presser les pistaches dans la chair, de façon à former une croûte d'un seul côté.

• Servir immédiatement avec de la coriandre fraîche.

Variante

Préparez la même recette avec un morceau d'espadon en croûte de graines de sésame ou avec un morceau de saumon en croûte de noix de Grenoble.

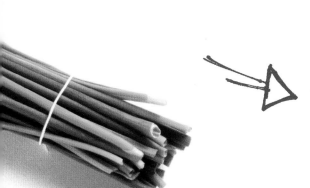

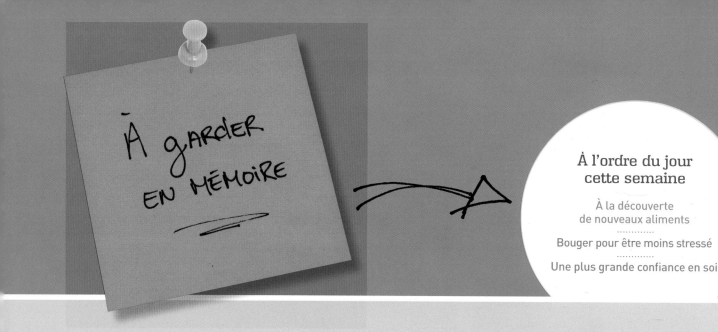

À l'ordre du jour
cette semaine

À la découverte
de nouveaux aliments
....
Bouger pour être moins stressé
....
Une plus grande confiance en soi

Les conseils d'Isabelle

À la découverte de nouveaux aliments

Certains aliments gagnent en popularité auprès des gens qui fréquentent les boutiques d'aliments naturels, pourtant, plusieurs d'entre eux sont méconnus de la majorité. Vous avez considérablement modifié vos habitudes alimentaires ? Pourquoi ne pas découvrir de nouveaux aliments pour ajouter encore plus de variété ? Un aliment ne vous est pas familier ? Essayez-le et faites-le découvrir à toute la famille !

Tour d'horizon de quelques aliments méconnus

Le quinoa

Aussi appelé riz du Pérou, le quinoa ne fait pas partie de la famille des graminées (blé, orge, riz, maïs, avoine...), mais bien de celle des chénopodiacées (betterave, épinard, bette à carde...). Pourtant, il est utilisé comme un grain céréalier : en remplacement du riz ou du couscous, en salade, en gruau, dans les potages, en croquettes, en farce, etc. Consommé en grains cuits, il ressemble au riz mais est plus rond, plus translucide et plus croquant. La cuisson du quinoa se fait dans deux parties d'eau, pendant 15 à 20 minutes. Avant de le cuire, on prend bien soin de le rincer pour retirer les derniers résidus de saponine, substance amère et savonneuse. Une fois lavé et cuit, son goût est assez neutre avec une légère saveur de noisette. Le quinoa apporte plus de protéines que le riz.

La graine de chia (ou salba)

Cette graine originaire du Pérou (*Salvia hispanica L*) devient de plus en plus populaire auprès des gens soucieux de leur santé. Riche en oméga-3 d'origine végétale, elle a l'avantage de contenir plus d'antioxydants que la graine de lin, ce qui permet de la conserver plus longtemps. Elle est riche en fibres solubles, de sorte qu'elle peut absorber jusqu'à 14 fois son poids en eau, ce qui contribue à la satiété et à la prévention des fringales. Elle favorise le contrôle de la glycémie chez les diabétiques, et réduirait aussi la tension artérielle tout en contrôlant les paramètres de l'inflammation, diminuant ainsi le risque de maladies cardiovasculaires. Outre sa teneur en oméga-3 et en fibres, la graine de chia est une source de calcium, de fer, de magnésium et de potassium.

La graine de chanvre

La graine de chanvre s'ajoute aux graines réputées pour leur teneur en oméga-3. Elle apporte plus d'oméga-6, mais un peu moins d'oméga-3 que les deux graines précédentes. En revanche, c'est elle qui est la source la plus importante de protéines (6 g pour 30 ml), et elle se distingue aussi par sa teneur en zinc, en phosphore et en magnésium.

Les baies de Goji

Petits fruits riches en antioxydants, les baies de Goji ont une réputation enviable qui ressemble à celle du bleuet. Comme lui, leur consommation est reliée à la prévention de certains cancers. La baie de Goji est le fruit le plus riche en protéines (4 g pour une portion de 28 g) et il est aussi particulièrement riche en vitamine A, en fer et en vitamine C.

L'açaï

Petit fruit presque noir d'Amazonie, l'açaï gagne aussi en reconnaissance. On ne le trouve pas à l'état frais, puisqu'on n'en consomme que la chair, mais sa pulpe se vend surgelée, prête à intégrer aux *smoothies,* et sous forme de jus concentré. Sa teneur en antioxydants a fait sa renommée. Il est plus riche en gras que les autres fruits, ceux-ci étant majoritairement (71 %) sous forme monoinsaturée.

Les flocons d'érable biologiques

Les consommateurs qui cherchent à remplacer le sucre blanc par un produit de substitution plus naturel découvriront avec joie les flocons d'érable biologiques. Faits uniquement de sirop d'érable, les flocons n'apportent que 10 calories pour 10 ml (2. c. à thé), et aromatisent à souhait le yogourt nature, le gruau, les céréales et même les légumes racines.

Les produits québécois avant tout !

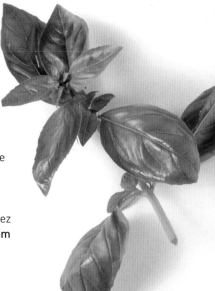

Si la découverte d'aliments nouveaux est toujours intéressante, il faut aussi, à l'année, encourager nos producteurs régionaux. Le Québec offre une terre riche idéale pour la culture des végétaux. Les producteurs de viandes et volailles, les producteurs d'œufs, les pêcheurs et les producteurs laitiers nous proposent des produits magnifiques qui devraient composer la majorité de notre assiette. D'ailleurs, manger québécois apporte plusieurs bénéfices pour la santé, ne serait-ce que du côté des fruits et des légumes. Ceux d'ici sont en effet cueillis à maturité, moment où ils possèdent leur plein potentiel vitaminique. Au contraire, lorsqu'ils sont importés, pour assurer un transport sans dommage, on ne les cueille pas à point et leur valeur nutritive en est affectée. En prime, opter pour des produits québécois permet de manger les végétaux beaucoup plus près du moment de la récolte et comme leur teneur vitaminique commence à se dégrader dès qu'ils sont cueillis, on maximise d'autant plus leurs nutriments. On devrait manger avant tout des produits québécois et se tourner vers les marchés extérieurs pour compléter nos menus, notamment avec des grands produits du monde comme l'huile d'olive ou la fleur de sel.

Pour découvrir le calendrier des récoltes maraîchères, visitez le site **www.mangezquebec.com**

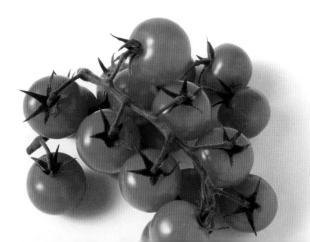

Les conseils de Josée

Bouger pour être moins stressé

Il y a un lien direct entre l'exercice et la diminution du stress. L'exercice ne fera pas disparaître vos problèmes, mais il vous permettra de réduire les tensions reliées à ceux-ci.

Est-ce que vos soucis et vos tourments vous semblent parfois si gros qu'ils vous écrasent et vous rendent totalement anxieux ? Vous n'êtes pas seul. Un jour ou l'autre, la plupart des gens vivent des moments d'anxiété à une période ou à une autre de leur vie.

Toutefois, l'exercice régulier peut vous aider à diminuer les effets néfastes de cette anxiété. Des mécanismes physiologiques, mais aussi psychologiques entrent en jeu.

Les effets du stress

L'anxiété amène votre corps à développer des tensions physiques : vos glandes produisent des hormones de stress et celles-ci font augmenter la pression sanguine et la fréquence cardiaque. De plus, le taux de sodium dans le sang grimpe et, par conséquent, votre respiration devient plus courte et plus rapide.

Ces réactions nettement physiologiques préparaient autrefois nos ancêtres à combattre ou à fuir le danger imminent. Aujourd'hui, la plupart de ces défis sont strictement émotifs ou psychologiques.

Puisqu'une réaction physique n'est habituellement pas appropriée dans une telle situation, l'énergie mise en réserve par le stress est en quelque sorte « piégée » dans votre corps.

Des expositions fréquentes aux effets négatifs du stress peuvent engendrer différents problèmes tels que des maux de tête, des maux de dos, des problèmes de peau et de l'arthrite. On associe même de plus en plus de maladies graves, voire fatales, au stress.

Une recherche* a démontré que la meilleure façon d'utiliser cette accumulation d'énergie est celle pour laquelle elle a été créée, c'est-à-dire physiquement. En effet, l'exercice augmente la circulation sanguine, utilise l'adrénaline et facilite une respiration profonde et régulière. Cette diffusion de la « réponse au stress** » aura un effet calmant et apaisant. Il est prouvé que la sécrétion d'endorphines, qui se produit pendant une activité physique et à d'autres moments, joue un rôle clé en devenant une sorte de « tranquillisant » naturel. Un individu qui pratique une activité physique régulièrement sécrète plus d'endorphines, et celles-ci circulent dans leur sang plus longtemps que chez la moyenne des gens.

Certains facteurs psychologiques contribuent aussi à atténuer le stress chez ceux qui s'entraînent régulièrement. Les psychologues croient que les techniques découvertes et apprises pendant la pratique d'une activité physique, pour en gérer les difficultés et les obstacles par exemple, sont d'une certaine façon réutilisées pour affronter d'autres agents stressants.

Le simple fait de constater que vous avez relevé un défi ou maîtrisé une nouvelle technique dans un sport ou une activité physique peut vous donner suffisamment de confiance pour faire face à d'autres genres de situations au potentiel angoissant.

Pour compléter le tableau, l'activité physique régulière favorise la confiance en soi. Les gens qui ont une plus grande estime d'eux-mêmes sont plus facilement portés vers le bonheur et gèrent mieux leur stress.

La prochaine fois que vous vous sentirez anxieux, rappelez-vous que vous avez le pouvoir de réduire votre stress et bougez !

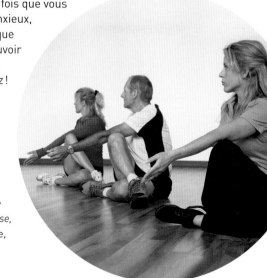

* Susie Griffin, MS. « The stress exercise connection ». *Idea Today*, février 2002.
** Selye, Hans. *Le stress sans détresse*, éditions La Presse, 1974.

Les conseils de Guy

Une plus grande confiance en soi

Comme j'ai été obèse toute ma vie, en fait depuis l'âge de huit ans, j'ai grandi avec les sobriquets habituels réservés aux «gros». Bouboule était le surnom que l'on m'avait attribué, bien malgré moi évidemment. J'ai donc appris à accepter et à vivre avec les inconvénients reliés à mon obésité. Les rires, les regards, les commentaires désobligeants et l'opinion, discrètement prononcée mais omniprésente, que j'étais une personne qui se «laissait aller», ce qui a grandement affecté ma confiance en moi-même et, par le fait même, ma vie.

À cause de mon obésité, j'ai remis des projets à plus tard; j'ai porté des vêtements que je n'aimais pas; je haïssais me regarder dans le miroir; j'avais l'air plus vieux que mon âge véritable; j'ai refusé des sorties intéressantes; j'ai ralenti la progression de ma carrière parce que je ne voulais pas me voir à la télévision; j'ai omis volontairement de contacter des gens qui auraient pu m'aider, de peur d'être confronté à la nécessité de me prendre en main; j'ai regardé par terre au lieu de regarder les gens dans les yeux; je n'ai pas pratiqué des sports que j'aurais aimé pratiquer; j'ai évité de donner mon point de vue lors de réunions pour ne pas que le gens me remarquent et aient une mauvaise opinion de moi; je suis demeuré en retrait dans des groupes; j'ai attaqué et blessé des gens par mes propos pour éviter d'être blessé et attaqué; j'ai été frustré et agressif envers les autres; je n'ai pas joui entièrement de ma vie pendant les années de ma jeunesse et, pire encore, j'ai hypothéqué ma santé pendant 30 ans avant de comprendre que c'est ce qu'il y a de plus important.

Je ne sais pas ce que votre embonpoint ou votre mauvaise forme physique a ralenti dans votre vie, mais je pense que la vie est tellement courte qu'elle ne mérite pas qu'on la goûte à moitié. Je préfère goûter à la moitié moins d'aliments, mais goûter entièrement à ma vie.

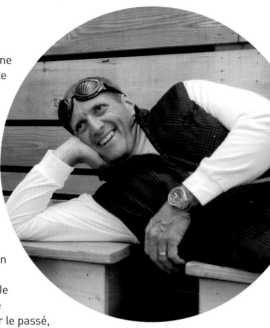

C'est évident qu'une silhouette plus mince et des muscles plus saillants améliorent votre image et, par la même occasion, l'image que vous avez de vous-même, mais ce que votre nouvelle image améliore surtout, c'est votre confiance en vous. En tout cas, c'est l'effet que ç'a eu sur moi. Je n'étais pas dénué de confiance en moi par le passé, mais ma confiance s'est élevée d'un cran, pour ne pas dire de dix crans.

Comme votre confiance en vous est votre meilleur outil pour affronter les difficultés de la vie, en avoir plus est un atout indéniable. En avançant pas à pas avec le programme Kilo Cardio, vous avez relevé un défi de taille qui a déjà permis d'augmenter votre confiance en vous. Il faut maintenant vous en rendre compte.

▶ HUITIÈME PAS

8 Faites la liste des actions qui vous faisaient peur auparavant et que vous pouvez désormais vous permettre, ou que vous pourrez bientôt vous permettre grâce à votre nouvelle confiance en vous. Regardez cette liste matin et soir et soyez fier de ce que vous avez accompli. Vous êtes un être extraordinaire.

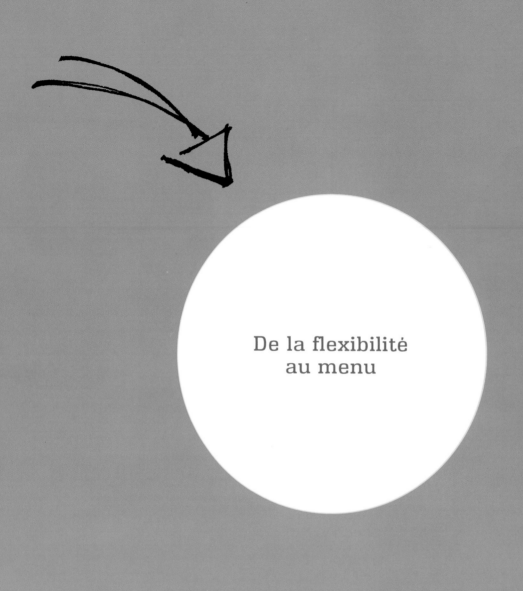

De la flexibilité
au menu

De la flexibilité au menu

Menu type d'une semaine

Il est maintenant temps d'être un peu plus autonome. Une fois que vous avez complété le plan alimentaire préétabli, vous pouvez toujours continuer à perdre du poids en créant vos propres menus. Il suffit de suivre les menus types qui suivent correspondant à votre plan d'amaigrissement. Par exemple, si vous suivez le menu à 1500 Calories, optez pour le menu calculé de 1500 Calories. Au lieu d'avoir des aliments précis à manger, il vous faut maintenant puiser dans la liste des équivalents pour chaque groupe alimentaire pour créer vos propres menus quotidiens. Les options sont nombreuses. Chaque menu type est accompagné d'un exemple de menu bâti en fonction de la liste d'équivalences. S'ils sont très utiles en phase de perte de poids, ces menus peuvent aussi être utilisés pour maintenir votre nouveau poids en optant pour un menu type plus calorique, correspondant à vos besoins énergétiques quotidiens.

Exemple

En choisissant dans la liste des équivalents, on peut bâtir son propre menu.

Déjeuner	Dîner	Souper
½ pamplemousse 2 rôties 30 ml (2 c. à soupe) de fromage à la crème léger 1 gros œuf 250 ml (1 tasse) de lait	125 ml (½ tasse) de couscous cuit 38 g (1 ½ oz) de poulet en dés 125 ml (½ tasse) de poivrons en cubes et 125 ml (½ tasse) de carottes en cubes 10 ml (1 c. à soupe) de vinaigrette maison 100 g (3 ½ oz) de yogourt aux fruits	250 ml (1 tasse) de pâtes alimentaires Sauce à la viande : 125 ml (½ tasse) de bœuf haché maigre, 250 ml (1 tasse) de sauce à la tomate avec légumes variés 250 ml (1 tasse) de salade mesclun 10 ml (2 c. à thé) de vinaigrette maison 125 ml (½ tasse) de boisson de soya enrichie
Collation		
1 clémentine		

Déjeuner	Dîner	Souper
+ 60 ml (¼ tasse) de raisins secs	+ 125 ml (½ tasse) de soupe aux légumes	+ 125 ml (½ tasse) de pâtes + 125 ml (½ tasse) de salade de fruits
Collation		
+ 7 biscuits sodas		

Déjeuner	Dîner	Souper
+ 2 tranches de fromage léger	+ 38 g (1 ½ oz) de poulet en dés + 10 ml (2 c. à thé) de vinaigrette	Même chose que le menu de 1500 Calories
Collation		
Même chose que le menu de 1500 Calories		

■ 1200 kcal
■ 1500 kcal
■ 1800 kcal

1er menu type

Déjeuner	Dîner	Souper
1 fruit 2 produits céréaliers 1 gras ½ viande et substituts 1 lait et substituts	1 produit céréalier ½ viande et substituts 2 légumes 1 gras ½ lait et substituts	2 produits céréaliers 1 viande et substituts 3 légumes 1 gras ½ lait et substituts
Collation		
1 fruit		

Déjeuner	Dîner	Souper
+ 1 fruit	+ 1 légume	+ 1 produit céréalier + 1 fruit
Collation		
1 produit céréalier		

Déjeuner	Dîner	Souper
+ 1 lait et substituts	+ ½ viande et substituts + 1 gras	Même chose que le menu de 1500 Calories
Collation		
Même chose que le menu de 1500 Calories		

2ᵉ menu type

Déjeuner	Dîner	Souper
1 fruit 1 produit céréalier 1 gras 1 lait et substituts	2 produits céréaliers 1 viande et substituts 2 légumes ½ lait et substituts	2 produits céréaliers 1 viande et substituts 2 légumes 1 gras 1 fruit

Collation
½ lait et substituts 1 légume

Déjeuner	Dîner	Souper
+ 1 produit céréalier	+ 1 fruit	+ 1 légume + 1 lait et substituts

Collation
Même chose que le menu de 1200 Calories

Déjeuner	Dîner	Souper
+ ½ viande et substituts	+ 1 gras	+ 1 viande et substituts

Collation
+ 1 fruit

Exemple

Déjeuner	Dîner	Souper
125 ml (½ tasse) de jus d'orange ½ bagel de son 5 ml (1 c. à thé) de margarine non hydrogénée 250 ml (1 tasse) de boisson de soya enrichie	Pain pita de blé entier garni de 125 ml (½ tasse) de thon, moutarde 250 ml (1 tasse) de crudités 100 g (3 ½ oz) de yogourt aux fruits	Riz à la dinde et aux légumes : 250 ml (1 tasse) de riz, 75 g (2 ½ oz) de dinde, 125 ml (½ tasse) d'oignons et de poivrons, 5 ml (1 c. à thé) d'huile d'olive 125 ml (½ tasse) de jus de légumes 125 ml (½ tasse) de compote de pommes

Collation
100 g (3 ½ oz) de yogourt aux fruits 125 ml (½ tasse) de concombre

Déjeuner	Dîner	Souper
+ ½ bagel	+ 125 ml (½ tasse) de bleuets	+ 125 ml (½ tasse) de jus de légumes + 250 ml de lait

Collation
Même chose que le menu de 1200 Calories

Déjeuner	Dîner	Souper
+ 15 ml (1 c. à soupe) de beurre d'arachide (enlever la margarine)	+ 15 ml (1 c. à soupe) de mayonnaise légère	+ 75 g (2 ½ oz) de dinde

Collation
+ 125 ml (½ tasse) de fraises

■ 1200 kcal
■ 1500 kcal
■ 1800 kcal

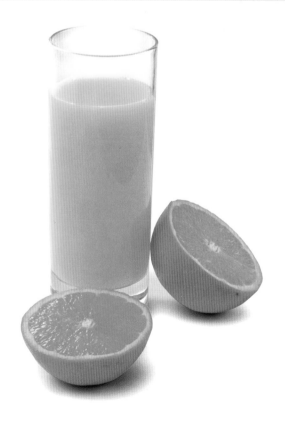

3ᵉ menu type

Déjeuner	Dîner	Souper
2 fruits 2 produits céréaliers ½ viande et substituts 1 gras 1 lait et substituts	1 produit céréalier ½ viande et substituts 2 légumes 1 gras ½ lait et substituts	1 produit céréalier 1 viande et substituts 2 légumes 1 gras ½ lait et substituts
Collation		
1 produit céréalier 1 légume		

Déjeuner	Dîner	Souper
Même chose que le menu de 1200 Calories	+ 1 produit céréalier	+ 1 viande et substituts
Collation		
+ ½ lait et substituts		

Déjeuner	Dîner	Souper
Même chose que le menu de 1500 Calories	+ ½ lait et substituts + 1 gras	+ 1 légume + 1 produit céréalier + 1 fruit
Collation		
+ 1 légume		

Exemple

Déjeuner	Dîner	Souper
250 ml (1 tasse) de salade de fruits 30 g (1 oz) de céréales de son ½ muffin anglais 15 ml (1 c. à soupe) de beurre d'amande 250 ml (1 tasse) de lait	Salade variée au jambon : 500 ml (2 tasses) de laitue et de légumes variés, 60 ml (¼ tasse) de jam- bon en cubes, 25 g (1 oz) de fromage léger 10 ml (2 c. à thé) de vinaigrette maison 2 craquelins de seigle	Bœuf sauté aux légumes : 75 g (2 ½ oz) de bœuf, 250 ml (1 tasse) de légumes variés 5 ml (1 c. à thé) d'huile d'olive 125 ml (½ tasse) de riz brun 100 g (3 ½ oz) de yogourt aux fruits
Collation		
2 galettes de riz 125 ml (½ tasse) de crudités		

Déjeuner	Dîner	Souper
Même chose que le menu de 1200 Calories	+ 2 craquelins de seigle	+ 75 g (2 ½ oz) de bœuf
Collation		
+ 100 g (3 ½ oz) de yogourt		

Déjeuner	Dîner	Souper
Même chose que le menu de 1500 Calories	+ 100 g (3 ½ oz) de yogourt + 10 ml (2 c. à thé) de vinaigrette	+ 125 ml (½ tasse) de légumes variés + 125 ml (½ tasse) de riz + 125 ml (½ tasse) de framboises
Collation		
+ 125 ml (½ tasse) de jus de légumes		

■ 1200 kcal
■ 1500 kcal
■ 1800 kcal

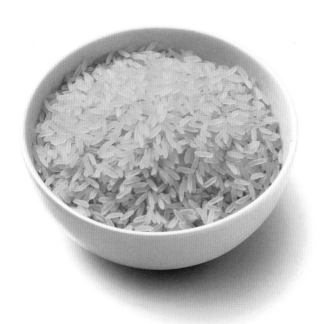

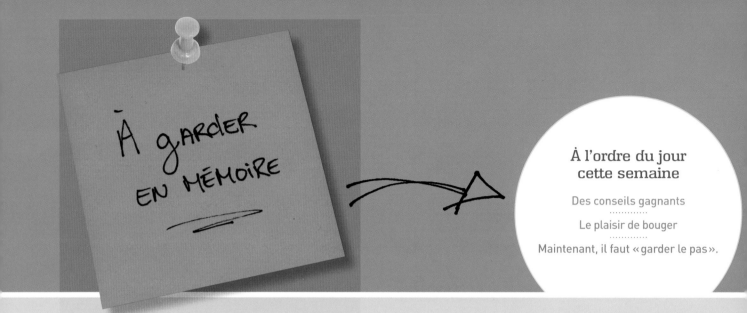

Les conseils d'Isabelle

Des conseils gagnants

Vous voilà en phase de maintien, ce qui est une excellente nouvelle. Pour conserver votre nouveau poids, vous devez continuer à manger sainement et bouger tous les jours. Vous pouvez suivre les menus à 1800 Calories par exemple, en ajoutant des collations à 100 ou à 200 Calories. Vous pouvez aussi augmenter graduellement votre nombre de calories, ou opter pour le menu à 1500 Calories, auquel vous ajoutez 100 Calories de plus chaque semaine, jusqu'à atteindre le nombre de calories qui correspond à vos besoins. À cette fin, vous pouvez retourner au début du livre pour calculer vos nouveaux besoins avec votre poids actuel, vous n'avez pas alors à soustraire le 500 ou le 1000 Calories qui visait la perte de poids. Pesez-vous une fois par semaine, sans en faire une obsession, juste pour vous assurer que vous avez trouvé l'équilibre entre ce que vous mangez et ce que vous dépensez.

Vous pouvez aussi y aller librement, en tentant de suivre les recommandations du *Guide alimentaire canadien*. Voici quelques conseils nutritionnels pour maintenir votre poids.

La règle du 80/20

Les personnes qui ont maigri plus lentement – de 0,5 à 1 kg (1 à 2 lb) par semaine – ont plus de chance de réussir. Encore faut-il continuer de faire les bons choix. La règle du 80/20 est gage de succès. Je m'explique : il convient de continuer à suivre le *Guide alimentaire canadien* en ne mangeant que des fruits ou du yogourt comme dessert 80 % du temps. Sinon, outre le suivi du guide, on s'accorde des petits plaisirs. Un dessert plus sucré deux fois par semaine par exemple, un apéro de plus le vendredi et le samedi soir... un bon croissant le dimanche matin... Ces petits extras rendent le régime de maintien facile et ludique. Il est possible de se gâter tout en maintenant son poids, en autant que nous mangions le plus sainement possible la majorité du temps.

Le secret des gens qui ont réussi

Aux États-Unis, le National Weight Control Registry regroupe des données sur près de 5000 anciens obèses qui ont réussi à maigrir et à maintenir leur poids pendant au moins 5 ans. En moyenne, les personnes inscrites ont perdu 30 kg (66 lb) – les pertes de poids s'échelonnant de 14 à 136 kg (30 à 300 lb) – et maintiennent leur poids depuis 5,5 ans.

La majorité des gens disent continuer à suivre un mode d'alimentation modéré en calories et en gras tout en étant très actifs. La plupart surveillent davantage leurs apports en gras qu'en glucides.

Quelques faits

▶ 55 % ont utilisé une aide extérieure pour perdre du poids.

▶ 89 % ont jumelé des changements alimentaires et l'augmentation de l'activité physique.

▶ 78 % déjeunent tous les matins.

▶ 75 % se pèsent une fois par semaine.

▶ 62 % regardent la télévision moins de 10 heures par semaine.

▶ 90 % bougent pendant une heure en moyenne tous les jours.

Parmi les autres facteurs qui facilitent le maintien, nommons le fait de manger 5 fois par jour (donc de s'accorder deux collations en plus des trois repas principaux) et de manger moins d'une fois par semaine dans un restaurant de type *fast-food.*

Chose certaine, 90 % des participants qui maintiennent leurs poids ont dit avoir une meilleure qualité de vie et une meilleure santé, tout en ayant plus d'énergie pour vaquer à leurs occupations quotidiennes. Voilà de bons motivateurs pour conserver de nouvelles habitudes de vie !

10 astuces qui facilitent le maintien

1. Augmentez votre apport en fibres.

Les fibres participent à la satiété. Les menus mettent l'accent sur les produits céréaliers à grains entiers, les légumes et les fruits, des aliments riches en fibres qui sauront vous soutenir suffisamment.

2. Mangez suffisamment de protéines.

À l'instar des fibres, les protéines favorisent la satiété. Il faut intégrer des sources de protéines (beurre d'arachide, fromage, œuf, viande, volaille, poisson, légumineuses, noix et graines) à chaque repas.

3. Garnissez votre assiette de légumes.

En remplissant la moitié de votre assiette de légumes, vous vous assurez d'un apport vitaminique intéressant en plus de contribuer à votre satiété.

Pour d'autres conseils en nutrition, je vous invite à consulter mon site : **www.conseilsnutrition.tv**

4. Mangez des fruits et du yogourt pour dessert.

En optant pour ces choix sains en guise de dessert 80 % du temps, vous laissez peu de place aux douceurs plus sucrées et plus grasses. Accordez-vous deux « vrais » desserts par semaine.

5. Permettez-vous des collations.

La prise d'une à deux collations par jour permet d'éviter les fringales, tout en conservant un bon niveau d'énergie et de concentration toute la journée. La meilleure option est d'apporter avec soi de saines collations en tout temps.

6. Apprenez à écouter vos signaux de satiété.

C'est en étant centré sur sa faim réelle que l'on arrive à arrêter de manger quand le corps est suffisamment rassasié. Soyez attentif à vos sensations de faim et de satiété et n'hésitez pas à laisser des restes dans l'assiette, tout comme à reporter un dessert ou une collation si vous n'avez pas faim.

7. Mangez lentement.

En mangeant lentement et en mastiquant bien vos bouchées, vous serez plus sensible aux signaux de satiété et arrêterez de manger à temps. Si vous mangez trop vite, vous risquez de manger au-delà de votre faim réelle.

8. Passez moins de temps à regarder la télévision.

Des études ont démontré que le temps passé devant la télévision est corrélé à des habitudes alimentaires moins saines. Diminuez votre temps d'écoute, vous serez ainsi plus actif et moins influencé par la publicité qui vous incite à manger.

9. Buvez du thé vert.

À raison de trois tasses par jour, le thé vert pourrait stimuler le métabolisme, si bien que vous brûlerez davantage de calories. Ça vaut le coup d'essayer !

10. Diminuez votre consommation de succédanés de sucre.

De nouvelles recherches tendent à démontrer que les aliments contenant des succédanés de sucre (comme les boissons gazeuses diète) perturbent le contrôle de l'appétit. Bien que ces résultats soient préliminaires, tentez d'en diminuer votre consommation.

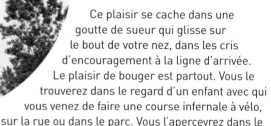

Les conseils de Josée

Le plaisir de bouger

Vous voici maintenant au bout de votre lecture, mais au début de votre nouvelle vie... Que les changements choisis soient minimes ou qu'ils soient immenses, votre vie a pris un nouveau détour.

Le but ultime maintenant, c'est de développer l'habitude, le besoin d'activité physique. Vous êtes désormais à un stade où vous sentez les bienfaits physiques et mentaux de l'exercice régulier. Voici quelques moyens à prendre pour maintenir vos bonnes habitudes :

▶ Affichez des citations motivantes qui vous inspirent et qui ont un sens pour vous sur votre frigo ou dans votre bureau.
▶ Recherchez des histoires d'individus qui ont surmonté des obstacles importants pour atteindre leurs objectifs.
▶ Fixez-vous des buts atteignables et réalistes à court terme.
▶ Faites-vous un journal d'entraînement ou d'exercice dans lequel vous inscrirez tout, non seulement vos résultats, mais aussi vos sensations et vos impressions.
▶ Essayez de trouver un partenaire d'entraînement qui ait des objectifs communs et encouragez-vous.
▶ Récompensez-vous. Vous le méritez !
▶ Si vous le pouvez, essayez de varier les exercices pour éviter la routine.
▶ Ne soyez pas déçu si vous ratez quelques jours de votre programme. La déception ne fera que vous décourager. Reprenez-le tout simplement le plus vite possible.
▶ Planifiez votre activité au moment de la journée qui VOUS convient le plus. (Il n'y a pas de moment idéal pour s'entraî-ner... le meilleur moment en fait est celui qui correspond à votre horaire et qui vous permet de respecter vos rendez-vous.)
▶ Concentrez-vous sur le plaisir que vous retirez à faire votre activité ou sur son aspect ludique.

J'espère qu'à ce stade-ci, vous avez trouvé le plaisir de bouger. Il est peut-être encore tôt dans votre démarche, mais si vous vous respectez et si vous maintenez les changements que vous êtes en train d'amener à votre vie, vous allez le découvrir.

Ce plaisir se cache dans une goutte de sueur qui glisse sur le bout de votre nez, dans les cris d'encouragement à la ligne d'arrivée. Le plaisir de bouger est partout. Vous le trouverez dans le regard d'un enfant avec qui vous venez de faire une course infernale à vélo, sur la rue ou dans le parc. Vous l'apercevrez dans le sourire de votre partenaire de marche à qui vous ferez des confidences ou dans les applaudissements de votre professeur de danse.

Le plaisir vous appartient et c'est votre plus fidèle allié. Il sera toujours là pour vous soutenir et vous encourager.

Je vous souhaite de le découvrir et mieux encore de le partager. Il est contagieux, laissez-le se multiplier parmi les gens qui comptent pour vous. Vous leur ferez ainsi le cadeau inestimable de la fierté, de l'énergie, du bonheur et surtout... de la santé !

Voici la citation que je vous offre :

Notre corps est notre jardin et notre volonté en est le jardinier.
— SHAKESPEARE, OTHELLO

Bonne santé à vous tous et au TRÈS GRAND PLAISIR de vous croiser sur une piste cyclable !

Je vous propose ce petit encadré pour les moments plus difficiles. Nous savons que l'exercice est bon pour le corps, mais il est indéniablement bon pour l'esprit.

Test à laisser sur le réfrigérateur

1. Prenez votre température mentale. Donnez-vous une note pour votre humeur, entre 1 et 10 (si vous indiquez 1, c'est que vous êtes en larmes...)
2. Inscrivez ce chiffre ici :
3. Maintenant prenez un moment pour faire une activité physique... celle qui vous convient.
4. Lorsque vous aurez terminé, reprenez votre température mentale.
5. Inscrivez ce nouveau chiffre ici :

Les conseils de Guy

Maintenant, il faut « garder le pas »

Toute notre vie, nous recherchons le bonheur. C'est une quête de tous les instants. Par le fait même, nous voulons à tout prix éviter la douleur et le malheur. C'est un peu ce qui vous a mené à vous laisser aller ces dernières années. Votre esprit considérait que vous étiez plus heureux en mangeant en abondance et en demeurant physiquement inactif qu'en faisant des efforts pour manger moins et en vous entraînant régulièrement. Mais soudain, grâce à un ou plusieurs éléments déclencheurs, vous vous êtes mis à penser le contraire et avez évalué que le fait de perdre quelques kilos et de vous mettre en forme vous rendrait plus heureux que de vous trouver un peu trop « rond » devant votre miroir.

Pour d'autres, à l'inverse, votre démarche s'est enclenchée lorsque vous vous êtes mis à haïr le fait d'être inconfortables dans vos mouvements et essoufflés au moindre effort, que vous avez commencé à avoir peur d'être malades et de mourir prématurément.

Après avoir complété les huit semaines du programme Kilo Cardio, vous êtes maintenant à un tournant. Est-ce que vous quittez les rangs, faites demi-tour et retournez vers vos anciennes habitudes, en vous disant intérieurement que cette petite marche de santé de huit semaines n'était qu'une parenthèse dans votre vie, ou est-ce que vous décidez de garder la même cadence et de poursuivre votre marche pour le reste de vos jours ? Vous seul détenez la réponse à cette question.

Au moment d'écrire ces lignes, ça fait trois ans que j'ai opté pour une saine alimentation et un programme de mise en forme. C'est peu trois ans dans une vie, mais je vous jure n'avoir aucune difficulté à garder ma motivation, même si j'avoue qu'elle demeure une préoccupation de tous les instants. Ma collaboration à ce livre fait d'ailleurs partie de ma démarche personnelle pour ne jamais me laisser aller à reprendre mes mauvaises habitudes.

Nous qui avons tendance à l'embonpoint sommes un peu comme les alcooliques de la nourriture et de la sédentarité (voilà, je l'ai dit). Notre combat est quotidien et il dure toute la vie. Se l'avouer et l'accepter est le début de la victoire. Un alcoolique peut cacher ses bouteilles de boisson et éviter de se placer en situation de rechute, mais il nous est impossible d'éviter la nourriture. Cette difficulté rend notre victoire encore plus gigantesque et méritoire.

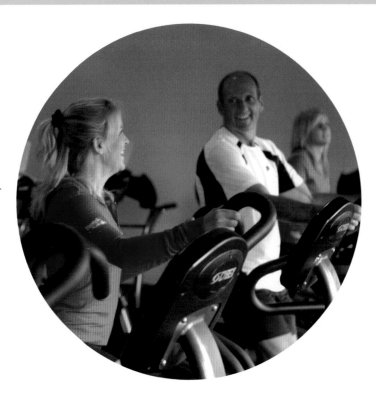

Il n'y a pas de fil d'arrivée à notre marathon. Il est, à l'image des battements de notre cœur, une course à vie. Je souhaite de tout cœur que vous poursuiviez votre démarche santé pour le reste de vos jours.

Maintien

▶ POURSUIVRE LE PAS

Afin de vous inciter à poursuivre le PAS et à toujours garder votre motivation, voici cinq suggestions :

1- Gardez bien en vue les listes que je vous ai proposées de faire dans les PAS précédents.

2- Donnez vos vêtements au fur et à mesure qu'ils ne vous vont plus.

3- Prenez une photo de vous « avant » et « après » votre démarche de mise en forme. Regardez-la régulièrement et gardez-la avec vous en tout temps.

4- Engagez-vous envers vos proches. Dites-leur que vous ne reprendrez jamais le poids perdu.

5- Engagez-vous envers vous-même à maintenir cette discipline pour le reste de vos jours.

Bon succès !

Annexes

Salades, omelettes
et sandwichs

....

Collations

....

Équivalences

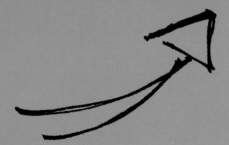

▶ Salades repas

Lip. = Teneur en lipides
Prot. = Teneur en protéines
Glu. = Teneur en glucides
Cal. = Teneur en calories

Salade	Base	Protéines	Garnitures	Vinaigrette	Méthode
La chiche Lip.: 9 g Prot.: 13 g Glu.: 43 g Cal.: 310	250 ml (1 tasse) de laitue	175 ml (¾ tasse) de pois chiches	60 ml (¼ tasse) de tomates, 60 ml (¼ tasse) de courgette, 60 ml (¼ tasse) de céleri et 60 ml (¼ tasse) de croûtons	5 ml (1 c. à thé) d'huile d'olive, 5 ml (1 c. à thé) de vinaigre de vin et 5 ml (1 c. à thé) de jus de citron	Préparer la vinaigrette et l'ajouter sur la laitue et les crudités.
La grecque Lip.: 1 g Prot.: 10 g Glu.: 12 g Cal.: 240	250 ml (1 tasse) de laitue	75 ml (⅓ tasse) de feta en petits cubes	125 ml (½ tasse) de tomates cerises coupées en deux, 125 ml (½ tasse) de concombre et 30 ml (2 c. à soupe) d'olives noires	5 ml (1 c. à thé) d'huile d'olive, 10 ml (2 c. à thé) de vinaigre balsamique et 5 ml (1 c. à thé) de jus de citron, sel et poivre au goût.	Préparer la vinaigrette. Mettre la feta et les légumes sur le lit de laitue et arroser de vinaigrette.
La mexicaine Lip.: 10 g Prot.: 24 g Glu.: 29 g Cal.: 300	250 ml (1 tasse) de laitue	30 g (1 oz) de poulet cuit et 75 ml (⅓ tasse) de haricots rouges	60 ml (¼ tasse) de maïs en grains	15 ml (1 c. à soupe) de crème sure légère, 15 ml (1 c. à soupe) de salsa	Déposer le maïs, le poulet et les haricots sur un lit de laitue. Garnir de crème sure et de salsa.
La multicolore Lip.: 10 g Prot.: 22 g Glu.: 16 g Cal.: 240	250 ml (1 tasse) de laitue	90 g (3 oz) de saumon en boîte	60 ml (¼ tasse) de carottes râpées, 60 ml (¼ tasse) de maïs, 125 ml (½ tasse) de chou-fleur	10 ml (2 c. à thé) de jus de citron, 5 ml (1 c. à thé) d'huile d'olive, 5 ml (1 c. à thé) de vinaigre de vin blanc et aneth frais	Préparer la vinaigrette, déposer les légumes et le saumon sur un lit de laitue, puis napper de vinaigrette
La saucissonne Lip.: 16 g Prot.: 15 g Glu.: 46 g Cal.: 390	250 ml (1 tasse) de spaghettis de blé entier, cuits	45 g (1 ½ oz) de saucisson en rondelles	125 ml (½ tasse) de tomates et 15 ml (1 c. à soupe) de zeste de citron	5 ml (1 c. à thé) d'huile d'olive, 5 ml (1 c. à thé) de vinaigre de vin blanc et 5 ml (1 c. à thé) de jus de citron, ail frais, sel et poivre au goût	Mélanger les pâtes, le saucisson et les tomates, et ajouter les ingrédients de la vinaigrette. Terminer avec le sel, le poivre et le zeste de citron.
La saumonée Lip.: 11 g Prot.: 12 g Glu.: 22 g Cal.: 240	250 ml (1 tasse) de laitue	40 g (1 ½ oz) de saumon cuit	60 ml (¼ tasse) de pois mange-tout, 60 ml (¼ tasse) de mangue, 125 ml (½ tasse) de croûtons de blé entier	10 ml (2 c. à thé) de jus d'orange, 5 ml (1 c. à thé) d'huile d'olive et quelques gouttes de sauce soya	Préparer la vinaigrette, monter la salade et l'arroser de vinaigrette au moment de servir.
Le pied marin Lip.: 9 g Prot.: 5 g Glu.: 17 g Cal.: 170	250 ml (1 tasse) de laitue	60 g (2 oz) de thon	60 ml (¼ tasse) de tomates cerises et 60 ml (¼ tasse) de poivrons	5 ml (1 c. à thé) de mayonnaise et 10 ml (2 c. à thé) de yogourt nature sans gras, 2 ml (½ c. à thé) de cari, 5 ml (1 c. à thé) de ciboulette fraîche et 5 ml (1 c. à thé) d'huile d'olive	Mélanger la mayonnaise, le yogourt, le cari, la ciboulette et le thon. Déposer le mélange de thon et les légumes sur la laitue.
Les pâtes et bocconcinis Lip.: 14 g Prot.: 16 g Glu.: 48 g Cal.: 380	250 ml (1 tasse) de pâtes courtes de blé entier, cuites	30 g (1 oz) de bocconcinis	125 ml (½ tasse) de tomates cerises, 125 ml (½ tasse) de concombre en cubes, 125 ml (½ tasse) de poivrons en cubes	10 ml (2 c. à thé) d'huile d'olive	Assembler tous les ingrédients.
L'œuf en folie Lip.: 15 g Prot.: 14 g Glu.: 5 g Cal.: 210	250 ml (1 tasse) de laitue	2 œufs cuits dur	60 ml (¼ tasse) de poivrons rouges en lanières et 60 ml (¼ tasse) de céleri en cubes	5 ml (1 c. à thé) d'huile d'olive, 10 ml (2 c. à thé) de vinaigre de vin blanc et d'herbes de Provence	Mélanger les ingrédients de la vinaigrette. Monter la salade en ajoutant les œufs et les légumes sur la laitue. Arroser de vinaigrette.

▶ Salade d'accompagnement

Salade	Base	Garnitures	Vinaigrette	Méthode
La simplette Lip.: 5 g Prot.: 1 g Glu.: 3 g Cal.: 60	250 ml (1 tasse) de laitue	60 ml (¼ tasse) de concombre et 60 ml (¼ tasse) de radis en julienne	5 ml (1 c. à thé) d'huile d'olive et 5 ml (1 c. à thé) de vinaigre balsamique	Disposer les légumes dans l'assiette et garnir d'huile et de vinaigre

▶ Omelettes

Omelette	Œufs	Légumes	Garnitures	Méthode
Omelette au saumon fumé Gras: 12 Prot.: 22 Glu.: 5 Cal.: 220		60 ml (¼ tasse) de tomates + 60 ml (¼ tasse) de céleri	30 g (1 oz) de saumon fumé + 10 ml (2 c. à thé) de ciboulette fraîche	
Omelette aux herbes du jardin Gras: 10 Prot.: 14 Glu.: 5 Cal.: 170	2 œufs + 30 ml (2 c. à soupe) de lait 1 %	125 ml (½ tasse) de poivron rouge en fines lanières	10 ml (2 c. à thé) de thym séché, 10 ml (2 c. à thé) de ciboulette fraîche et 15 ml (1 c. à soupe) de persil frais	Battre les œufs et le lait, ajouter la garniture et cuire l'omelette à la poêle.
Omelette tomate-fromage Lip.: 14 g Prot.: 20 g Glu.: 5 g Cal.: 230		60 ml (¼ tasse) de tomates	30 g (1 oz) de fromage partiellement écrémé	
Omelette western Lip.: 14 g Prot.: 32 g Glu.: 8 g Cal.: 290		60 ml (¼ tasse) de poivrons, 125 ml (½ tasse) de tomates et 60 ml (¼ tasse) d'oignon	125 ml (½ tasse) de jambon cuit et 30 ml (2 c. à soupe) de persil frais	

▶ Sandwichs

Sandwich	Pain	Protéines	Légumes	Garnitures	Méthode
Grilled cheese de luxe Gras: 10 Prot.: 18 Glu.: 31 Cal.: 290	2 tranches de pain aux raisins	45 g (1 ½ oz) de jambon cuit et 30 g (1 oz) de fromage partiellement écrémé	60 ml (¼ tasse) de tomates	-	Garnir une des tranches de pain de jambon et de tomates, et l'autre avec le fromage et les passer sous le gril. Lorsque le fromage est bien fondu, ramener les 2 tranches ensemble.
Le bagel surprise Lip.: 14 g Prot.: 17 g Glu.: 19 g Cal.: 270	1 bagel de son ou de blé entier	2 œufs cuits dur et 25 g (1 oz) de fromage suisse allégé	125 ml (½ tasse) de fines lanières de poivron rouge, 1 feuille de laitue	20 ml (4 c. à thé) de yogourt nature sans gras, 5 ml (1 c. à thé) de mayonnaise, poivre au goût	Écraser les œufs et les humecter avec le yogourt et la mayonnaise. Disposer le fromage sur le bagel de manière à couvrir le trou et ajouter la garniture aux œufs et les légumes.
Le croque-monsieur Lip.: 10 g Prot.: 18 g Glu.: 30 g Cal.: 280	1 morceau de pain baguette de blé entier 60 g (2 oz)	1 à 2 tranches (35 g - 1 oz) de jambon cuit	½ tomate	25 g (1 oz) de fromage partiellement écrémé	Ajouter le jambon et la tomate sur le pain et gratiner sous le gril avant de servir.
Le dinde-légumes Lip.: 9 g Prot.: 36 g Glu.: 29 g Cal.: 340	2 tranches de pain de blé entier	2 à 3 tranches (75 g - 2 ½ oz) de dinde tranchée	60 ml (¼ tasse) de poivrons, 60 ml (¼ tasse) de lanières de courgette, 1 feuille de laitue	5 ml (1 c. à thé) de pesto de basilic frais et 25 g (1 oz) de fromage de type suisse allégé en tranche	Badigeonner le pain de pesto et garnir de couches de dinde, de fromage et de légumes.
Le pita de la mer Lip.: 5 g Prot.: 20 g Glu.: 21 g Cal.: 210	½ pain pita de blé entier	½ boîte de thon égoutté 160 g (5 oz)	125 ml (½ tasse) de lanières de poivron rouge et 1 feuille de laitue	5 ml (1 c. à thé) de mayonnaise et 10 ml (2 c. à thé) de yogourt nature sans gras	Humecter le thon avec la mayonnaise et le yogourt. Garnir le pain pita de thon, de lanières de poivron et de laitue.
Le poulet-mangue Lip.: 6 g Prot.: 22 g Glu.: 37 g Cal.: 290	1 pain pita de blé entier	50 g (2 oz) de poulet cuit	60 ml (¼ tasse) de céleri, 60 ml (¼ tasse) de mangue	5 ml (1 c. à thé) de mayonnaise, 10 ml (2 c. à thé) de yogourt nature sans gras, zeste de citron	Mélanger la mayonnaise, le yogourt, le zeste, le céleri et le poulet. Garnir le pain pita de salade de poulet, ajouter les morceaux de mangue.
Le sucré salé Lip.: 6 g Prot.: 14 g Glu.: 20 g Cal.: 190	2 tranches de pain de blé entier	2 à 3 tranches (75 g - 2 ½ oz) de dinde tranchée	½ poire en tranches et 1 feuille de laitue	10 ml (2 c. à thé) de mayonnaise	Garnir le sandwich de dinde, de tranches de poire, de mayonnaise et de la feuille de laitue.
Le végé Lip.: 13 g Prot.: 21 g Glu.: 40 g Cal.: 360	1 ciabatta (de blé entier de préférence)	25 g (1 oz) de fromage partiellement écrémé et 25 g (1 oz) de fromage suisse allégé	1 feuille de laitue, 45 ml (3 c. à soupe) de courgettes, 45 ml (3 c. à soupe) de tomates, 15 ml (1 c. à soupe) d'olives noires	5 ml (1 c. à thé) de moutarde de Dijon	Ajouter les ingrédients un à un pour garnir le pain.
L'italien Lip.: 7 g Prot.: 21 g Glu.: 37 g Cal.: 300	1 ciabatta (de blé entier de préférence)	1 à 2 tranches minces (25 g - 1 oz) de prosciutto	1 feuille de laitue et 2 tranches de tomate mûre	1 à 2 tranches minces (25 g - 1 oz) de fromage partiellement écrémé et 5 ml (1 c. à thé) de moutarde de Dijon	Trancher la ciabatta en 2 et la garnir des différents ingrédients en couches successives.

▶ Collations selon le nombre de calories

Exemples d'aliments/collations pour bonifier ses repas de 100 ou 200 Calories.

Aliments à 100 Calories

Amandes	30 ml (2 c. à soupe)
Avocat	80 ml (⅓ tasse)
Banane	1 moyenne
Barre granola aux fruits	1 barre - 26 g (1 oz)
Beurre d'arachide	10 ml (2 c. à thé)
+ craquelins de type toast melba	2
Biscuit croquant au son	1 biscuit - 10 g (½ tasse)
+ lait écrémé	125 ml (½ tasse)
Boisson de soya enrichie	175 ml (¾ tasse)
Carottes	125 ml (½ tasse)
+ brocoli	125 ml (½ tasse)
+ chou-fleur	125 ml (½ tasse)
+ tzatziki au yogourt	30 ml (2 c. à soupe)
Céréales Avoine Croquante à l'érable et aux noix	30 g (1 oz)
Céréale de son de maïs	125 ml (½ tasse)
+ lait (2 % m.g. ou moins)	80 ml (⅓ tasse)
Compote de pomme non sucrée	125 ml (½ tasse)
+ biscuits secs	2
Couscous cuit	125 ml (½ tasse)
Figues fraîches	2 moyennes
Fromage cheddar	25 g (1 oz)
Fromage cottage	125 ml (½ tasse)
+ framboises	60 ml (¼ tasse)
Fromage moins de 20 % m.g.	30 g (1 oz)
+ craquelins de type toast melba	2 ronds
Fromage mozzarella	30 g (1 oz)
+ abricot	1
Fruits séchés	60 ml (¼ tasse)
Galettes de riz	2
+ hummus	15 ml (1 c. à table)
Galette de riz brun nature	1
+ beurre d'arachide naturel	10 ml (2 c. à thé)
Graines de tournesol	30 ml (2 c. à soupe)
Gruau à l'avoine	175 ml (¾ tasse)
Jus de légumes	250 ml (1 tasse)
+ craquelins de type melba	2

Jus d'orange frais	250 ml (1 tasse)
Kiwis	2
Lait moins de 2 % m.g.	200 ml (¾ tasse)
Litchi	15 fruits
Mousse au soya légère	100 g (3 ½ oz)
Muffin anglais	½
+ lait écrémé	125 ml (½ tasse)
Noix d'acajou	30 ml (2 c. à soupe)
Noix de Grenoble	60 ml (¼ tasse)
Œuf à la coque	1
+ craquelins de blé entier	2
Pain à grains entiers	1 à 1 ½ tranche
Pain pita de blé entier	½
+ hummus	10 ml (2 c. à thé)
Pâtes, spaghettis de blé entier	125 ml (½ tasse)
Pêches	2
Poire	1
Poitrine de dinde grillée	90 g (3 oz)
Pomme	1
+ fromage cottage moins de 0,1 % m.g.	60 ml (¼ tasse)
Poulet	30 g (1 oz)
Pruneau séché	60 ml (¼ tasse)
Raisins secs	60 ml (¼ tasse)
Riz brun cuit	125 ml (½ tasse)
Salade de fruits tropicaux	125 ml (½ tasse)
Thon pâle	125 ml (½ tasse)
Tranche de pain de blé entier	1
+ lait (2 % m.g. ou moins)	100 ml (env. ⅓ tasse)
Yogourt glacé	125 ml (½ tasse)
Yogourt aux fruits sans gras, sans sucre.	100 g (3 ½ oz)
+ bleuets	125 ml (½ tasse)
Yogourt nature (2 % m.g. et moins)	100 ml (env. ⅓ tasse)
+ céréales de type All Bran	30 ml (2 c. à soupe)

Aliments à 200 Calories

Amandes ....60 ml (¼ tasse)

Ananas ....125 ml (½ tasse)
  + fromage cottage 1% m.g. ....125 ml (½ tasse)
  + raisins ....125 ml (½ tasse)

Arachides ....60 ml (¼ tasse)

Avocat ....180 ml (¾ tasse)

Bagel de son ....½
  + fromage à la crème .... 5 ml (1 c. à thé)

Banane ....1 moyenne
  + fruits séchés mélangés............................60 ml (¼ tasse)

Banane 1
  + lait (2% m.g. ou moins) ....180 ml (¾ tasse)

Barre tendre granola 1
  + jus d'orange 100% pur ....125 ml (½ tasse)

Biscuit à la mélasse.......................... 1 biscuit - 30 g (1 oz)
  + lait écrémé ....250 ml (1 tasse)

Biscuits tendres à l'avoine .... 2 biscuits - 30 g (1 oz)
  + boisson de soya ....125 ml (½ tasse)

Bretzels de blé entier ....4 bretzels - 60 g (2 oz)

Cantaloup...125 ml (½ tasse)
  + yogourt nature .... 175 g (6 oz)

Carré aux dattes .... 60 g (2 oz)

Datte...1
  + boisson de soya non aromatisée.........250 ml (2 tasses)

Framboises ....125 ml (½ tasse)
  + noix de pacanes.......................................60 ml (¼ tasse)

Fromage cottage 2% m.g. ....125 ml (½ tasse)
  + bleuets ....125 ml (½ tasse)
  + fraises...250 ml (1 tasse)

Fromage ricotta ....125 ml (½ tasse)
  + poivrons verts ....125 ml (½ tasse)
  + petite carotte 1
  + branche de céleri 1

Fromage suisse...50 g (2 oz)

Fruits séchés ....125 ml (½ tasse)

Fruits séchés ....60 ml (¼ tasse)
  + amandes ....30 ml (2 c. à soupe)

Fruits séchés ....60 ml (¼ tasse)
  + banane ....1 moyenne

Galettes de riz brun 2
  + beurre d'amande.......................................20 ml (4 c. à thé)

Graines de tournesol ....60 ml (¼ tasse)

Lait écrémé .... 100 ml (env. ⅓ tasse)
  + crêpe aux bleuets maison 1

Légumineuses variées cuites ....180 ml (¾ tasse)

Maïs éclaté à l'air ....50 g (2 oz)

Mangue 1
  + lait écrémé ....175 ml (¾ tasse)

Mousse au soya légère .... 200 g (7 oz)

Muffin aux bleuets ....1 petit

Muffin maison, grosseur moyenne...................... 60 g (2 oz)

Noix d'acajou..60 ml (¼ tasse)

Noix de Grenoble...60 ml (¼ tasse)

Noix de pacane ....60 ml (¼ tasse)

Noix mélangées ....30 g (1 oz)
  + pêche .... 1 petite

Noisettes ....60 ml (¼ tasse)

Pain pita de blé entier...½
  + fromage cheddar......................................30 g (1 oz)

Pain pita blé entier...1
  + hummus ....15 ml (1 c. à soupe)

Pistaches..60 ml (¼ tasse)

Pomme 1
  + fromage cheddar......................................30 g (1 oz)

Pudding à la vanille sans gras......... 100 ml (env. ⅓ tasse)
  + jus de pruneaux.......................................125 ml (½ tasse)

Pudding au riz ....150 ml (⅔ tasse)

Pudding au riz ....125 ml (½ tasse)
  + raisins secs ....15 ml (1 c. à soupe)

Pain pita de blé entier .... 60 g (2 oz)

Raisins secs ....125 ml (½ tasse)

Salade de légumes,
  avec dinde, jambon et fromage................250 ml (1 tasse)
  + vinaigrette italienne sans gras...........15 ml (1 c. à soupe)

Yogourt à boire ....200 ml (¾ tasse)
  + fraises...125 ml (½ tasse)

Yogourt, fruits au fond, 2% de m.g. .... 175 g (6 oz)

Yogourt glacé ....125 ml (½ tasse)
  + gaufre à faible teneur en gras.................................1

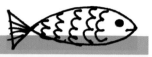

▶ Équivalences par groupe alimentaire

Le menu type fait référence à des équivalents en termes de groupes alimentaires. Pour bâtir son propre menu, il suffit de choisir les équivalents qui nous conviennent dans la liste ci-jointe. Chaque équivalent est calculé en fonction du *Guide alimentaire canadien*. Consommez avec modération les aliments suivis d'un astérisque.

Viandes et substituts (VS)

(protéines : 11 à 18 g, lipides : 3 à 17 g, Cal. : 114 à 226)

Choisir des viandes maigres et des substituts préparés avec peu ou pas de matières grasses et de sel. Consommer davantage de poissons et de légumineuses (pois chiches, lentilles, haricots rouges).

Équivalents pour une portion de viande et substituts

Agneau	75 g (2 ½ oz)
Amandes écalées (+1 gras)	60 ml (¼ tasse)
Arachides écalées (+1 gras)	60 ml (¼ tasse)
Beurre d'arachide (+1 gras)	30 ml (2 c. à soupe)
Bœuf	75 g (2 ½ oz)
Boudin	75 g (2 ½ oz)
Charcuterie (+1 gras)	75 g (2 ½ oz)
Crabe cuit	75 g (2 ½ oz)
Crevettes	75 g (2 ½ oz)
Cretons gras (+1 gras)	30 ml (2 c. à soupe)
Cretons maigres	30 ml (2 c. à soupe)
Dinde	75 g (2 ½ oz)
Foie	75 g (2 ½ oz)
Graines de tournesol	60 ml (¼ tasse)
Huîtres	75 g (2 ½ oz)
Jambon cuit	75 g (2 ½ oz)
Légumineuses cuites	175 ml (¾ tasse)
Noix ou arachides (+1 gras)	60 ml (¼ tasse)
Noix d'acajou	60 ml (¼ tasse)
Noix de Grenoble hachées	60 ml (¼ tasse)
Hummus	175 ml (¾ tasse)
Œufs	2 gros
Pacanes	60 ml (¼ tasse)
Palourdes, pétoncles	75 g (2 ½ oz)
Poisson	75 g (2 ½ oz)
Porc maigre	75 g (2 ½ oz)
Poulet	75 g (2 ½ oz)
Sardines	75 g (2 ½ oz)
Sauce à spaghetti à la viande (dégraissée)	125 ml (½ tasse)
Saucisses à cocktail (+1 gras)	75 g (2 ½ oz)
Saucisses fumées (+1 gras)	75 g (2 ½ oz)
Tofu	150 g (⅔ tasse)
Veau	75 g (2 ½ oz)
Viande chevaline	75 g (2 ½ oz)

Source : www.harmoniesante.com

Matières grasses (Gras)

(lipides : 5 g, Cal. : 45 à 190)

Lire les étiquettes et limiter les aliments contenant des gras saturés et trans. Privilégier les gras d'origine végétale apportant principalement des gras monoinsaturés et polyinsaturés.

Équivalents pour une portion de matières grasses

Bacon croustillant	1 tranche
Beurre	5 ml (1 c. à thé)
Beurre d'arachide	10 ml (2 c. à thé)
Beurre réduit en calories	10 ml (2 c. à thé)
Crème à café 10 – 15 % m.g.	30 ml (2 c. à soupe)
Crème 35 % m.g.	5 ml (1 c. à thé)
Crème sure	30 ml (2 c. à soupe)
Fromage à la crème	15 ml (1 c. à soupe)
Fromage à la crème léger	30 ml (2 c. à soupe)
Graisse végétale	5 ml (1 c. à thé)
Huile	5 ml (1 c. à thé)
Margarine non hydrogénée	5 ml (1 c. à thé)
Margarine réduite en calories	10 ml (2 c. à thé)
Mayonnaise	5 ml (1 c. à thé)
Mayonnaise légère	15 ml (1 c. à soupe)
Noix mélangées	15 ml (1 c. à soupe)
Pâté de foie	15 ml (1 c. à soupe)
Sauce à salade	15 ml (1 c. à soupe)
Sauce (BBQ ou autres)	30 ml (2 c. à soupe)
Vinaigrette	10 ml (2 c. à thé)
Vinaigrette légère	30 ml (2 c. à soupe)

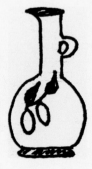

Source : www.harmoniesante.com

Produits céréaliers (PC)

(protéines : 2 à 5 g, glucides : 15 à 24 g, Cal. : 85 à 133)

Privilégier les produits céréaliers à grains entiers. Lire les étiquettes. Choisir des céréales contenant plus de 4 g de fibres alimentaires et moins de 5 g de sucre par portion. Acheter des produits céréaliers plus faibles en lipides, en sucre et en sel.

Équivalents pour une portion de produits céréaliers

Bagel	½
Biscottes	2
Biscuits secs	2
Biscuits soda	7
Boulgour ou millet cuit	92 g (3 oz)
Céréales chaudes	30 g (1 oz)
Céréales en flocons	30 g (1 oz)
Céréales froides	30 g (1 oz)
Céréales pour bébés enrichies en fer	30 g (1 oz)
Céréales soufflées	30 g (1 oz)
Chapelure ou croûtons	27 g (1 oz)
Couscous cuit	83 g (2 ¾ oz)
Crêpe	1 petite
Farine	20 g (¾ oz)
Galettes de riz	2
Galette de seigle	2
Gaufre	1
Germe de blé	30 g (1 oz)
Gruau cuit	30 g (1 oz)
Maïs soufflé nature ou léger	500 ml (2 tasses)
Muffin (+1 gras +1 fruit)	½
Muffin anglais	½
Pain	1 tranche
Pain à salade	1
Pain hamburger ou hot dog	½
Pain pita	½
Pâtes alimentaires cuites	75 g (3 oz)
Quinoa cuit	75 g (3 oz)
Riz cuit	108 g (3 ½ oz)
Toasts Melba	4
Toasts Melba rondes	4
Tortilla	½

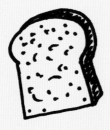

Fruits (FR)

(protéines : 1 g, glucides : 6 à 26 g, Cal. : 24 à 102)

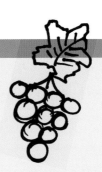

Choisir des fruits frais de préférence. Les fruits surgelés offrent également une bonne valeur nutritive. Rincer les fruits en conserve. Consommer des fruits de préférence aux jus.

Équivalents pour une portion de fruits

Abricots en conserve	125 ml (½ tasse)
Abricots frais	3
Ananas	125 ml (½ tasse)
Ananas en conserve	125 ml (½ tasse)
Avocat	½
Banane	1
Bleuets	125 ml (½ tasse)
Canneberges cuites	125 ml (½ tasse)
Cantaloup en cubes	125 ml (½ tasse)
Cerises rouges	20
Clémentine	1
Compote de pommes non sucrée	125 ml (½ tasse)
Dattes	3
Figues	2
Fraises fraîches	125 ml (½ tasse)
Fraises décongelées	125 ml (½ tasse)
Framboises	125 ml (½ tasse)
Fruits séchés	60 ml (¼ tasse)
Jus de fruits non sucré	125 ml (½ tasse)
Kiwi	1 gros
Mandarine	1
Mangue	½
Melon	125 ml (½ tasse)
Nectarine	1
Orange	1
Pamplemousse	½
Papaye	½
Pêche	1
Poire	1
Pomme	1
Prune	1
Pruneaux	3
Raisins frais	20
Raisins secs	60 ml (¼ tasse)
Rhubarbe cuite non sucrée	125 ml (½ tasse)
Salade de fruits	125 ml (½ tasse)
Tangerine	1

Légumes (LÉG)

(protéines : 1 g, glucides : 3 à 6 g, Cal. : 14 à 25)

Les légumes peuvent être consommés à volonté. Cependant, évitez de développer une mauvaise habitude alimentaire en grignotant constamment.

Équivalents pour une portion de légumes

125 ml (½ tasse) de légumes frais, surgelés ou en conserve moins sucrés :

Artichaut, asperge, aubergine, betterave, brocoli, carotte, céleri, champignon, châtaigne d'eau, chou frisé, chou de Bruxelles, concombre, courge, courge spaghetti, courgette, escarole, fève germée, haricot jaune ou vert, jus de légumes, jus de tomates, luzerne, macédoine, navet, oignon, oignon vert panais, persil, poireau, pois mange-tout, pois verts, poivron, radis, salade variée, salsifis, soupe aux légumes, etc.

Ou

250 ml (1 tasse) de légumes feuillus crus :

Cresson, endive, laitues variées, feuilles d'épinard.

Privilégier les légumes frais verts foncés et orangés. Les légumes surgelés offrent également une bonne valeur nutritive. Consommer des légumes de préférence aux jus.

Source : www.harmoniesante.com

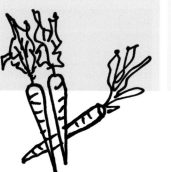

Lait et substituts (LS)

(protéines : 9 à 12 g, glucides : 12 à 15 g, lipides : 8 à 9 g, Cal. : 90 à 200)

Choisir du lait et du yogourt contenant 2 % et moins de matières grasses et des fromages à moins de 20 % de matières grasses. Boire chaque jour du lait ou des boissons de soya pour avoir suffisamment de vitamine D.

Équivalents pour une portion de lait et substitut

Babeurre	250 ml (1 tasse)
Boisson de soya enrichie	250 ml (1 tasse)
Fromage cottage	250 ml (1 tasse)
Fromage léger contenant moins de 7 % de m.g.	50 g (2 oz)
Fromage contenant plus de 20 % de m.g.* (+1 gras)	50 g (2 oz)
Fromage contenant moins de 20 % de m.g.	50 g (2 oz)
Fromage râpé (+1 gras)	50 g (2 oz)
Kéfir	175 g (6 oz)
Lait 0 %, 1 %, 2 %	250 ml 258 g
Lait en poudre non dilué	75 ml (⅓ tasse)
Lait en conserve évaporé	125 ml (½ tasse)
Yogourt à boire	200 ml (¾ tasse)
Yogourt aux fruits	175 g (6 oz)
Yogourt nature	175 g (6 oz)

Petits desserts équivalant à ½ portion de lait

Blanc manger*	125 ml (½ tasse)
Cossetarde*	125 ml (½ tasse)
Crème glacée*	125 ml (½ tasse)
Flan*	125 ml (½ tasse)
Lait glacé*	125 ml (½ tasse)
Yogourt glacé*	125 ml (½ tasse)

* Plus caloriques, ces aliments seront consommés à l'occasion seulement.

Source : www.harmoniesante.com

Note : Limiter la consommation d'aliments et boissons riches en calories, matières grasses, sucre ou sel, tels que : beignes et muffins, biscuits, chocolat et bonbons, crème glacée et desserts surgelés, croustilles, nachos et autres grignotines salées, frites, gâteaux et pâtisseries, alcool, boissons aromatisées aux fruits, boissons gazeuses, boissons sportives et énergisantes, boissons sucrées chaudes ou froides.

▶ Équivalence des fruits et des légumes

Pour ajouter de la variété aux menus, on peut remplacer les fruits et les légumes indiqués par des équivalents qui apportent un nombre similaire de calories. Le tableau suivant dresse une liste de plusieurs fruits et légumes selon leur apport énergétique.

Moins de 25 Calories	De 25 à 50 Calories	De 50 à 75 Calories	Plus de 75 Calories
Asperges cuites .. 125 ml (½ tasse)	Ananas .... 125 ml (½ tasse)	Jus d'orange .... 125 ml (½ tasse)	Banane 1
Carotte crue .... 125 ml (½ tasse)	Bleuets .... 125 ml (½ tasse)	Kiwi .... 1 gros	Maïs en grains ...... 125 ml (½ tasse)
Céleri cru .... 125 ml (½ tasse)	Brocoli .... 125 ml (½ tasse)	Mangue .... 125 ml (½ tasse)	Mangue 1
Chou-fleur .... 125 ml (½ tasse)	Cantaloup .... 125 ml (½ tasse)	Nectarine 1	Poire 1
Concombre cru ... 125 ml (½ tasse)	Chou de Bruxelles cuits .... 125 ml (½ tasse)	Orange 1	Pomme .... 1 grosse
Courge spaghetti cuite .... 125 ml (½ tasse)	Clémentine 1	Pêche .... 1 grosse	Pomme de terre moyenne 1
Courgette cuite ...... 125 ml (½ tasse)	Figue fraîche 1	Pomme moyenne 1	
Épinards crus .... 250 ml (1 tasse)	Framboises .... 125 ml (½ tasse)	Salade de fruits .... 125 ml (½ tasse)	
Fraises .... 125 ml (½ tasse)	Kiwi moyen 1		
Jus de légumes .... 125 ml (½ tasse)	Melon miel .... 125 ml (½ tasse)		
Laitue .... 250 ml (1 tasse)	Pamplemousse .... ½		
Melon d'eau .... 125 ml (½ tasse)	Pêche moyenne 1		
Poivron cru .... 125 ml (½ tasse)	Pois mange-tout cuits .... 125 ml (½ tasse)		
Radis cru .... 125 ml (½ tasse)	Prune 1		
Tomates cerises crues .... 125 ml (½ tasse)	Raisins .... 125 ml (½ tasse)		

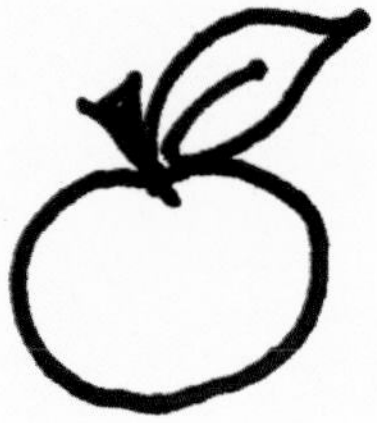

Source : www.harmoniesante.com

► Équivalences des recettes de plats principaux

Toutes les recettes du livre sont classées en fonction de leur apport énergétique.
Ainsi, si vous n'aimez pas une recette, vous pouvez la remplacer par une autre dans la même catégorie.

Moins de 200 Calories	De 200 à 300 Calories	De 300 à 400 Calories	Plus de 400 Calories
Bœuf aux poivrons	Agneau au vin rouge	Cari aux pois chiches	Linguinis à l'italienne
Bœuf à l'asiatique	Bifteck à la moutarde	Chili con carne	Macaroni au bœuf et au fromage
Courge spaghetti à la sauce tomate	Brochette de pétoncles	Crêpes au poulet et au fromage	Poulet et quinoa épicé
Crevettes à la cantonnaise	Côtelette de porc braisée	Paella	Penne à la verdure
Crevettes grillées	Croquettes de saumon	Pâtes au pesto	Saucisse et gratin de chou aux pommes
Escalopes de veau à la dijonnaise	Escalope de poulet en croûte de noix de Grenoble	Pizza santé	Vol-au-vent au poulet
Filet de pangasius à la sauce créole	Espadon à la salsa de tomates cerises	Poivron farci au bœuf et au tofu	
Filet de poisson bordelais	Hamburger de veau	Quesadillas au poulet	
Filet de porc primavera	Médaillon de veau farci	Risotto aux champignons	
Flétan à l'antillaise	Poulet au wok	Saumon aux épinards	
Mélange de fruits de mer	Poulet aux agrumes	Souvlaki	
Pétoncles grillés au citron et au thym	Poulet aux framboises	Spaghetti sauce primavera	
Poulet au yogourt et aux herbes	Poulet cacciatore	Thon frais poêlé	
	Poisson exotique	Tilapia aux noix et à l'érable	
	Poulet parmesan		
	Poulet tex-mex		
	Roulade de veau au brie et aux tomates		
	Salade étagée de thon		
	Sardines grillées et tomates à la provençale		
	Saumon glacé au miel		
	Sauté de bœuf		
	Sauté de tofu aux légumes		
	Soupe-repas aux lentilles		
	Steak aux fines herbes		

► Équivalences métriques

Il est à noter que les valeurs métriques sont les plus précises. Dans certains cas,
les équivalents impériaux ont été arrondis. Par exemple, 25 g de fromage équivaut à un peu moins de 1 oz.

Volume	Mesures liquides	Masse		Chaleur du four	
1 tasse (8 oz)	250 ml	1 oz	~ 30 g	150 °F	70 °C
¾ tasse (6 oz)	175 ml	2 oz	~ 60 g	200 °F	100 °C
½ tasse (4 oz)	125 ml	3 oz	~ 90 g	250 °F	120 °C
¼ tasse (2 oz)	60 ml	4 oz	~ 120 g	300 °F	150 °C
1 c. à thé	5 ml			350 °F	180 °C
1 c. à soupe	15 ml			400 °F	200 °C
				450 °F	230 °C
				500 °F	260 °C
				Broil	Gril

Note : Toutes les valeurs nutritives des aliments et des recettes ont été calculées grâce à la banque de données du groupe Harmonie Santé (www.harmoniesante.com). Vous trouverez sur leur site une banque de nutritionnistes en pratique privée dans toutes les régions du Québec.

▶ Index des recettes

Remerciements

▶ Les auteurs remercient

Alain Beaudry, Judith Fleurant et Caroline Pitre, ainsi que toute la formidable équipe d'Énergie Cardio.

Les membres de l'équipe des Éditions de l'Homme, pour leurs idées et leur enthousiasme lors de nos différents échanges.

Merci aussi à ces entreprises dont la collaboration a permis de réaliser de magnifiques photos :

Sport-Expert (Richard Martin)

Centre Énergie Cardio Brossard :
4956, boul. Taschereau, Brossard

Centre Énergie Cardio Saint-Denis :
5800, rue Saint-Denis, 6e étage, Montréal

Restaurant Chez Carl de l'île des Sœurs
3000, boul. René-Lévesque, bureau 100

Au marché Atwater

Boutique Les Douceurs du Marché
La boulangerie Première Moisson
La poissonnerie Du marché Atwater
Les jardins Beaudin
Les vergers Dauphinais et frères

▶ Isabelle remercie

Julie Aubé, nutritionniste et précieuse collaboratrice depuis le début du projet, pour sa rigueur et son professionnalisme. Sans elle, la réalisation de ce livre n'aurait pas été possible et je lui en suis très reconnaissante.

▶ Josée remercie

Les membres de l'équipe du Commensal, pour leur belle et douce confiance.

Quebecor Media, pour son appui et sa confiance.

Jean-Denis Thomson, directeur du département d'entraînement chez Énergie Cardio, kinésiologue hors pair et généreux de ses connaissances.

▶ Guy remercie

Sa conjointe Myriam pour son appui indéfectible, ses bonnes idées et ses multiples corrections apportées au texte ainsi que ses trois enfants pour ce qu'ils sont en train de devenir.

Crédits

Malgré de nombreuses tentatives, nous ne sommes pas parvenus à joindre tous les ayants droit des documents reproduits. Les personnes possédant des renseignements supplémentaires à ce sujet sont priées de communiquer avec les Éditions de l'Homme à l'adresse électronique suivante : edhomme@groupehomme.com.

La presque totalité des photos reproduites dans ce livre ont été prises par Tango, sauf les suivantes :

Les fiches détachables

Les fiches d'entraînement
....
Les listes d'épicerie
....
Le tableau des activités
physiques quotidiennes

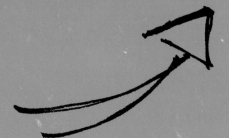

Fiche d'entraînement phase 1

FICHE D'ENTRAÎNEMENT - PHASE 1												
Séance d'entraînement n°	1	2	3	4	5	6	7	8	9	10	11	12
Date												
Mon poids												
▶ Échauffement (5 minutes)												
Appareil ou activité (p. 29 à 31)												
Fréquence cardiaque (zone 1)												
▶ Entraînement cardiovasculaire (8 intervalles : 1 minute à l'effort, 2 minutes en récupération)												
Appareil ou activité (p. 29 à 31)												
Intensité de l'intervalle d'effort Fréquence cardiaque (zone 2)												
Intensité de l'intervalle de récupération Fréquence cardiaque (zone 1)												
▶ Entraînement musculaire (2 séries de 12 répétitions) Vitesse d'exécution : 3 sec. - 0 sec. - 3 sec. Récupération: 1 minute												
1 • Squat (p. 32)												
2 • Extension de la hanche au sol (p. 33)												
3 • Développé assis (p. 33-34)												
4 • Adduction de l'épaule (p. 35)												
5 • Abduction de l'épaule (p. 36)												
6 • Redressement assis (p. 36)												
7 • Extension du tronc (p. 37)												
▶ Entraînement de la flexibilité (1 minute par exercice)												
1 • Étirement des ischio-jambiers (p. 38)												
2 • Étirement des quadriceps (p. 38)												
3 • Étirement des pectoraux (p. 39)												
4 • Étirement des rhomboïdes (p. 39)												

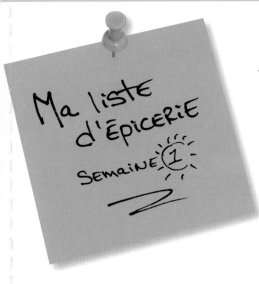

Ma liste d'épicerie

Semaine 1

PRODUITS CÉRÉALIERS

	1200	1500	1800
○ Bagels de son ou de blé entier : 1 sac (½ bagel)		-	+½
○ Biscottes de type Melba* : 1 paquet (14 biscottes)		-	+2
○ Ciabattas : 1 sac (1 ciabatta)		-	-
○ Muffins anglais blé entier : 1 sac (1½ muffin)		+½	-
○ Pain de blé entier : 1 pain (7 tranches)		+2	-
○ Pita de blé entier : 1 sac (1 ½ pita)		-	-

Note : Choisir une céréale qui apporte plus de 4 g de fibres et moins de 5 g de sucre par portion de 30 g.

* On peut remplacer les biscottes par des biscottes de seigle de type Ryvita, Wasa ou Kavli. Une portion de 2 biscottes Melba équivaut à une biscotte de seigle.

LAIT ET SUBSTITUTS

	1200	1500	1800
○ Fromage cottage 1 % : 1 pot 125 ml (½ t.)		-	-
○ Feta : 1 bloc 75 ml (⅓ t.)		-	-
○ Fromage partiellement écrémé : 1 bloc 75 g (2 ½ oz)		+25 g (1 oz)	+75 g (2 ½ oz)
○ Lait 1% : 2,25 l (9 t.)		+875 ml (3 ½ t.)	+500 ml (2 t.)
○ Yogourt nature 1% m.g. : 1 pot 350 ml (1 ½ t.)		-	-
○ Petits yogourts allégés de 100 g (3 ½ oz) : 1		+2	+1

▶ FRUITS ET LÉGUMES

	1200	1500	1800
FRUITS			
○ Ananas : 1 ou 125 ml (½ t.)		-	+375 ml (1 ½ t.)
○ Banane :		1	
○ Canneberges séchées : 1 sachet 125 ml (½ t.)		-	-
○ Cantaloup : 1 ou 750 ml (3 t.)		-	-
○ Clémentines :		3	+2
○ Compote de pomme sans sucre : 125 ml (½ t.)		-	-
○ Fraises : 500 ml (2 t.)		-	-
○ Framboises : 875 ml (3 ½ t.)		-	-
○ Jus d'orange : 125 ml (½ t.)		-	-
○ Kiwi :		-	3
○ Pamplemousse : 1		-	-
○ Pêche :		2	-
○ Poire : 1		+1	-
○ Salade de fruits :		125 ml (½ t.)	+125 ml (½ t.)
LÉGUMES			
○ Brocoli : 1 ou 500 ml (2 t.)		+125 ml (½ t.)	+125 ml (½ t.)
○ Carotte : 2-3 ou 500 ml (2 t.)		-	+1-2 ou 250 ml (1 t.)
○ Céleri : 1-2 branches ou 250 ml (1 t.)		-	-
○ Champignons : 1 l (4 t.)		-	-
○ Concombre : 2 ou 500 ml (2 t.)		-	-
○ Courgette : 2 ou 500 ml (2 t.)		-	-
○ Jus de légumes : 625 ml (2 ½ t.)		-	+250 ml (1 t.)
○ Jus de tomates : 1,25 l (5 t.)		-	-
○ Laitue : 1 ou 500 ml (2 t.)		-	+250 ml (1 t.)
○ Maïs en grains : 60 ml (¼ t.)		-	-
○ Pâte de tomate : 1 tube ou une petite boîte (30 ml - 2 c. à s.)		-	-
○ Poivrons rouges et verts : 6 ou 1,5 l (6 t.)		+125 ml (½ t.)	-
○ Pomme de terre :		-	1
○ Tomates en boîte : 2 boîtes de 796 ml (28 oz)		-	-
○ Tomates cerises : 125 ml (1 t.)		+250 ml (1 t.)	-
○ Tomate mûre moyenne : 1		-	-

▶ VIANDES ET SUBSTITUTS

	1200	1500	1800
○ Amandes : 60 ml (¼ t.)		+30 ml (2 c. à s.)	+45 ml (3 c. à s.)
○ Côtelettes de porc : 90 g (3 oz)		-	-
○ Dinde cuite en tranches : 75 g (2 ½ oz)		-	-
○ Graines de tournesol : 45 ml (3 c. à s.)		+30 ml (2 c. à s.)	+30 ml (2 c. à s.)
○ Filet de morue : 120 g (4 oz)		-	-
○ Flan de bœuf : 90 g (3 oz)		-	-
○ Œufs : 7		+1	+1
○ Pétoncles : 120 g (4 oz)			
○ Poitrine de poulet : 165 g (5 ½ oz)		-	-
○ Prosciutto : 1 tranche 25 g (1 oz)		-	-

▶ S'ASSURER D'AVOIR AU FRIGO, AU GARDE-MANGER OU AU JARDIN...

- ○ Ail frais
- ○ Beurre ou margarine
- ○ Ciboulette fraîche
- ○ Citrons
- ○ Crème sure légère
- ○ Jus de citron
- ○ Lentilles sèches
- ○ Mayonnaise
- ○ Oignons
- ○ Olives noires
- ○ Parmesan
- ○ Persil frais
- ○ Quelques feuilles de laitue
- ○ Trempette légère
- ○ Vin blanc

Ingrédients du menu de base à 1200 Calories.
Ajouter les ingrédients inscrits en bleu au menu de base.
Ajouter les ingrédients inscrits en vert au menu de base ainsi qu'au menu de 1500 Calories.

Le tableau des activités physiques quotidiennes

	Pratique d'une activité physique			Durée			Intensité*			Total
Lundi	Oui Non	○ ○	4 0	plus de 60 min entre 31 et 59 min 30 min	○ ○ ○	3 2 1	Élevée Moyenne Faible	○ ○ ○	3 2 1	/10
Mardi	Oui Non	○ ○	4 0	plus de 60 min entre 31 et 59 min 30 min	○ ○ ○	3 2 1	Élevée Moyenne Faible	○ ○ ○	3 2 1	/10
Mercredi	Oui Non	○ ○	4 0	plus de 60 min entre 31 et 59 min 30 min	○ ○ ○	3 2 1	Élevée Moyenne Faible	○ ○ ○	3 2 1	/10
Jeudi	Oui Non	○ ○	4 0	plus de 60 min entre 31 et 59 min 30 min	○ ○ ○	3 2 1	Élevée Moyenne Faible	○ ○ ○	3 2 1	/10
Vendredi	Oui Non	○ ○	4 0	plus de 60 min entre 31 et 59 min 30 min	○ ○ ○	3 2 1	Élevée Moyenne Faible	○ ○ ○	3 2 1	/10
Samedi	Oui Non	○ ○	4 0	plus de 60 min entre 31 et 59 min 30 min	○ ○ ○	3 2 1	Élevée Moyenne Faible	○ ○ ○	3 2 1	/10
Dimanche	Oui Non	○ ○	4 0	plus de 60 min entre 31 et 59 min 30 min	○ ○ ○	3 2 1	Élevée Moyenne Faible	○ ○ ○	3 2 1	/10

Interprétation :

9-10	=	Excellent
7-8	=	Très bien
6	=	Bien
0 à 6	=	Vous pouvez faire mieux

* Niveaux d'intensité :

Faible :
activité physique
d'une intensité
similaire
à la marche.

Moyenne :
activité physique
d'une intensité
similaire à une marche
rapide ou en pente.

Élevée :
activité physique
d'une intensité
similaire à un
« jogging ».

Note : Vos séances d'entraînement comptent pour un total de 10 points.

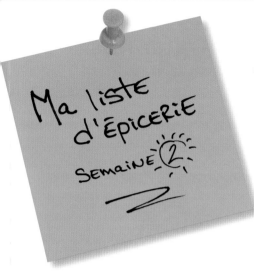

PRODUITS CÉRÉALIERS

	1200	1500	1800
○ Bagels de son ou de blé entier : ½		-	+½
○ Biscottes de type Melba : 6		-	-
○ Muffins anglais de blé entier : 1		-	-
○ Pain baguette : 1 ou 1 morceau de 60 g - 2 oz (12 cm)			
○ Pain de blé entier : 5 tranches		+1	+1
○ Pita de blé entier : 3		-	-

LAIT ET SUBSTITUTS

	1200	1500	1800
○ Bocconcinis : 60 g (2 oz)		-	-
○ Fromage partiellement écrémé : 140 g (4 ½ oz)		+75 g (2 ½ oz)	+25 g (1 oz)
○ Lait 1% : 2,25 l (9 t.)		-	+625 ml (2 ½ t.)
○ Yogourt nature sans gras : 200 ml (env. ¾ t.)		-	+175 ml (¾ t.)
○ Petits yogourts allégés de 100 g (3 ½ oz) : 1		+4	

FRUITS ET LÉGUMES

FRUITS

	1200	1500	1800
○ Ananas : 1 ou 125 ml (½ t.)		+125 ml (½ t.)	-
○ Banane :		1	-
○ Bleuets :		+125 ml (½ t.)	+250 ml (1 t.)
○ Carambole : 1		-	-
○ Clémentine : 1		+1	+2
○ Framboises : 125 ml (½ t.)		-	-
○ Jus d'orange : 45 ml (3 c. à s.)		-	+125 ml (½ t.)
○ Kiwi :		2	+1
○ Mangue : 1 ou 310 ml (2 ¼ t.)		-	-
○ Melon miel : 1 ou 310 ml (1 ¼ t.)		-	-
○ Pamplemousse : 1		-	-
○ Pêche :		2	+1
○ Poire : 1		-	-
○ Pomme :		1	+2

LÉGUMES

	1200	1500	1800
○ Brocoli : 1 ou 125 ml (½ t.)		+250 ml (1 t.)	+125 ml (½ t.)
○ Carotte :		1 ou 125 ml (½ t.)	-
○ Céleri : 2-3 branches ou 500 ml (2 t.)		-	-
○ Champignons : 60 ml (¼ t.)		-	-
○ Concombre : 1 ou 125 ml (½ t.)		+250 ml (1 t.)	+60 ml (¼ t.)
○ Courge spaghetti : 1 petite ou 500 ml (2 t.)		-	-
○ Épinards miniatures : 1 sac 500 ml (2 t.)		-	-
○ Jus de légumes : 500 ml (2 t.)		-	+125 ml (½ t.)
○ Laitue romaine : 1 ou 750 ml (3 t.)		-	+250 ml (1 t.)
○ Maïs en grains : 60 ml (¼ t.)		-	-
○ Pois mange-tout : 200 ml (env. ¾ t.)		-	-
○ Poivron coloré : 3		+1	-
○ Radis :		-	60 ml (¼ t.)
○ Roquette : 250 ml (1 t.)		-	-
○ Tomate : 1		-	-
○ Tomates cerises : 325 ml (1 ¼ t.)		-	-
○ Tomates étuvées : 1 boîte de 796 ml (28 oz)		-	-

VIANDES ET SUBSTITUTS

	1200	1500	1800
○ Amandes : 30 ml (2 c. à s.)		+30 ml (2 c. à s.)	+30 ml (2 c. à s.)
○ Bœuf haché extra-maigre : 150 g (5 oz)		-	-
○ Crevettes : 50 g (2 oz)		-	-
○ Graines de tournesol :		30 ml (2 c. à s.)	+45 ml (3 c. à s.)
○ Haricots rouges : 1 boîte de 540 ml (14 oz)		-	-
○ Jambon : 1 tranche ou 35 g (1 ½ oz)		-	-
○ Œufs : 2		+1	-
○ Pétoncles : 50 g (2 oz)		-	-
○ Pistaches :		60 ml (¼ t.)	-
○ Poitrine de poulet : 150 g (5 oz)		-	-
○ Saumon : 140 g (5 oz)		-	-
○ Thon : 1 boîte de 120 g (4 oz)		-	-

S'ASSURER D'AVOIR AU FRIGO, AU GARDE-MANGER OU AU JARDIN...

- ○ Ail frais
- ○ Beurre ou margarine
- ○ Ciboulette fraîche
- ○ Citrons
- ○ Crème sure légère
- ○ Estragon frais
- ○ Gingembre frais
- ○ Mayonnaise
- ○ Oignons
- ○ Olives noires
- ○ Parmesan
- ○ Persil frais
- ○ Quelques feuilles de laitue
- ○ Salsa
- ○ Thym frais
- ○ Trempette légère
- ○ Vinaigre balsamique
- ○ Vin blanc

Ingrédients du menu de base à 1200 Calories.
Ajouter les ingrédients inscrits en bleu au menu de base.
Ajouter les ingrédients inscrits en vert au menu de base ainsi qu'au menu de 1500 Calories.

Le tableau des activités physiques quotidiennes

	Pratique d'une activité physique			Durée			Intensité*			Total
Lundi	Oui Non	○ ○	4 0	plus de 60 min entre 31 et 59 min 30 min	○ ○ ○	3 2 1	Élevée Moyenne Faible	○ ○ ○	3 2 1	/10
Mardi	Oui Non	○ ○	4 0	plus de 60 min entre 31 et 59 min 30 min	○ ○ ○	3 2 1	Élevée Moyenne Faible	○ ○ ○	3 2 1	/10
Mercredi	Oui Non	○ ○	4 0	plus de 60 min entre 31 et 59 min 30 min	○ ○ ○	3 2 1	Élevée Moyenne Faible	○ ○ ○	3 2 1	/10
Jeudi	Oui Non	○ ○	4 0	plus de 60 min entre 31 et 59 min 30 min	○ ○ ○	3 2 1	Élevée Moyenne Faible	○ ○ ○	3 2 1	/10
Vendredi	Oui Non	○ ○	4 0	plus de 60 min entre 31 et 59 min 30 min	○ ○ ○	3 2 1	Élevée Moyenne Faible	○ ○ ○	3 2 1	/10
Samedi	Oui Non	○ ○	4 0	plus de 60 min entre 31 et 59 min 30 min	○ ○ ○	3 2 1	Élevée Moyenne Faible	○ ○ ○	3 2 1	/10
Dimanche	Oui Non	○ ○	4 0	plus de 60 min entre 31 et 59 min 30 min	○ ○ ○	3 2 1	Élevée Moyenne Faible	○ ○ ○	3 2 1	/10

Interprétation :
9-10 = Excellent
7-8 = Très bien
6 = Bien
0 à 6 = Vous pouvez faire mieux

* Niveaux d'intensité :

Faible :
activité physique
d'une intensité
similaire
à la marche.

Moyenne :
activité physique
d'une intensité
similaire à une marche
rapide ou en pente.

Élevée :
activité physique
d'une intensité
similaire à un
« jogging ».

Note : Vos séances d'entraînement comptent pour un total de 10 points.

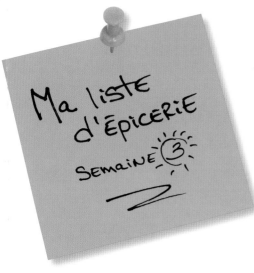

Ma liste d'épicerie
Semaine 3

PRODUITS CÉRÉALIERS

	1200	1500	1800
○ Biscottes de type Melba : 7 biscottes		-	-
○ Ciabatta de blé entier : 1		-	-
○ Muffins anglais de blé entier : 2		-	-
○ Pain de blé entier : 6 tranches		+1	+3
○ Pitas de blé entier : 1		-	-
○ Tortilla de blé entier : 1		-	-

LAIT ET SUBSTITUTS

	1200	1500	1800
○ Brie : 30 g (1 oz)		-	-
○ Fromage cottage 1% : 125 ml (½ t.)		-	+125 ml (½ t.)
○ Fromage feta : 25 g (1 oz)		-	-
○ Lait 1% : 2,25 l (9 t.)		-	+500 ml (2 t.)
○ Fromage partiellement écrémé : 115 g (4 oz)		+25 g (1 oz)	+75 g (2 ½ oz)
○ Fromage suisse allégé : 45 g (1 ½ oz)		-	-
○ Petits yogourts allégés de 100 g (3 ½ oz) :		4	+1
○ Yogourt nature sans gras : 175 ml (¾ t.)		+175 ml (¾ t.)	-

FRUITS ET LÉGUMES

	1200	1500	1800
FRUITS			
○ Ananas : 1 ou 60 ml (¼ t.)		-	-
○ Banane : 1			
○ Bleuets : 125 ml (½ t.)		+125 ml (½ t.)	+375 ml (1 ½ t.)
○ Canneberges séchées : 125 ml (½ t.)		-	-
○ Fraises : 250 ml (1 t.)		+125 ml (½ t.)	-
○ Kiwi : 1		+1	-
○ Melon d'eau : ½ ou 500 ml (2 t.)		-	+125 ml (½ t.)
○ Melon miel :		1 ou 375 ml (1 ½ t.)	-
○ Pêche :		1	+1
○ Poire :		-	3
○ Pomme :		2	-
LÉGUMES			
○ Asperges : 1 botte ou 375 ml (1 ½ t.)		+250 ml (1 t.)	-
○ Brocoli : 1 ou 250 ml (1 t.)		-	-
○ Carotte : 60 ml (¼ t.)		+125 ml (½ t.)	+125 ml (½ t.)
○ Céleri : 3-4 branches ou 500 ml (2 t.)		-	-
○ Chou-fleur : 1 ou 375 ml (1 ½ t.)		-	-
○ Concombre : 1 ou 310 ml (1 ¼ t.)		+60 ml (¼ t.)	-
○ Courgette : 2 ou 300 ml (1 ¼ t.)		-	-
○ Jus de légumes :		125 ml (½ t.)	+625 ml (2 ½ t.)
○ Laitue Boston : 1 ou 500 ml (2 t.)		+250 ml (1 t.)	-
○ Poivron : 2 ou 310 ml (1 ¼ t.)		-	+125 ml (½ t.)
○ Pomme de terre :		1	-
○ Radis : 1 botte ou 310 ml (1 ¼ t.)		+60 ml (¼ t.)	-
○ Tomate : 2 ou 250 ml (1 t.)		-	-
○ Tomates cerises : 125 ml (½ t.)		+125 ml (½ t.)	-

VIANDES ET SUBSTITUTS

	1200	1500	1800
○ Crevettes : 90 g (3 oz)		-	-
○ Dinde fumée tranchée : 75 g (2 ½ oz)		-	-
○ Escalope de veau : 75 g (2 ½ oz)		-	-
○ Lanières de bœuf : 90 g (3 oz)		-	-
○ Noix de Grenoble :		60 ml (¼ t.)	-
○ Œufs : 3		+1	+1
○ Pangasius ou autre poisson à chair blanche : 120 g (4 oz)		-	-
○ Pistaches :		90 ml (6 c. à s.)	-
○ Pois chiches : 1 boîte de 540 ml (19 oz)			
○ Poitrine de poulet : 120 g (4 oz)			
○ Sardines : 60 g (2 oz)		-	+60 g (2 oz)
○ Saumon fumé : 30 g (1 oz)		-	-

S'ASSURER D'AVOIR AU FRIGO, AU GARDE-MANGER OU AU JARDIN...

- ○ Ail frais
- ○ Basilic frais
- ○ Beurre ou margarine
- ○ Ciboulette fraîche
- ○ Citrons
- ○ Coriandre fraîche
- ○ Crème sure légère
- ○ Gingembre frais
- ○ Lait de coco léger (1 boîte)
- ○ Oignons
- ○ Olives noires
- ○ Parmesan
- ○ Pesto
- ○ Quelques feuilles de laitue
- ○ Sauge fraîche
- ○ Thym frais
- ○ Trempette légère

Ingrédients du menu de base à 1200 Calories.
Ajouter les ingrédients inscrits en bleu au menu de base.
Ajouter les ingrédients inscrits en vert au menu de base ainsi qu'au menu de 1500 Calories.

Le tableau des activités physiques quotidiennes

	Pratique d'une activité physique			Durée			Intensité*			Total
Lundi	Oui Non	○ ○	4 0	plus de 60 min entre 31 et 59 min 30 min	○ ○ ○	3 2 1	Élevée Moyenne Faible	○ ○ ○	3 2 1	/10
Mardi	Oui Non	○ ○	4 0	plus de 60 min entre 31 et 59 min 30 min	○ ○ ○	3 2 1	Élevée Moyenne Faible	○ ○ ○	3 2 1	/10
Mercredi	Oui Non	○ ○	4 0	plus de 60 min entre 31 et 59 min 30 min	○ ○ ○	3 2 1	Élevée Moyenne Faible	○ ○ ○	3 2 1	/10
Jeudi	Oui Non	○ ○	4 0	plus de 60 min entre 31 et 59 min 30 min	○ ○ ○	3 2 1	Élevée Moyenne Faible	○ ○ ○	3 2 1	/10
Vendredi	Oui Non	○ ○	4 0	plus de 60 min entre 31 et 59 min 30 min	○ ○ ○	3 2 1	Élevée Moyenne Faible	○ ○ ○	3 2 1	/10
Samedi	Oui Non	○ ○	4 0	plus de 60 min entre 31 et 59 min 30 min	○ ○ ○	3 2 1	Élevée Moyenne Faible	○ ○ ○	3 2 1	/10
Dimanche	Oui Non	○ ○	4 0	plus de 60 min entre 31 et 59 min 30 min	○ ○ ○	3 2 1	Élevée Moyenne Faible	○ ○ ○	3 2 1	/10

Interprétation :

9-10	=	Excellent
7-8	=	Très bien
6	=	Bien
0 à 6	=	Vous pouvez faire mieux

* Niveaux d'intensité :

Faible :
activité physique d'une intensité similaire à la marche.

Moyenne :
activité physique d'une intensité similaire à une marche rapide ou en pente.

Élevée :
activité physique d'une intensité similaire à un « jogging ».

Note : Vos séances d'entraînement comptent pour un total de 10 points.

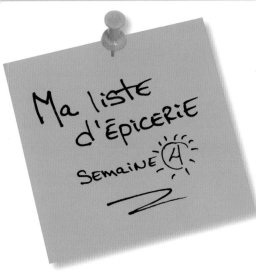

Ma liste d'épicerie
semaine A

PRODUITS CÉRÉALIERS

	1200	1500	1800
○ Bagels de son ou de blé entier : 1 ½		+½	-
○ Biscottes de type Melba : 3		+2	+3
○ Muffins anglais de blé entier aux raisins : 2		-	-
○ Pain aux raisins : 2 tranches		-	-
○ Pain baguette de blé entier : 60 g (2 oz) morceau de 12 cm		-	-
○ Pain de blé entier : 5 tranches		+1	+3
○ Pita de blé entier : 2		-	-

LAIT ET SUBSTITUTS

	1200	1500	1800
○ Fromage cottage 1%	125 ml (½ t.)	-	
○ Crème fouettée : 45 ml (3 c. à s.)		-	-
○ Fromage partiellement écrémé : 125 g (4 oz)		+50 g (1½ oz)	+50 g (1 ½ oz)
○ Fromage ricotta : 175 ml (¾ t.)		-	-
○ Fromage suisse léger : 60 g (2 oz)		-	
○ Lait 1% : 1,6 l (6 t.)		+125 ml (½ t.)	+375 ml (1 ½ t.)
○ Yogourt nature sans gras : 500 ml (2 t.)		-	-
○ Petits yogourts allégés de 100 g (3 ½ oz) : 1		+3	+3

FRUITS ET LÉGUMES

	1200	1500	1800
FRUITS			
○ Banane :		1	-
○ Fraises : 500 ml (2 t.)		-	+125 ml (½ t.)
○ Framboises : 175 ml (¾ t.)	+375 ml (1 ½ t.)	-	
○ Kiwi : 1		+1	+2
○ Mangue : 1 ou 310 ml (1 ¼ t.)		-	-
○ Melon d'eau : ½ ou 250 ml (1 t.)		+125 ml (½ t.)	+125 ml (½ t.)
○ Melon miel : 1 ou 250 ml (1 t.)		-	+250 ml (1 t.)
○ Pêche : 1		-	+3
○ Poire :		1	+1
LÉGUMES			
○ Asperges : 1 botte ou 375 ml (1 ½ t.)		-	+125 ml (½ t.)
○ Brocoli : 1 ou 250 ml (1 t.)	+250 ml (1 t.)	-	
○ Carotte : 2 ou 375 ml (1 ½ t.)	+125 ml (½ t.)	+125 ml (½ t.)	
○ Céleri : 2 branches ou 250 ml (1 t.)		-	-
○ Champignons : 125 ml (½ t.)			
○ Chou-fleur : 1 ou 125 ml (½ t.)		-	-
○ Concombre : 1-2 ou 300 ml (1 ¼ t.)	+60 ml (¼ t.)	+175 ml (¾ t.)	
○ Jus de légumes :	125 ml (½ t.)	+500 ml (2 t.)	
○ Laitue : 1 ou 250 ml (1 t.)	+250 ml (1 t.)	+250 ml (1 t.)	
○ Maïs : 60 ml (¼ t.)		-	-
○ Poivron : 4 ou 875 ml (3 ½ t.)		-	-
○ Radis : 1 botte ou 375 ml (1 ½ t.)	+60 ml (¼ t.)	+60 ml (¼ t.)	
○ Tomate : 3		-	-

VIANDES ET SUBSTITUTS

	1200	1500	1800
○ Amandes :		60 ml (¼ t.)	+45 ml (3 c. à s.)
○ Bœuf haché extra-maigre : 120 g (4 oz)			
○ Jambon cuit : 120 g (4 oz)		-	-
○ Médaillon de veau : 90 g (3 oz)		-	--
○ Noix de Grenoble : 15 ml (1 c. à s.)		+30 ml (2 c. à s.)	
○ Œufs : 5			
○ Pistaches :		30 ml (2 c. à s.)	+60 ml (¼ t.)
○ Pétoncle : 120 g (4 oz)		-	-
○ Poitrine de poulet : 200 g (6 ½ oz)		-	-
○ Saucisson : 45 g (1 ½ oz)		-	-
○ Saumon en boîte : 1 boîte de 213 g (7 oz)			

S'ASSURER D'AVOIR AU FRIGO, AU GARDE-MANGER OU AU JARDIN...

- ○ Ail frais
- ○ Aneth frais
- ○ Basilic frais
- ○ Beurre ou margarine
- ○ Chocolat blanc
- ○ Citrons
- ○ Fromage à la crème léger
- ○ Mayonnaise
- ○ Menthe fraîche
- ○ Oignons
- ○ Olives noires
- ○ Parmesan
- ○ Persil frais
- ○ Quelques feuilles de laitue
- ○ Sauge fraîche
- ○ Trempette légère

Ingrédients du menu de base à 1200 Calories.
Ajouter les ingrédients inscrits en bleu au menu de base.
Ajouter les ingrédients inscrits en vert au menu de base ainsi qu'au menu de 1500 Calories.

Le tableau des activités physiques quotidiennes

	Pratique d'une activité physique			Durée			Intensité*			Total
Lundi	Oui Non	○ ○	4 0	plus de 60 min entre 31 et 59 min 30 min	○ ○ ○	3 2 1	Élevée Moyenne Faible	○ ○ ○	3 2 1	/10
Mardi	Oui Non	○ ○	4 0	plus de 60 min entre 31 et 59 min 30 min	○ ○ ○	3 2 1	Élevée Moyenne Faible	○ ○ ○	3 2 1	/10
Mercredi	Oui Non	○ ○	4 0	plus de 60 min entre 31 et 59 min 30 min	○ ○ ○	3 2 1	Élevée Moyenne Faible	○ ○ ○	3 2 1	/10
Jeudi	Oui Non	○ ○	4 0	plus de 60 min entre 31 et 59 min 30 min	○ ○ ○	3 2 1	Élevée Moyenne Faible	○ ○ ○	3 2 1	/10
Vendredi	Oui Non	○ ○	4 0	plus de 60 min entre 31 et 59 min 30 min	○ ○ ○	3 2 1	Élevée Moyenne Faible	○ ○ ○	3 2 1	/10
Samedi	Oui Non	○ ○	4 0	plus de 60 min entre 31 et 59 min 30 min	○ ○ ○	3 2 1	Élevée Moyenne Faible	○ ○ ○	3 2 1	/10
Dimanche	Oui Non	○ ○	4 0	plus de 60 min entre 31 et 59 min 30 min	○ ○ ○	3 2 1	Élevée Moyenne Faible	○ ○ ○	3 2 1	/10

Interprétation :
9-10 = Excellent
7-8 = Très bien
6 = Bien
0 à 6 = Vous pouvez faire mieux

* Niveaux d'intensité :

Faible :
activité physique
d'une intensité
similaire
à la marche.

Moyenne :
activité physique
d'une intensité
similaire à une marche
rapide ou en pente.

Élevée :
activité physique
d'une intensité
similaire à un
« jogging ».

Note : Vos séances d'entraînement comptent pour un total de 10 points.

Pliez et détachez

Fiche d'entraînement phase 2

FICHE D'ENTRAÎNEMENT - PHASE 2												
Séance d'entraînement n°	1	2	3	4	5	6	7	8	9	10	11	12
Date												
Mon poids												
▶ **Échauffement (5 minutes)**												
Appareil ou activité (p. 107 à 109)												
Fréquence cardiaque (zone 1)												
▶ **Entraînement cardiovasculaire** **(12 intervalles : 1 minute à l'effort, 1 minute en récupération)**												
Appareil ou activité (p. 107 à 109)												
Intensité de l'intervalle d'effort Fréquence cardiaque (zone 3)												
Intensité de l'intervalle de récupération Fréquence cardiaque (zone 1)												
▶ **Entraînement musculaire (2 séries de 12 répétitions)** **Vitesse d'execution : 3 sec. - 0 sec. - 3 sec.** **Récupération : 1 minute**												
1 • Fente (p. 110)												
2 • Extension de la hanche au sol (p. 111)												
3 • Développé couché (p. 112)												
4 • Adduction de l'épaule (p. 113)												
5 • Développé militaire (p. 114)												
6 • Redressement assis (p. 114)												
7 • Extension du tronc (p. 115)												
▶ **Entraînement de la flexibilité (1 minute par exercice)**												
1 • Étirement des ischio-jambiers (p. 116)												
2 • Étirement des quadriceps (p. 116)												
3 • Étirement des pectoraux (p. 117)												
4 • Étirement des rhomboïdes (p. 117)												

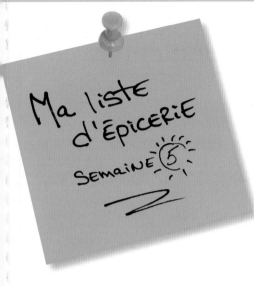

Ma liste
d'épicerie
Semaine 5

PRODUITS CÉRÉALIERS

	1200	1500	1800
◯ Bagel de son ou de blé entier : 1		-	+½
◯ Baguette de blé entier : 1 morceau 60 g - 2 oz (12 cm)		-	-
◯ Biscottes de type Melba :		2	-
◯ Ciabatta de blé entier : 1			
◯ Muffins anglais de blé entier : 3		-	-
◯ Nouilles de riz :		125 ml (½ t.)	+125 ml (½ t.)
◯ Pita de blé entier : 1		-	-
◯ Pain aux raisins : 2 tranches		+1	-
◯ Pain de blé entier : 5 tranches		+1	+1
◯ Pain à hamburger de blé entier : 1			

LAIT ET SUBSTITUTS

	1200	1500	1800
◯ Bocconcinis : 30 g (1 oz)		-	-
◯ Fromage cottage 1% : 125 ml (½ t.)		+250 ml (1 t.)	+125 ml (½ t.)
◯ Fromage partiellement écrémé : 85 g (3 oz)		+50 g (2 oz)	+50 g (2 oz)
◯ Lait 1% : 2 l (8 t.)		+125 ml (½ t.)	+250 ml (1 t.)
◯ Fromage suisse léger : 25 g (1 oz)		-	+25 g (1 oz)
◯ Yogourt nature sans gras : 200 ml (¾ t.)			
◯ Petits yogourts allégés de 100 g (3 ½ oz) : 3		+3	-

► FRUITS ET LÉGUMES

	1200	1500	1800
FRUITS			
◯ Ananas :		1 ou 250 ml (1 t.)	+250 ml (1 t.)
◯ Bleuets : 125 ml (½ t.)		+250 ml (1 t.)	+250 ml (1 t.)
◯ Cantaloup : 1 ou 250 ml (1 t.)		+125 ml (½ t.)	-
◯ Fraises : 250 ml (1 t.)		+125 ml (½ t.)	-
◯ Framboises : 375 ml (1 ½ t.)		-	-
◯ Jus d'orange : 125 ml (½ t.)		-	+125 ml (½ t.)
◯ Pêche :		2	-
◯ Poire : 1		-	+4
◯ Prune : 5		-	+1
LÉGUMES			
◯ Carotte : 1 ou 125 ml (½ t.)			
◯ Céleri : 3 branches ou 500 ml (2 t.)			
◯ Concombre : 2-3 ou 625 ml (2 ½ t.)		-	+60 ml (¼ t.)
◯ Courgette : 1-2 ou 310 ml (1 ¼ t.)			
◯ Jus de légumes : 250 ml (1 t.)		+500 ml (2 t.)	+750 ml (3 t.)
◯ Oignon vert : 3		-	-
◯ Poivron : 3 ou 750 ml (3 t.)			
◯ Radis : 375 ml (1 ½ t.)		-	+250 ml (1 t.)
◯ Laitue : 1 ou 750 ml (3 t.)		-	+250 ml (1 t.)
◯ Tomate : 5		-	-
◯ Tomates cerises : 175 ml (¾ t.)		-	-

► VIANDES ET SUBSTITUTS

	1200	1500	1800
◯ Amandes : 30 ml (2 c. à s.)		+30 ml (2 c. à s.)	+90 ml (6 c. à s.)
◯ Bifteck haut de surlonge : 75 g (2 ½ oz)		-	-
◯ Dinde cuite tranchée : 75 g (2 ½ oz)		-	-
◯ Graines de tournesol		-	125 ml (½ t.)
◯ Jambon cuit tranché : 35 g (1 oz)		-	-
◯ Œufs : 6		-	-
◯ Noix de Grenoble : 175 ml (¾ t.)		-	+30 ml (2 c. à s.)
◯ Poulet (poitrine, escalope) : 90 g (3 oz)		-	-
◯ Sardines : 2-5 ou 75 g (2 ½ oz)		-	-
◯ Saumon : 90 g (3 oz)			
◯ Saumon fumé : 30 g (1 oz)			
◯ Thon pâle en conserve : 1 boîte de 120 g (4 oz)			
◯ Veau haché : 75 g (2½ oz)			

► S'ASSURER D'AVOIR AU FRIGO, AU GARDE-MANGER OU AU JARDIN...

- ◯ Ail frais
- ◯ Basilic frais
- ◯ Beurre ou margarine
- ◯ Ciboulette fraîche
- ◯ Citrons
- ◯ Coriandre fraîche
- ◯ Fromage à la crème léger
- ◯ Mayonnaise
- ◯ Olives noires
- ◯ Parmesan
- ◯ Persil frais
- ◯ Quelques feuilles de laitue
- ◯ Salsa
- ◯ Trempette légère

Ingrédients du menu de base à 1200 Calories.
Ajouter les ingrédients inscrits en bleu au menu de base.
Ajouter les ingrédients inscrits en vert au menu de base
ainsi qu'au menu de 1500 Calories.

Le tableau des activités physiques quotidiennes

	Pratique d'une activité physique			Durée			Intensité*			Total
Lundi	Oui Non	○ ○	4 0	plus de 60 min entre 31 et 59 min 30 min	○ ○ ○	3 2 1	Élevée Moyenne Faible	○ ○ ○	3 2 1	/10
Mardi	Oui Non	○ ○	4 0	plus de 60 min entre 31 et 59 min 30 min	○ ○ ○	3 2 1	Élevée Moyenne Faible	○ ○ ○	3 2 1	/10
Mercredi	Oui Non	○ ○	4 0	plus de 60 min entre 31 et 59 min 30 min	○ ○ ○	3 2 1	Élevée Moyenne Faible	○ ○ ○	3 2 1	/10
Jeudi	Oui Non	○ ○	4 0	plus de 60 min entre 31 et 59 min 30 min	○ ○ ○	3 2 1	Élevée Moyenne Faible	○ ○ ○	3 2 1	/10
Vendredi	Oui Non	○ ○	4 0	plus de 60 min entre 31 et 59 min 30 min	○ ○ ○	3 2 1	Élevée Moyenne Faible	○ ○ ○	3 2 1	/10
Samedi	Oui Non	○ ○	4 0	plus de 60 min entre 31 et 59 min 30 min	○ ○ ○	3 2 1	Élevée Moyenne Faible	○ ○ ○	3 2 1	/10
Dimanche	Oui Non	○ ○	4 0	plus de 60 min entre 31 et 59 min 30 min	○ ○ ○	3 2 1	Élevée Moyenne Faible	○ ○ ○	3 2 1	/10

Interprétation :

9-10	=	Excellent
7-8	=	Très bien
6	=	Bien
0 à 6	=	Vous pouvez faire mieux

* Niveaux d'intensité :

Faible :
activité physique
d'une intensité
similaire
à la marche.

Moyenne :
activité physique
d'une intensité
similaire à une marche
rapide ou en pente.

Élevée :
activité physique
d'une intensité
similaire à un
« jogging ».

Note : Vos séances d'entraînement comptent pour un total de 10 points.

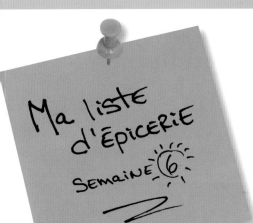

Ma liste d'épicerie

Semaine 6

FRUITS ET LÉGUMES

	1200	1500	1800
FRUITS			
◯ Ananas : 1 ou 175 ml (¾ t.)		+125 ml (½ t.)	+250 ml (1 t.)
◯ Banane : 1		-	-
◯ Bleuets : 125 ml (½ t.)		+125 ml (½ t.)	+250 ml (1 t.)
◯ Fraises : 500 ml (2 t.)		-	+125 ml (½ t.)
◯ Jus d'orange : 250 ml (1 t.)		+250 ml (1 t.)	+125 ml (½ t.)
◯ Kiwi :		2	+2
◯ Mangue : 1 ou 300 ml (1 ¼ tasse)		-	-
◯ Prune : 1		+1	-
LÉGUMES			
◯ Asperges : 1 botte ou 250 ml (1 t.)		-	-
◯ Carotte : 60 ml (¼ t.)		+125 ml (½ t.)	-
◯ Céleri : 1-2 branches ou 175 ml (¾ t.)		-	-
◯ Chou-fleur : 1 ou 500 ml (2 t.)		-	-
◯ Concombre : 1-2 ou 375 ml (1 ½ t.)		+125 ml (½ t.)	+125 ml (½ t.)
◯ Haricots verts : 250 ml (1 t.)		-	-
◯ Jus de légumes : 125 ml (½ t.)		+125 ml (½ t.)	+1 l (4 t.)
◯ Laitue : 1 ou 1 l (4 t.)		-	+500 ml (2 t.)
◯ Maïs : 125 ml (½ t.)		-	-
◯ Poivron : 3-4 ou 625 ml (2 ½ t.)		+250 ml (1 t.)	-
◯ Radis : 250 ml (1 t.)		-	+125 ml (½ t.)
◯ Tomate : 1		-	-
◯ Tomates cerises : 250 ml (1 t.)		-	+125 ml (½ t.)

VIANDES ET SUBSTITUTS

	1200	1500	1800
◯ Amandes :		-	90 ml (6 c. à s.)
◯ Bœuf haché maigre : 45 g (1 ½ oz)		-	-
◯ Crevettes décortiquées : 120 g (4 oz)		-	-
◯ Œufs : 4		-	+1
◯ Filet de porc : 180 g (6 oz)		-	-
◯ Pistaches :		30 ml (2 c. à s.)	-
◯ Poitrine de poulet : 140 g (4 ½ oz)		-	-
◯ Prosciutto : 25 g (1 oz)		-	-
◯ Thon en conserve : 1 boîte de 120 g (4 oz)		-	-
◯ Tofu ferme : 225 g (7 ½ oz)		-	-
◯ Escalope de veau : 75 g (2 ½ oz)		-	-
◯ Vivaneau : 140 g (4 ½ oz)		-	--

PRODUITS CÉRÉALIERS

	1200	1500	1800
◯ Biscottes de type Melba : 5		-	+2
◯ Ciabatta de blé entier : 1		-	-
◯ Muffins anglais de blé entier : 2		-	-
◯ Nouilles de riz : 125 ml (½ t.)		+125 ml (½ t.)	-
◯ Pain de blé entier : 3 tranches		+1	-
◯ Pain aux raisins : 3 tranches		-	-
◯ Pitas de blé entier : 4		+1	-

LAIT ET SUBSTITUTS

	1200	1500	1800
◯ Fromage cottage 1% : 125 ml (½ t.)		+125 ml (½ t.)	-
◯ Feta : 75 ml (⅓ t.)		-	+60 ml (¼ t.)
◯ Fromage partiellement écrémé : 175 g (5 ½ oz)		+50 g (1 ½ oz)	-
◯ Lait 1% : 2 l (8 t.)		-	+1,25 l (5 t.)
◯ Yogourt nature sans gras : 500 ml (2 t.)		+175 ml (¾ t.)	-
◯ Petits yogourts allégés de 100 g (3 ½ oz) : 1		+3	+1

S'ASSURER D'AVOIR AU FRIGO, AU GARDE-MANGER OU AU JARDIN...

◯ Ail frais
◯ Aneth frais
◯ Café ou thé
◯ Ciboulette fraîche
◯ Citrons
◯ Coriandre fraîche
◯ Estragon frais
◯ Fromage à la crème léger
◯ Gingembre frais
◯ Mayonnaise
◯ Oignons
◯ Olives noires
◯ Pâte de tomate
◯ Persil frais
◯ Quelques feuilles de laitue
◯ Salsa
◯ Thym frais
◯ Trempette légère

Ingrédients du menu de base à 1200 Calories.
Ajouter les ingrédients inscrits en bleu au menu de base.
Ajouter les ingrédients inscrits en vert au menu de base ainsi qu'au menu de 1500 Calories.

Le tableau des activités physiques quotidiennes

	Pratique d'une activité physique			Durée			Intensité*			Total
Lundi	Oui Non	○ ○	4 0	plus de 60 min entre 31 et 59 min 30 min	○ ○ ○	3 2 1	Élevée Moyenne Faible	○ ○ ○	3 2 1	/10
Mardi	Oui Non	○ ○	4 0	plus de 60 min entre 31 et 59 min 30 min	○ ○ ○	3 2 1	Élevée Moyenne Faible	○ ○ ○	3 2 1	/10
Mercredi	Oui Non	○ ○	4 0	plus de 60 min entre 31 et 59 min 30 min	○ ○ ○	3 2 1	Élevée Moyenne Faible	○ ○ ○	3 2 1	/10
Jeudi	Oui Non	○ ○	4 0	plus de 60 min entre 31 et 59 min 30 min	○ ○ ○	3 2 1	Élevée Moyenne Faible	○ ○ ○	3 2 1	/10
Vendredi	Oui Non	○ ○	4 0	plus de 60 min entre 31 et 59 min 30 min	○ ○ ○	3 2 1	Élevée Moyenne Faible	○ ○ ○	3 2 1	/10
Samedi	Oui Non	○ ○	4 0	plus de 60 min entre 31 et 59 min 30 min	○ ○ ○	3 2 1	Élevée Moyenne Faible	○ ○ ○	3 2 1	/10
Dimanche	Oui Non	○ ○	4 0	plus de 60 min entre 31 et 59 min 30 min	○ ○ ○	3 2 1	Élevée Moyenne Faible	○ ○ ○	3 2 1	/10

Interprétation :

9-10	=	Excellent
7-8	=	Très bien
6	=	Bien
0 à 6	=	Vous pouvez faire mieux

* Niveaux d'intensité :

Faible :
activité physique d'une intensité similaire à la marche.

Moyenne :
activité physique d'une intensité similaire à une marche rapide ou en pente.

Élevée :
activité physique d'une intensité similaire à un « jogging ».

Note : Vos séances d'entraînement comptent pour un total de 10 points.

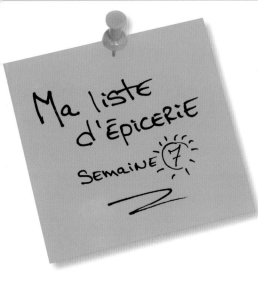

Ma liste d'épicerie

Semaine 7

PRODUITS CÉRÉALIERS

	1200	1500	1800
○ Biscottes de type Melba : 5		-	-
○ Muffins anglais de blé entier : 3		-	-
○ Nouilles de riz : 250 ml (1 t.)		-	-
○ Pain de blé entier : 6 tranches			
○ Pain aux raisins : 3 tranches		-	+1
○ Pita de blé entier : 2		-	-

LAIT ET SUBSTITUTS

	1200	1500	1800
○ Fromage partiellement écrémé : 175 g (5 ½ oz)		+25 g (1 oz)	+25 g (1 oz)
○ Fromage suisse léger : 25 g (1 oz)		-	-
○ Lait 1% : 2,25 l (9 t.)		-	+625 ml (2 ½ t.)
○ Petits yogourts allégés de 100 g (3 ½ oz) : 1		+3	+1
○ Yogourt nature sans gras : 375 ml (1 ½ t.)		+75 ml (1/3 t.)	+175 ml (¾ t.)

▶ FRUITS ET LÉGUMES

	1200	1500	1800
FRUITS			
○ Fraises : 500 ml (2 t.)		-	+125 ml (½ t.)
○ Framboises : 175 ml (¾ t.)		-	+500 ml (2 t.)
○ Jus d'orange : 250 ml (1 t.)		+250 ml (1 t.)	+125 ml (½ t.)
○ Mangues : 1 ou 250 ml (1 t.)		+125 ml (½ t.)	+125 ml (½ t.)
○ Melon miel : 1 ou 375 ml (1 ½ t.)			+125 ml (½ t.)
○ Orange : 1		-	-
○ Pamplemousse : 1		+1	+1
○ Pomme : 1 ou 60 ml (¼ t.)		+1	+2
LÉGUMES			
○ Brocoli : 1 ou 375 ml (1 ½ t.)		+250 ml (1 t.)	-
○ Carotte :		1 ou 250 ml (1 t.)	
○ Céleri : 3-4 branches ou 500 ml (2 t.)		-	-
○ Chou : 1 ou 250 ml (1 t.)			
○ Concombre : 1-2 ou 375 ml (1 ½ t.)		+60 ml (¼ t.)	+125 ml (½ t.)
○ Jus de légumes : 250 ml (1 t.)		+250 ml (1 t.)	+625 ml (2 ½ t.)
○ Laitue : 1 ou 500 ml (2 t.)		+250 ml (1 t.)	+500 ml (2 t.)
○ Poivron : 575 ml (2 ¼ t.)		-	-
○ Pois mange-tout : 375 ml (1 ½ t.)		-	-
○ Radis : 175 ml (¾ t.)		+60 ml (¼ t.)	+125 ml (½ t.)
○ Tomate : 4 ou 375 ml (1 ½ t.)		-	-
○ Tomates cerises : 375 ml (1 ½ t.)		-	-

▶ VIANDES ET SUBSTITUTS

	1200	1500	1800
○ Côtelette d'agneau : 150 à 175 g (5 à 5 ½ oz)		-	-
○ Espadon : 90 g (3 oz)		-	-
○ Jambon cuit : 120 g (4 oz)		+60 g (2 oz)	-
○ Noix de Grenoble : 30 ml (2 c. à s.)		-	+60 ml (¼ t.)
○ Œufs : 2		-	+2
○ Pistaches :		60 ml (¼ t.)	-
○ Poitrine de poulet : 305 g (¾ lb)		-	-
○ Prosciutto : 1 tranche		-	-
○ Saucisse de porc : 2 x 75 g (2 ½ oz)		-	-
○ Saucisson : 45 g (1 ½ oz)		-	-
○ Saumon en conserve : 1 boîte 40 g (1 ¼ oz)		-	-
○ Steak de bœuf : 75 g (2 ½ oz)		-	-
○ Tilapia : 100 g (3 ½ oz)		-	-

▶ S'ASSURER D'AVOIR AU FRIGO, AU GARDE-MANGER OU AU JARDIN...

- ○ Ail frais
- ○ Basilic frais
- ○ Citrons
- ○ Coriandre fraîche
- ○ Fromage à la crème léger
- ○ Gingembre frais
- ○ Mayonnaise
- ○ Oignons
- ○ Olives noires
- ○ Persil frais
- ○ Pesto
- ○ Quelques feuilles de laitue
- ○ Romarin frais
- ○ Sucre d'érable
- ○ Trempette légère
- ○ Vin rouge

Ingrédients du menu de base à 1200 Calories.
Ajouter les ingrédients inscrits en bleu au menu de base.
Ajouter les ingrédients inscrits en vert au menu de base ainsi qu'au menu de 1500 Calories.

Le tableau des activités physiques quotidiennes

	Pratique d'une activité physique			Durée			Intensité*			Total
Lundi	Oui Non	○ ○	4 0	plus de 60 min entre 31 et 59 min 30 min	○ ○ ○	3 2 1	Élevée Moyenne Faible	○ ○ ○	3 2 1	/10
Mardi	Oui Non	○ ○	4 0	plus de 60 min entre 31 et 59 min 30 min	○ ○ ○	3 2 1	Élevée Moyenne Faible	○ ○ ○	3 2 1	/10
Mercredi	Oui Non	○ ○	4 0	plus de 60 min entre 31 et 59 min 30 min	○ ○ ○	3 2 1	Élevée Moyenne Faible	○ ○ ○	3 2 1	/10
Jeudi	Oui Non	○ ○	4 0	plus de 60 min entre 31 et 59 min 30 min	○ ○ ○	3 2 1	Élevée Moyenne Faible	○ ○ ○	3 2 1	/10
Vendredi	Oui Non	○ ○	4 0	plus de 60 min entre 31 et 59 min 30 min	○ ○ ○	3 2 1	Élevée Moyenne Faible	○ ○ ○	3 2 1	/10
Samedi	Oui Non	○ ○	4 0	plus de 60 min entre 31 et 59 min 30 min	○ ○ ○	3 2 1	Élevée Moyenne Faible	○ ○ ○	3 2 1	/10
Dimanche	Oui Non	○ ○	4 0	plus de 60 min entre 31 et 59 min 30 min	○ ○ ○	3 2 1	Élevée Moyenne Faible	○ ○ ○	3 2 1	/10

Interprétation:

9-10	=	Excellent
7-8	=	Très bien
6	=	Bien
0 à 6	=	Vous pouvez faire mieux

* Niveaux d'intensité:

Faible:
activité physique d'une intensité similaire à la marche.

Moyenne:
activité physique d'une intensité similaire à une marche rapide ou en pente.

Élevée:
activité physique d'une intensité similaire à un « jogging ».

Note: Vos séances d'entraînement comptent pour un total de 10 points.

Pliez et détachez

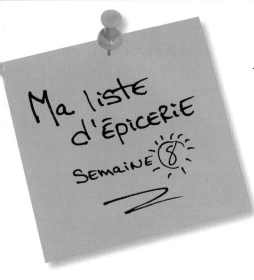

Ma liste d'épicerie
Semaine 8

PRODUITS CÉRÉALIERS

	1200	1500	1800
○ Bagels de son ou de blé entier : 2		-	-
○ Baguette de blé entier : 1 morceau de 60 g - 2 oz (12 cm)		-	-
○ Biscottes de type Melba : 6 biscottes		+3	-
○ Ciabatta de blé entier : 1		-	-
○ Muffins anglais de blé entier : 2			
○ Nouilles de riz : 125 ml (½ t.)		-	+125 ml (½ t.)
○ Pain de blé entier : 2 tranches		+1	-
○ Pain aux raisin : 1 tranche		-	+2
○ Pita de blé entier : 1		-	-

LAIT ET SUBSTITUTS

	1200	1500	1800
○ Fromage partiellement écrémé : 135 g (4 ½ oz)		+75 g (3 ½ oz)	+50 g (2 ½ oz)
○ Fromage suisse léger : 60 g (3 oz)		-	-
○ Lait 1% : 2 l (8 t.)		+250 ml (1 t.)	+250 ml (1 t.)
○ Petits yogourts allégés de 100 g (3 ½ oz) :		2	+2
○ Yogourt nature sans gras : 625 ml (2 ½ t.)		-	-

▶ FRUITS ET LÉGUMES

	1200	1500	1800
FRUITS			
○ Ananas : 1 ou 325 ml (1 ⅓ t.)		+250 ml (1 t.)	+125 ml (½ t.)
○ Cantaloup : 1 ou 60 ml (¼ t.)		+250 ml (1 t.)	+250 ml (1 t.)
○ Fraises : 375 ml (1 ½ t.)		-	+125 ml (½ t.)
○ Framboises : 250 ml (1 t.)		+250 ml (1 t.)	+250 ml (1 t.)
○ Jus d'orange : 125 ml (½ t.)		-	+375 ml (1 ½ t.)
○ Pomme :		3	+1
○ Prune : 2		+1	+2
LÉGUMES			
○ Carotte : 1 ou 175 ml (¾ t.)		-	+125 ml (½ t.)
○ Champignons : 325 ml (1 ⅓ t.)		-	-
○ Chou-fleur : 1 ou 125 ml (½ t.)		+250 ml (1 t.)	-
○ Céleri : 1 branche ou 125 ml (½ t.)		-	-
○ Concombre : 1-2 ou 375 ml (1 ½ t.)		+60 ml (¼ t.)	+125 ml (½ t.)
○ Courgette : 2 ou 325 ml (1 ⅓ t.)		-	-
○ Jus de légumes : 175 ml (¾ t.)		+625 ml (2 ½ t.)	+625 ml (2 ½ t.)
○ Laitue : 1 ou 1,25 l (5 t.)		+250 ml (1 t.)	-
○ Maïs : 125 ml (½ t.)		-	-
○ Oignon vert : 1		-	-
○ Petits pois : 60 ml (¼ t.)		-	-
○ Poivron : 4		+125 ml (½ t.)	-
○ Radis : 175 ml (¾ t.)		+60 ml (¼ t.)	+125 ml (½ t.)
○ Tomate : 60 ml (¼ t.)		-	-

▶ VIANDES ET SUBSTITUTS

	1200	1500	1800
○ Crevettes : 120 g (4 oz)		-	-
○ Haut de surlonge de bœuf : 75 g (2 ½ oz)		-	-
○ Flétan : 100 g (3 ½ oz)		-	-
○ Noix de Grenoble : 30 ml (2 c. à s.)		-	+60 ml (¼ t.)
○ Œufs : 5		+1	-
○ Pétoncles : 30 g (1 oz)		-	-
○ Pistaches : 60 ml (¼ t.)		+30 ml (2 c. à s.)	+30 ml (2 c. à s.)
○ Poitrine de poulet : 120 g (4 oz)			
○ Thon en conserve : 1 boîte de 120 g (4 oz)			
○ Thon frais : 100 g (3 ½ oz)		-	-

▶ S'ASSURER D'AVOIR AU FRIGO, AU GARDE-MANGER OU AU JARDIN...

- ○ Ail frais
- ○ Aneth frais
- ○ Ciboulette fraîche
- ○ Citrons
- ○ Coriandre fraîche
- ○ Gingembre frais
- ○ Mayonnaise
- ○ Menthe fraîche
- ○ Oignons
- ○ Olives noires
- ○ Parmesan
- ○ Persil frais
- ○ Pesto
- ○ Quelques feuilles de laitue
- ○ Quinoa
- ○ Riz arborio
- ○ Safran
- ○ Thym frais
- ○ Trempette légère
- ○ Tzatziki
- ○ Vin blanc

Ingrédients du menu de base à 1200 Calories.
Ajouter les ingrédients inscrits en bleu au menu de base.
Ajouter les ingrédients inscrits en vert au menu de base ainsi qu'au menu de 1500 Calories.

Le tableau des activités physiques quotidiennes

	Pratique d'une activité physique			Durée			Intensité*			Total
Lundi	Oui Non	○ ○	4 0	plus de 60 min entre 31 et 59 min 30 min	○ ○ ○	3 2 1	Élevée Moyenne Faible	○ ○ ○	3 2 1	/10
Mardi	Oui Non	○ ○	4 0	plus de 60 min entre 31 et 59 min 30 min	○ ○ ○	3 2 1	Élevée Moyenne Faible	○ ○ ○	3 2 1	/10
Mercredi	Oui Non	○ ○	4 0	plus de 60 min entre 31 et 59 min 30 min	○ ○ ○	3 2 1	Élevée Moyenne Faible	○ ○ ○	3 2 1	/10
Jeudi	Oui Non	○ ○	4 0	plus de 60 min entre 31 et 59 min 30 min	○ ○ ○	3 2 1	Élevée Moyenne Faible	○ ○ ○	3 2 1	/10
Vendredi	Oui Non	○ ○	4 0	plus de 60 min entre 31 et 59 min 30 min	○ ○ ○	3 2 1	Élevée Moyenne Faible	○ ○ ○	3 2 1	/10
Samedi	Oui Non	○ ○	4 0	plus de 60 min entre 31 et 59 min 30 min	○ ○ ○	3 2 1	Élevée Moyenne Faible	○ ○ ○	3 2 1	/10
Dimanche	Oui Non	○ ○	4 0	plus de 60 min entre 31 et 59 min 30 min	○ ○ ○	3 2 1	Élevée Moyenne Faible	○ ○ ○	3 2 1	/10

Interprétation :

9-10	=	Excellent
7-8	=	Très bien
6	=	Bien
0 à 6	=	Vous pouvez faire mieux

* Niveaux d'intensité :

Faible :
activité physique d'une intensité similaire à la marche.

Moyenne :
activité physique d'une intensité similaire à une marche rapide ou en pente.

Élevée :
activité physique d'une intensité similaire à un « jogging ».

Note : Vos séances d'entraînement comptent pour un total de 10 points.